高职高专"十二五"规划教材

药物检验工培训教程

赵 斌 主 编
罗月红 崔淑莲 副主编

化学工业出版社
·北京·

内容提要

本书参照药物检验工（初、中、高级）新修订大纲和《中华人民共和国药典》（2010年版）要求，详细介绍了药物检验工要求掌握的最新实用知识和技术。全书包括药物检测基本知识、药物检验仪器分析技术、药物鉴别技术、药物杂质检查技术、药物的生物学检查技术、药物制剂检查技术、药物含量测定技术、药物检测方法验证与稳定性试验、典型药物综合质量分析、检验原始记录及检验报告撰写等十个单元。附录还提供了考核模拟试卷及考核大纲等内容，供读者巩固、检验学习效果时参考使用。

本书可作为药物检验工（初、中、高级）职业技能培训与鉴定考核用书，也可供高职高专药学相关专业作为药物检测技术教材使用，还可作为药品企业对从业人员进行工作规范和药物检验技能培训用书以及药品检验人员的自学用书。

图书在版编目（CIP）数据

药物检验工培训教程/赵斌主编．—北京：化学工业出版社，2012.7（2022.7重印）
高职高专"十二五"规划教材
ISBN 978-7-122-14675-5

Ⅰ．药… Ⅱ．赵… Ⅲ．药物-检验-高等职业教育-教材　Ⅳ．R927.1

中国版本图书馆CIP数据核字（2012）第142858号

责任编辑：旷英姿　　　　　　　　　　　文字编辑：周　侗
责任校对：陶燕华　　　　　　　　　　　装帧设计：王晓宇

出版发行：化学工业出版社（北京市东城区青年湖南街13号　邮政编码100011）
印　　装：北京科印技术咨询服务有限公司数码印刷分部
787mm×1092mm　1/16　印张16½　字数401千字　2022年7月北京第1版第4次印刷

购书咨询：010-64518888　　　　　　　　售后服务：010-64518899
网　　址：http://www.cip.com.cn
凡购买本书，如有缺损质量问题，本社销售中心负责调换。

定　价：48.00元　　　　　　　　　　　　　　　　　　　　　　　版权所有　违者必究

高职高专"十二五"规划教材

《药物检验工培训教程》编写人员

主　编　赵　斌

副主编　罗月红　崔淑莲

编　者　（以姓名笔画为序）

王建国（中山火炬职业技术学院）

刘　娟（上海世康特制药有限公司）

刘　敬（中山火炬职业技术学院）

李晓璐（中山火炬职业技术学院）

罗月红（清远职业技术学院）

赵　斌（中山火炬职业技术学院）

夏　黎（广东食品药品职业学院）

曹智启（岭南职业技术学院）

崔淑莲（岭南职业技术学院）

梁待亮（中山百灵生物技术有限公司）

曾玉勤（清远职业技术学院）

前　言

教育部［2006］16号文件要求，职业教育应大力开展职业技能鉴定工作，推行"双证书"制度，强化学生职业能力的培养。《药品管理法》、《药品生产质量管理规范》等医药行业法律法规规定，从事药品质量检验的人员应通过相应专业技术培训，取得相应技能证书并持证上岗。因此，药物检验工是高职高专药学类相关专业的核心技能鉴定工种。

本书围绕"以企业需求为导向，以职业能力为核心"的编写理念，力求突出职业技能培训特色，满足药物检验工职业技能培训与鉴定考核的需要。按照药物检验工（初、中、高级）新修订大纲和《中华人民共和国药典》（2010年版）来组织编写内容，全书包括药物检测基本知识、药物检验仪器分析技术、药物鉴别技术、药物杂质检查技术、药物的生物学检查技术、药物制剂检查技术、药物含量测定技术、药物检测方法验证与稳定性试验、典型药物综合质量分析、检验原始记录及检验报告撰写、附录等主要内容。各单元前有明确的学习目标，单元后有学习小结和习题，各类检测方法均附有"实例解析"，便于学生理解掌握。为方便教学，本书还配有电子课件。

本教材具有以下特点：

（1）"课、岗、证"结合。本书体现了药物检测技术—药物检测岗位—药物检验工职业资格考试三者的有机结合。既可以用于药物检验工的培训，也可作为药学类专业药物检测技术课程的教材。

（2）内容紧密结合大纲。本书所有内容均按照药物检验工（初、中、高级）新修订大纲进行编写，做到重点突出，并注重实操能力的培养。

（3）模拟考题具有实战效果。本书编写人员均负责或参与过几届药物检验工资格考试培训工作，精选三套理论考题和实操考题，全部按照药物检验工资格考试题型、考试内容设计，并附有参考答案，能帮助考生达到良好的实战模拟效果，提高考证通过率。

本书由赵斌主编，罗月红、崔淑莲副主编。具体编写分工如下：赵斌、刘敬编写单元一，曹智启编写单元二，夏黎编写单元三，罗月红编写单元四，李晓璐编写单元五，崔淑莲编写单元六，王建国编写单元七，曾玉勤编写单元八和单元九，刘敬、曹智启编写单元十，刘娟、梁待亮编写附录。全书最后由赵斌、刘敬统稿。

限于编者水平和能力，书中定有纰漏和不足之处，恳请广大师生和同行批评指正。

编者

2012年6月

目 录

单元一 药物检测基本知识 ... 1

第一节 药物检测工作的职业要求 ... 1
一、遵纪守法、爱岗敬业 ... 1
二、质量为本、精益求精 ... 2
三、有法必依、坚持原则 ... 2

第二节 药物检测的基础知识 ... 2
一、药物质量检测概念及分类 ... 2
二、药品的特殊性及分类 ... 2
三、药物检测工作的基本程序 ... 5

第三节 药品检测工作依据 ... 6
一、药品质量标准分类 ... 6
二、《中国药典》介绍 ... 7
三、药品检验标准操作规程 ... 8
四、药品质量标准内容 ... 8

第四节 药物检测的基本操作 ... 9
一、天平与称量 ... 9
二、玻璃容量仪器的校正 ... 12
三、玻璃仪器的洗涤 ... 14
四、滴定液的配制与标定 ... 15

第五节 实验数据的处理方法 ... 17
一、实验误差 ... 17
二、有效数字和数值修约规则 ... 19

第六节 安全知识 ... 20
一、防火消防知识 ... 21
二、安全用电知识 ... 22
三、实验室安全知识 ... 24

学习小结 ... 25
习题 ... 26

单元二 药物检验仪器分析技术 ... 28

第一节 仪器分析技术概述 ... 28

第二节 电位滴定分析技术 ... 29
一、概述 ... 29
二、仪器 ... 29
三、在药物检测中的应用 ... 30

第三节 常用光谱分析技术 ... 30

一、紫外-可见分光光度法 30
　　二、红外分光光度法 33
　第四节　药物检测中常用的色谱分析技术 35
　　一、薄层色谱鉴别法 35
　　二、高效液相色谱法 37
　　三、气相色谱法 39
　学习小结 40
　习题 41

单元三　药物鉴别技术 43

　第一节　药物的性状鉴别 43
　　一、外观 43
　　二、溶解度 44
　　三、物理常数 45
　第二节　药物的物理常数测定 45
　　一、相对密度测定法 45
　　二、熔点测定法 47
　　三、pH值测定法 50
　　四、馏程测定法 51
　　五、旋光度测定法 52
　　六、折光率测定法 53
　　七、凝点测定法 55
　　八、黏度测定法 56
　第三节　药物的鉴别方法 58
　　一、化学鉴别法 58
　　二、光谱鉴别法 62
　　三、色谱鉴别法 64
　　四、其他鉴别方法 64
　学习小结 65
　习题 65

单元四　药物杂质检查技术 67

　第一节　药物杂质检查规则 67
　　一、杂质的来源 67
　　二、杂质的分类 68
　　三、杂质的限量检查与检查方法 68
　第二节　药物的一般杂质检查 70
　　一、氯化物检查 70
　　二、硫酸盐的检查 71
　　三、铁盐的检查 73
　　四、重金属检查 74
　　五、砷盐检查 76
　　六、溶液的澄清度检查法 79

  七、溶液的颜色检查法 ………………………………………………………………… 80
  八、干燥失重测定 …………………………………………………………………… 82
  九、水分测定法 ……………………………………………………………………… 84
  十、易炭化物检查法 ………………………………………………………………… 86
  十一、炽灼残渣检查法 ……………………………………………………………… 88
  十二、有机溶剂残留量测定法 ……………………………………………………… 90
 第三节 药物特殊杂质检查 …………………………………………………………… 91
  一、薄层色谱法 ……………………………………………………………………… 91
  二、高效液相色谱法 ………………………………………………………………… 93
  三、其他方法 ………………………………………………………………………… 95
 学习小结 ………………………………………………………………………………… 95
 习题 ……………………………………………………………………………………… 96

单元五 药物的生物学检查技术 ……………………………………………………… 99

 第一节 无菌检查法 …………………………………………………………………… 99
  一、培养基 …………………………………………………………………………… 100
  二、试验菌液的制备 ………………………………………………………………… 100
  三、方法验证试验 …………………………………………………………………… 101
  四、供试品的无菌检查 ……………………………………………………………… 102
  五、注意事项 ………………………………………………………………………… 104
 第二节 微生物限度检查法 …………………………………………………………… 104
  一、检查前准备 ……………………………………………………………………… 104
  二、细菌、霉菌及酵母菌计数 ……………………………………………………… 105
  三、控制菌检查 ……………………………………………………………………… 108
  四、结果判断 ………………………………………………………………………… 112
 第三节 其他生物检查技术 …………………………………………………………… 112
  一、热原检查法 ……………………………………………………………………… 112
  二、细菌内毒素检查法 ……………………………………………………………… 114
  三、异常毒性检查法 ………………………………………………………………… 118
  四、降压物质检查法 ………………………………………………………………… 119
  五、抗生素微生物检定法 …………………………………………………………… 120
 学习小结 ………………………………………………………………………………… 124
 习题 ……………………………………………………………………………………… 124

单元六 药物制剂检查技术 ……………………………………………………………… 127

 第一节 主要剂型及其常规检测项目 ………………………………………………… 127
  一、主要剂型介绍 …………………………………………………………………… 127
  二、主要剂型的常规检测项目 ……………………………………………………… 128
 第二节 药物制剂的检查技术 ………………………………………………………… 131
  一、重量差异及装量差异检查 ……………………………………………………… 131
  二、崩解时限检查 …………………………………………………………………… 133
  三、溶出度测定 ……………………………………………………………………… 135
  四、含量均匀度检查 ………………………………………………………………… 138

五、释放度测定 … 140
  六、最低装量检查法 … 141
  七、粒度与粒度分布测定 … 143
  八、可见异物检查法 … 144
 学习小结 … 147
 习题 … 148

单元七 药物含量测定技术 … 151

 第一节 概述 … 151
  一、含量测定规则 … 151
  二、含量计算通式 … 152
 第二节 容量分析法 … 152
  一、滴定度、浓度因数及其计算 … 153
  二、酸碱滴定法 … 154
  三、非水滴定法 … 156
  四、氧化还原滴定法 … 159
  五、配位滴定法 … 162
  六、沉淀滴定法 … 165
  七、亚硝酸钠法 … 168
 第三节 紫外-可见分光光度法含量测定 … 170
  一、对照品对照法 … 170
  二、吸收系数法 … 171
 第四节 高效液相色谱和气相色谱法含量测定 … 172
  一、内标法 … 172
  二、外标法 … 173
 第五节 其他化学方法 … 174
  一、重量法 … 174
  二、氮测定法 … 176
  三、氧瓶燃烧法 … 178
 学习小结 … 179
 习题 … 180

单元八 药物检测方法验证与稳定性试验 … 183

 第一节 药物检测方法验证 … 183
  一、药物分析方法的验证项目和验证内容 … 183
  二、验证内容的要求 … 184
 第二节 药物稳定性试验 … 187
  一、概述 … 187
  二、原料药稳定性试验 … 188
  三、制剂稳定性试验 … 189
 学习小结 … 190
 习题 … 190

单元九　典型药物综合质量分析 … 192

第一节　维生素 C 及相关制剂的质量分析 … 192
一、维生素 C 质量标准（《中国药典》2010 年版） … 192
二、维生素 C 及相关制剂的质量分析 … 194

第二节　对乙酰氨基酚及其制剂的质量分析 … 195
一、对乙酰氨基酚质量标准（《中国药典》2010 年版） … 195
二、对乙酰氨基酚及相关制剂的质量分析 … 196

第三节　阿司匹林及其制剂的质量分析 … 198
一、阿司匹林质量标准（《中国药典》2010 年版） … 198
二、阿司匹林及相关制剂的质量分析 … 199

第四节　盐酸普鲁卡因及其制剂的质量分析 … 201
一、盐酸普鲁卡因质量标准（《中国药典》2010 年版） … 201
二、盐酸普鲁卡因及相关制剂的质量分析 … 202

学习小结 … 203
习题 … 203

单元十　检验原始记录及检验报告撰写 … 206

第一节　药品检验原始记录的要求 … 206
一、检验原始记录具体书写要求 … 206
二、对每个检验项目记录的要求 … 207

第二节　药品检验报告书的要求 … 210
一、药品检验报告书的书写要求 … 210
二、药品检验报告书中各检测项目的书写要求 … 211

学习小结 … 212

附录 … 213

附录一　理论模拟测试题 … 213
附录二　实操模拟测定题 … 229
附录三　药品检验原始记录及检验报告示例 … 230
附录四　药物检验工考核大纲（初、中、高级） … 234

各单元习题答案 … 245

理论模拟测试题答案 … 249

参考文献 … 251

单元一 药物检测基本知识

> ### 学习目的
> 通过学习药物质量检测概念及分类、药物检测工作的职业要求、药物检测工作的基本程序、药品质量检测依据、药物检测的基本操作、实验数据的处理方法、实验室的安全知识等内容,以培养学生树立质量第一、质量为本的工作意识,并为本教材后续各单元内容的学习以及完成药物检测准备工作打下基础。
>
> ### 知识要求
> 1. 掌握药物质量检测概念及分类,《中华人民共和国药典》的结构与主要内容,药品质量的分类与内容,实验数据的处理方法。
> 2. 熟悉药品的特殊性及分类,药物检测工作的基本程序,滴定液的配制与标定的相关要求,玻璃容量仪器的校正与洗涤要求。
> 3. 了解国外主要药典概况、取样的基本要求与取样数量规定,防火、安全用电和实验室的安全知识。
>
> ### 能力要求
> 1. 能应用药典查找有关药品质量标准并正确解读质量标准。
> 2. 能按照药品质量标准及标准操作规程要求,做好试药的选用及配制等检测前的准备工作。
> 3. 能正确使用天平称量药品。
> 4. 能正确进行玻璃容量仪器的校正与洗涤。

第一节 药物检测工作的职业要求

一、遵纪守法、爱岗敬业

在药物检测工作中,从业人员应加强对药事法律法规的学习,真正做到有法必依。为了加强药品监督管理,修订后的《中华人民共和国药品管理法》于2001年12月1日起执行,是药品管理方面的基本法律;为了加强药品研制、生产、经营和使用各环节的管理,有关部门制定了《药品生产质量管理规范》(GMP)、《药品经营质量管理规范》(GSP)、《药品非临床研究质量管理规范》(GLP)、《药物临床试验质量管理规范》(GCP)、《中药材生产质量管理规范》(GAP)等。

热爱医药事业,才能对医药职业具有责任感、荣誉感和使命感,才能自觉以主人翁的态度从事本职工作,并充分发挥积极性、主动性和创造性,在本职岗位上为医药事业贡献力量。

二、质量为本、精益求精

作为药物检测工作者，必须树立"药关人命，质量第一"的工作意识，同时应掌握药物检测的基本知识和技术，在业务上精益求精，通过努力学习不断提高业务水平，在自己的工作岗位上严把药品质量关。

三、有法必依、坚持原则

坚持原则，这是对药物检测工作者最基本的要求，也是必须具备的职业道德。药物检测工作者应树立科学严谨、实事求是、客观公正的工作作风，依法检验，一切按规章办事，如实客观地报告检测结果，决不能感情用事，不能受外界的干扰而影响检验结果。

第二节 药物检测的基础知识

一、药物质量检测概念及分类

（一）药物质量检测概念

药物质量检测是指根据相应的药物质量标准，借助于化学、生物、仪器等检测手段，对药物进行鉴别、含量测定以及有效性、均一性、纯度与安全性检查，并将结果与规定的质量标准进行比较，并判断被检测药物是否符合质量标准的一种技术活动。

药物质量检测的对象包括原辅料、中间产品、成品、制药用水、包装材料等。其中原料药及其制剂的质量检测又称为药品质量检测。

（二）药物质量检测分类

在药物生产与经营企业、药物研发机构、各级药品检验机构等单位均会涉及药物质量检测工作。掌握药物检测相关知识与技术，是每一位药学工作者最基本的职业素质和要求。按照药物生产、流通、监督、使用等不同环节，药物质量检测主要分为以下几类。

（1）药品生产检验　由制药企业的质量管理部门承担。其下属的车间化验室主要负责药品生产过程中中间产品、副产物的质量检测，中心化验室负责进厂的原辅料、成品、制药用水、包装材料的质量检测以及药物的质量稳定性考察。

（2）药品验收检验　由药品经营企业的质量验收组承担，主要包括药品外观的性状检查和药品的内外包装及标识的检查等。首营品种还应进行内在质量检验。

（3）药品监督检验　由法定专业检验机构（各级药品检验所）承担。药品监督检验是根据国家的法律规定，代表国家对研制、生产、经营、使用的药品质量进行的检测，具有公正性、权威性和仲裁性。根据目的和处理方法不同，可分为抽查性检验、注册检验、国家检验、委托检验、进口检验和复检等类型。

二、药品的特殊性及分类

（一）药品的常用术语

1. 药品

药品是指用于预防、治疗和诊断人的疾病，有目的地调节人的生理机能并规定有适应证或者功能主治、用法和用量的物质。包括中药材、中药饮片、中成药、化学原料药及其制剂、抗生素、生化药品、放射性药品、血清、疫苗、血液制品和诊断药品等。

2. 药物

药物系指一切用于预防、治疗或诊断疾病所使用的物质。

3. 新药

新药指未曾在中国境内上市销售的药品。已上市的药品改变剂型、改变给药途径，也按照新药来管理。

4. 上市药品

上市药品是指经国家食品药品监督管理局批准并发给生产（或试生产）批准文号或进口药品注册证书的药品。

5. 国家基本药物

国家基本药物是指能满足人们卫生保健优先需求的药物，是按照一定的遴选原则，经过认真筛选确定的、数量有限的药物。其收载于国家政府制定的《国家基本药物目录》中，该目录最新版本为2009版。国家基本药物遴选遵循临床必需、安全有效、价格合理、使用方便和中西药并重的原则，国家保证基本药物生产和供应，在使用中应首选。

6. 基本医疗保险药品

基本医疗保险药品是指由劳动和社会保障部门制定并发布的《基本医疗保险药品目录》中收载的品种，又分为"甲类目录"、"乙类目录"。"甲类目录"由国家统一制定，各地不得调整，所收载的是临床治疗必需、使用广泛、疗效好、同类药品中价格低的药品。"乙类目录"由国家制定，各省、自治区、直辖市可根据当地经济水平、医疗需要和用药习惯，适当进行调整，所收载的是可供临床治疗选择使用、疗效好、同类药品中比"甲类目录"药品价格略高的药品。

7. 处方药和非处方药

处方药是指必须凭执业医师或执业助理医师处方才可调配、购买和使用的药品。非处方药（OTC）是指不需要凭执业医师或执业助理医师处方即可自行判断、购买和使用的药品。

8. 中成药

中成药是以中药为原料，在中医药理论指导下，按规定的处方和制法大量生产，有特有名称，并标明功能主治、用法用量和规格的药品。

（二）药品作为特殊商品的特性

药品是一种商品，但是药品与其他商品相比有明显的特征，主要表现在以下方面。

1. 生命关联性

药品与其他消费品比较，不同之处首先要强调药品是与人民生命相关联的物质。不同的药品有不同的适应证，以及用法用量，只有使用得当，才能维护人民的生命健康，若没有对症下药，或用法用量不当，均会影响人的健康，甚至危及生命。故生命关联性是药品的基本商品特征。

2. 高质量性

由于药品与人的生命有直接关系，确保药品质量尤为重要。药品作为商品只有合格品和不合格品的区分，而没有优质品与等外品的划分。《中华人民共和国药品管理法》规定："药品必须符合国家药品标准。"

3. 公共福利性

药品是防治疾病、维护人们健康的商品，具有社会福利性质。作为商品的药品，其成本较高而客观上又不得高定价，无论什么性质的制药企业都应担负起为人类健康服务的社会职责。药品的公共福利性还体现在国家对基本医疗保险药品目录中的药品实行政府定价，保证人们能买到质量高、价格适宜的药品。

4. 高度的专业性

药品的研究开发需要多学科高级专家合作才能进行，所以又被称为高科技产业。药品的使用环节，处方需要通过执业医师处方才能购买，还必须通过医师、药师的指导才能正确使用。

5. 品种的多样性

品种多样是药品与其他商品的又一大不同之处，人类疾病受到自然环境（地域、季节、气候等）和社会环境的影响，疾病的种类又在不断增多，需要多种药品来防治疾病。

（三）药物的分类

1. 按药品来源分

（1）动物药　如牛磺酸、甲状腺素等。

（2）植物药　如黄连素、长春碱、颠茄等。

（3）矿物药　如芒硝、硫黄、硼砂等。

（4）生物药　如肠乐、辅酶A等。

（5）合成或半合成药　如阿司匹林、苯海拉明等。

2. 按剂型分

（1）注射剂　如粉针剂、大输液等。

（2）口服制剂

① 固体制剂，如片剂、胶囊、颗粒剂、丸剂等。

② 液体制剂，如糖浆剂、乳剂、合剂等。

（3）外用制剂

① 半固体制剂，如软膏剂、眼膏、栓剂等。

② 液体制剂，如搽剂、酊剂、滴眼剂、滴耳剂、滴鼻剂等。

（4）气雾剂　外用喷雾剂、口腔喷雾剂等。

（5）新剂型　缓释制剂、控释制剂、脂质体等。

3. 按商业习惯分

（1）片　单压片、多层片等。

（2）针　注射剂、注射用粉针等。

（3）水　合剂、糖浆剂等。

（4）粉　散剂、颗粒剂等。

4. 按药理作用分

（1）抗感染药　如抗生素、磺胺类、喹诺酮类、抗结核药、抗麻风药、抗真菌药、抗病毒药等。

（2）消化系统药　如抑酸药及抗溃疡药等。

（3）心血管系统药　如抗心绞痛药、抗心律失常药、抗高血压药等。

5. 按给药途径和方法分

（1）经胃肠道给药的剂型　如溶液剂、片剂、颗粒剂等。

(2) 不经胃肠道给药的剂型

① 注射给药，如静脉注射、肌内注射等。

② 呼吸道给药，如吸入剂、气雾剂等。

③ 皮肤给药，如搽剂、软膏剂等。

(3) 经直肠给药的剂型 如栓剂、灌肠剂、直肠用胶囊剂等。

6. 按管理要求分

根据国家管理政策分为非处方药、处方药、国家基本药品、基本医疗保险药品等。

三、药物检测工作的基本程序

(一) 取样

取样系指从一批产品中，按取样规则抽取一定数量具有代表性的样品，供检验用。取样时，应先检查品名、批号、数量、包装等情况，符合要求后方可取样。取样应考虑取样的科学性、真实性和代表性，否则就失去了检验的意义。

取样方式应考虑到被取出物品的特性，均匀物品可以在每批的任意部位取样，非均匀物品一般按随机原则抽取。抽取的样品量一般不得少于检测用量的3倍量。对于原料药及其制剂，抽样数量可按以下公式进行计算：假设总包装件数为 n 件（箱、袋、桶等），当 $n \leqslant 3$ 时，每件取样；当 $3 < n \leqslant 300$ 时，随机抽 $\sqrt{n}+1$ 件取样；当 $n > 300$ 时，随机抽 $\frac{\sqrt{n}}{2}+1$ 件取样。

抽取的原辅料除另有规定外，一般为等量混合后进行检验。制剂样品和包装材料抽样后，可不经混合，再随机抽样检验。取样时必须填写取样记录，取样容器和被取样包装上均应贴上取样标签。

(二) 确定质量标准或检测标准操作规程

进入药物检测工作之前，必须根据检测目的与检测对象确定检测依据，即确定药物质量标准或检测标准操作规程（SOP），然后根据标准确定需要使用的仪器、试药以及检测用的各种试液。

(三) 检验并记录

检验并记录是药物检测程序中的核心工作，一般包括性状、鉴别、检查和含量测定等项目。所得到的检验数据要如实记录，字迹应清晰，色调应一致，不得任意涂改。若写错时，在错误的地方划上单线或双线，在旁边改正重写，并签名盖章。在数据处理过程中，要注意有效数字的使用及运算法则，能用误差及标准偏差等概念准确地描述测定结果的准确度或精密度。检测原始记录一定要保持原始性、真实性、完整性和规范性，并能有效地追溯检品的质量状况及检测情况。

(四) 结果判定与撰写检验报告

将样品的检测结果同质量标准相比较，确定是否符合质量标准，进而对整批产品进行判定并做出结论，并填写检验报告书。全部检测项目均符合规定才可以判断该检品属于合格品，在发送检验报告书的同时应出具合格证，否则出具不合格证。

在药品生产企业中对产品按检验过程实施状态管理。产品检验状态分待检、合格、不合格三种状态，分别用黄、绿、红色标牌，并加以必要的标记，存放在不同的区域。产品等待检验，置黄色标牌。产品已结束检验，并符合规定，置绿色标牌。产品已结束检验，不符合规定，置红色标牌。

凡检验后的样品，必须按批留样。留样应贴好标签，写上品名、批号、日期，并根据药品本身性质特点，分别在不同贮存条件下保存。一般成品留样保存期限至药品失效期后1年，未规定药品失效期的药品至少保存3年；进厂原料和中间产品留样，保存期限为3个月。

第三节　药品检测工作依据

《中华人民共和国药品管理法》第五章第三十条明文规定："药品必须符合国家药品标准。"为了保证药物质量，药物检测工作者必须按照规定的质量标准对药物进行质量检测与质量控制。

一、药品质量标准分类

（一）国家药品标准

国家食品药品监督管理局颁布的《中华人民共和国药典》（Chinese Pharmacopoeia，缩写为 Ch.P；以下简称《中国药典》）和药品标准称为国家药品标准，为法定药品标准。

1. 《中国药典》

《中国药典》是国家食品药品监督管理局管理药品质量的法定技术标准，由国家药典委员会编纂出版，并经国家食品药品监督管理局批准颁布实施，属于国家的典章制度，具有法律约束力。其收载的药品都是疗效确切，并广泛应用、能批量生产、质量水平较高、有合理质量控制手段的品种。目前现行药典为2010版。

2. 部颁或局颁标准

部颁或局颁标准是由中华人民共和国卫生部或国家食品药品监督管理局颁布的药品标准，也由国家药典委员会编纂出版，国家药品监督管理部门正式颁布实施。这些标准中通常收载疗效较好，在国内广泛使用，但暂未收入药典的品种。到目前为止，国家已出版了《卫生部药品标准中药成方制剂》（1~20册）、《卫生部药品标准二部》（1~6册）、《化学药品标准地方标准上升国家标准》（1~16册）、《中药标准地方标准上升国家标准》（1~17册）以及《新药转正标准》（1~88册）等。

（二）企业内控标准

药品企业内控标准是企业内部控制药品质量的标准。这是根据企业的实际制定的高于法定标准的产品质量标准，目的是保证出厂产品的质量和稳定。除成品标准外，还包括中间产品和部分原料的质量标准。与国家药品标准相比，企业内控标准并不是法定药品标准，不具有强制约束力。

企业内控标准制定应符合以下几个原则。

（1）符合性原则　必须符合质量法规和强制性标准的要求，不能与法定标准相抵触，而且应该有针对性地提高标准水平，以保证产品质量在有效期内能够符合法定标准要求。

（2）先进性原则　要争取达到国内外同类产品的先进水平，反应企业生产技术水平，促进产品质量不断提高，满足国内外用户需求，使产品在市场上有较大竞争力。

（3）合理性原则　企业内控标准并不是所有项目的指标都高于法定标准，而是根据企业产品质量状况与需要而定，考虑到生产和经济的合理性，才能使企业获得最佳的技术经济效果。

企业内控标准每隔3～5年复审一次，分别予以确认、修订或废止。当国家药品标准新版颁布实施后，应及时复审并确定原定企业内控标准是否继续有效，是否修订或废止。

（三）各国药典概况

1. 美国药典

美国药典（The United States Pharmacopoeia，缩写为USP），由美国药典会编辑发行。现行版为34版。

美国国家处方集（The National Formulary，缩写为NF），由美国药学会编印，现行版为29版。

美国药典和美国国家处方集合并出版，缩写为USP（34）-NF（29），2010年12月出版，2011年5月1日生效。

2. 英国药典

英国药典（British Pharmacopoeia，缩写为BP）是英国药品委员会（British Pharmacopoeia Commission）的正式出版物，是英国制药标准的重要依据。英国药典不仅为读者提供了药用和成药配方标准以及公式配药标准，而且也向读者展示了许多明确分类并可参照的欧洲药典专著。其最新版为2011版，即BP（2011），2010年8月出版，2011年1月生效。

3. 日本药典

日本药局方（Pharmacopoeia of Japan，缩写为JP），现行版为15版，2005年11月出版，2006年4月生效。

4. 欧洲药典

欧洲药典（European Pharmacopoeia，缩写为Ph. Eup），现行版为7版，2010年6月出版，2011年1月生效。

5. 国际药典

国际药典（The International Pharmacopoeia，缩写为Ph. Int）是世界卫生组织（WHO）为了统一世界各国药品的质量标准和质量控制方法而编纂的。目前为第四版，2006年出版。国际药典对各国无法律约束力，仅供各国编纂药典时参考。

二、《中国药典》介绍

（一）《中国药典》基本情况

新中国成立后，我国已经出版了9版药典，分别为1953、1963、1977、1985、1990、1995、2000、2005和2010年版。从2005年版开始，药典分成一部、二部、三部，一部收载中药材及饮片、植物油脂和提取物、成方及单味制剂等；二部收载化学药品、抗生素、生化药品、放射性药品及各类制剂，还有药用辅料等；三部收载生物药品。2010年版药典于2010年10月1起正式执行，同样分为三部，一部收载品种2136种，其中新增990种、修订612种；二部收载品种2348种，其中新增340种、修订1500种；三部收载品种131种，其中新增28种、修订103种。与历版药典相比，2010年版药典具有以下特点。

① 品种收载范围进一步扩大，尤其是中药品种大幅增加。其中收载中药品种由1000多个增至2000多个。

② 科技含量进一步提升。新版药典广泛收载了国内外先进成熟的检测技术和分析方法。

③ 体现了保护野生资源与中药可持续发展的理念，不再收载濒危野生药材。

（二）《中国药典》的内容

《中国药典》2010年版主要由凡例、品名目次、正文品种、附录和索引五部分组成。下

单元一　药物检测基本知识

面以《中国药典》2010年版二部加以说明。

1. 凡例

"凡例"是为正确使用《中国药典》进行质量检定的基本原则，是对《中国药典》正文、附录及质量检定有关的共性问题的统一规定。"凡例"中的有关规定同样具有法定的约束力。

2. 品名目次

即正文品种的目录。第一部分为原料药及其制剂，第二部分为药用辅药，均按笔画顺序进行排列。

3. 正文品种

收载具体药物或制剂的质量标准，是药典的主要内容。

4. 附录

《中国药典》二部附录记载了制剂通则、药用辅料、一般鉴别试验、分光光度法、色谱法、物理常数测定法、相关滴定法和测定法、一般杂质检查法、特殊检查项目与方法、制剂检查法、生物检定法、放射性药品检定、生物检定统计法、试药试纸、滴定液的配制与标定、标准品与对照品、制药用水、灭菌法、原子量表以及各类指导原则等内容。其中各指导原则是为执行药典、考察药品质量、起草和复核药品标准而制定的指导性规定，并不是法定标准。

5. 索引

书末分列中文索引和英文索引，中文索引按汉语拼音排列，英文索引按字母顺序排列。

三、药品检验标准操作规程

药品检验标准操作规程（standard operation procedure，SOP），是为了有效地完成药物检测任务，针对每个检测工作环节或操作而制定的标准或详细的书面规程，其目的是为了保证检测工作的规范性和有效性。在药品检测工作中，必须按制定的检验标准操作规程对药物质量进行检验。

（一）《中国药品检验标准操作规范》

为了促进全国各地药品检验机构检验数据与结论报告的正确、可靠和一致，中国药品生物制品检定所组织全国各药品检验所共同编写了《中国药品检验标准操作规范》（2010年版）一书，其基本包括了药品检验的所有方法和标准，是执行《中国药典》（2010年版）的重要依据和补充。

（二）标准操作规程

标准操作规程（SOP）是指导药物检验人员进行质量检验与质量管理的操作指南。SOP的制定和修订，应按规定的程序进行，经批准后实施。

标准操作规程的内容包括：题目、编号、制定人及制定日期、审核人及审核日期、批准人及批准日期、颁发部门、生效日期、分发部门、版次、页码、标题及正文等。SOP的正文内容有：适用范围、依据、仪器用具、试剂、操作步骤及注意事项。

四、药品质量标准内容

（一）原料药质量标准的内容

主要由品名（中文名、汉语拼音名与英文名）、有机药物的结构式、分子式与分子量、来源或有机药物的化学名称、含量或效价规定、性状、鉴别、检查、含量或效价测定、类别、贮藏以及制剂等项目构成。

（二）制剂质量标准的内容

主要由品名（中文名、汉语拼音名与英文名）、含量或效价规定、处方、制法、性状、鉴别、检查、含量或效价测定、类别、规格及贮藏等项目构成。

（三）质量标准中的法定检测项目

在上述项目中，性状中外观及物理常数、鉴别、检查及含量测定等属于法定检测内容，而类别、规格、贮藏、制剂等属于指导性条文。

1. 性状

性状项下记载药品的外观、臭、味、一般稳定性、溶解度以及物理常数等。臭、味、一般稳定性、溶解度属于一般性描述，一般不作为必须检测项目。而外观和物理常数的测定结果对药品具有鉴别意义，也反映了药品的纯度，是评价药品质量的重要指标。

2. 鉴别

药物的鉴别是依据药物的化学结构和理化性质，用理化方法、色谱法、光谱法或生物方法测定某些理化常数或光谱特征，来判断药物及其制剂的真伪。

3. 检查

检查项下包括对药物有效性、均一性、纯度与安全性四个方面的要求。原料药主要检查一般杂质和特殊杂质，而制剂除杂质检查外，还应进行制剂项目检查。

4. 含量测定

含量测定是测定药品中有效成分的含量，一般采用化学、仪器或生物测定的方法。药品的含量测定是评价药品质量、保证药品疗效的重要指标。

第四节　药物检测的基本操作

一、天平与称量

（一）天平的分类

实验室所用天平，以其精度不同，常分为三种：调剂天平，其称量误差为 0.1~0.2g，一般称为架盘天平；普通化学天平，其称量误差为 0.01g，一般又称为扭力天平；分析天平，其称量误差为 10^{-5}~10^{-3}，为定量分析常用的精密仪器之一。天平由于其结构不同，一般又可分为等臂天平、不等臂天平和电子天平。

电子天平是最新一代的天平，是根据电磁力平衡原理，直接称量，全量程不需砝码。放上称量物后，在几秒钟内即达到平衡，显示读数，称量速度快，精度高。电子天平的支承点用弹性簧片，取代机械天平的玛瑙刀口，用差动变压器取代升降枢装置，用数字显示代替指针刻度式。因而，电子天平具有使用寿命长、性能稳定、操作简便和灵敏度高的特点。此外，电子天平还具有自动校正、自动去皮、超载指示、故障报警等功能以及具有质量电信号输出功能，且可与打印机、计算机联用，进一步扩展其功能，如统计称量的最大值、最小值、平均值及标准偏差等。由于电子天平具有机械天平无法比拟的优点，尽管其价格较贵，但越来越广泛地应用于各个领域并逐步取代机械天平。

（二）称量方法

常用的称量方法有直接称量法、固定质量称量法和递减称量法，现分别介绍如下。

1. 直接称量法

此法是将称量物直接放在天平盘上直接称量物体的质量。例如，称量小烧杯的质量，容量器皿校正中称量某容量瓶的质量，重量分析实验中称量某坩埚的质量等，都使用这种称量法。

2. 固定质量称量法

此法又称增量法，此法用于称量某一固定质量的试剂（如基准物质）或试样。这种称量操作的速度很慢，适于称量不易吸潮、在空气中能稳定存在的粉末状或小颗粒（最小颗粒应小于 0.1 mg，以便容易调节其质量）样品。

本操作可以在天平中进行，用左手手指轻击右手腕部，将牛角匙中样品慢慢震落于容器内，当达到所需质量时停止加样，关上天平门，显示平衡后即可记录所取试样的质量。注意：若加入超量，则需重新称取，已用试剂应弃去，不要放回原试剂瓶中。操作时不能将试剂散落于天平盘等容器以外的地方，称好的试剂必须定量地由表面皿等容器直接转入接收容器，不能有遗漏。

3. 递减称量法

递减称量法又称减量法，此法用于称量一定质量范围的样品或试剂。在称量过程中样品易吸水、易氧化或易与 CO_2 等反应时，可选择此法。该法能够连续称取若干份供试品，不用测天平零点，节约称量时间。由于称取试样的质量是由两次称量之差求得，故也称差减法。

称量步骤如下：从干燥器中用纸带（或纸片）夹住称量瓶后取出称量瓶（注意：不要让手指直接触及称量瓶和瓶盖），用纸片夹住称量瓶盖柄，打开瓶盖，用牛角匙加入适量试样（一般为称一份试样量的整数倍），盖上瓶盖。称出称量瓶加试样后的准确质量。将称量瓶从天平上取出，在接收容器的上方倾斜瓶身，用称量瓶盖轻敲瓶口上部使试样慢慢落入容器中，瓶盖始终不要离开接收容器上方。当倾出的试样接近所需量（可从体积上估计或试重得知）时，一边继续用瓶盖轻敲瓶口，一边逐渐将瓶身竖直，使黏附在瓶口上的试样落回称量瓶，然后盖好瓶盖，准确称其质量。两次质量之差，即为试样的质量。按上述方法连续递减，可称量多份试样。有时一次很难得到合乎质量范围要求的试样，可重复上述称量操作 1~2 次。

（三）电子分析天平的使用

在药品检测领域，电子分析天平已基本取代机械天平，获得了广泛的应用。尽管电子天平厂家、种类繁多，但其使用方法大同小异，具体操作可参看各仪器的使用说明书。下面以上海天平仪器厂生产的 FA1604 型电子天平为例，简要介绍电子天平的使用方法。

1. 水平调节

观察水平仪，如水平仪水泡偏移，需调整水平调节脚，使水泡位于水平仪中心。

2. 预热

接通电源，预热至规定时间后（天平应预热 30min 以上，精确称量时应预热 120min 以上），开启显示器进行操作。

3. 开启显示器

轻按 ON 键，显示器全亮，约 2s 后，显示天平的型号，然后是称量模式 0.0000g，读数时应关上天平门。

4. 天平基本模式的选定

天平通常为"通常情况"模式，并具有断电记忆功能。使用时若改为其他模式，使用后一经按OFF键，天平即恢复通常情况模式。称量单位的设置等可按说明书进行操作。

5. 校准

天平安装后，第一次使用前，应对天平进行校准。因存放时间较长、位置移动、环境变化或未获得精确测量，天平在使用前一般都应进行校准操作。FA1604型电子天平采用外校准（有的电子天平具有内校准功能），由TAR键清零及CAL键、100 g校准砝码完成。

6. 称量

按TAR键，显示为零后，置称量物于秤盘上，待数字稳定即显示器左下角的"0"标志消失后，即可读出称量物的质量值。

7. 去皮称量

按TAR键清零，置容器于秤盘上，天平显示容器质量，再按TAR键，显示零，即去除皮重。再置称量物于容器中，或将称量物（粉末状物或液体）逐步加入容器中直至达到所需质量，待显示器左下角"0"消失，这时显示的是称量物的净质量。将秤盘上的所有物品拿开后，天平显示负值，按TAR键，天平显示0.0000 g。若称量过程中秤盘上的总质量超过最大载荷（FA1604型电子天平为160 g）时，天平仅显示上部线段，此时应立即减小载荷。

8. 称量结束

若较短时间内还使用天平（或其他人还使用天平），一般不用按OFF键关闭显示器。实验全部结束后，关闭显示器，切断电源。若短时间内（例如2 h内）还使用天平，可不必切断电源，再用时可省去预热时间。若当天不再使用天平，应拔下电源插头。

（四）电子分析天平的维护与保养

从事天平使用的工作人员，应考虑和做到以下几个方面，可有效地提高称量准确度，延长天平的使用年限，保证检测工作的质量。

（1）电子天平安装室的环境应符合以下要求。

① 房间应避免阳光直射，最好选择阴面房间或采用遮光办法。

② 应远离震源，如铁路、公路、振动机等振动机械，无法避免时应采取防震措施。

③ 应远离热源和高强电磁场等环境。

④ 工作室内温度应恒定，以20℃左右为佳。

⑤ 工作室内的相对湿度应在45%～75%之间为佳。

⑥ 工作室内应清洁干净，避免气流的影响。

⑦ 工作室内应无腐蚀性气体的影响。

（2）在使用前调整水平仪气泡至中间位置。

（3）电子天平应按说明书的要求进行预热。

（4）称量易挥发和具有腐蚀性的物品时，要盛放在密闭的容器中，以免腐蚀和损坏电子天平。

（5）经常对电子天平进行自校或定期外校，保证其处于最佳状态。

（6）如果电子天平出现故障应及时检修，不可带"病"工作。

（7）操作电子天平不可过载使用，以免损坏天平。

（8）在清洗时，不能使用强力清洁剂（溶剂类等），应使用中性清洁剂（肥皂）浸湿的清洁布擦拭（擦拭时不要让液体渗到天平内部），然后使用干净的清洁布拭干。

（9）若长期不用电子天平时应暂时收藏为好。

二、玻璃容量仪器的校正

（一）容量仪器校正的原理

在容量分析中作为容积的基本单位是 ml，1ml 是指在真空中，1g 纯水在最大密度时（4℃）所占的体积。即在 4℃ 真空中称得水的重量（g），在数值上等于它的体积（ml）。但是，4℃ 和真空并不是实际的测量环境，在实际的工作中，容器的水重是在室温和空气中称量的，因此必须考虑空气浮力的影响和温度的影响。将这些因素加以校正后，通过计算即可以得到较准确的校正结果。

表 1.1 给出了不同温度下 1ml 水的实际重量，表 1.2～表 1.5 为常用玻璃容量仪器的允许偏差。

表 1.1 玻璃容器中 1ml 水在空气中用黄铜砝码称得的重量

温度/℃	重量/g	温度/℃	重量/g	温度/℃	重量/g	温度/℃	重量/g
10	0.99839	16	0.99780	22	0.99680	28	0.99544
11	0.99832	17	0.99766	23	0.99660	29	0.99518
12	0.99823	18	0.99751	24	0.99638	30	0.99491
13	0.99814	19	0.99735	25	0.99617	31	0.99468
14	0.99804	20	0.99718	26	0.99593	32	0.99434
15	0.99793	21	0.99700	27	0.99569	33	0.99405

表 1.2 滴定管级别及允许偏差

标称总容量/ml		5	10	25	50
容量允差/ml	A 类	±0.010	±0.025	±0.04	±0.05
	B 类	±0.020	±0.050	±0.08	±0.10

表 1.3 容量瓶级别及允许偏差

标称总容量/ml		1	5	10	25	50	100	250
容量允差/ml	A 类	±0.010	±0.020	±0.020	±0.03	±0.05	±0.10	±0.15
	B 类	±0.020	±0.040	±0.040	±0.06	±0.10	±0.20	±0.30

表 1.4 移液管级别及允许偏差

标称总容量/ml		1	2	5	10	15	25	50
容量允差/ml	A 类	±0.007	±0.010	±0.015	±0.020	±0.025	±0.030	±0.05
	B 类	±0.015	±0.020	±0.030	±0.040	±0.050	±0.060	±0.10

表 1.5 刻度吸管级别及允许偏差

标称总容量/ml		1	2	5	10	25
容量允差/ml	A 类	±0.008	±0.012	±0.025	±0.05	±0.10
	B 类	±0.015	±0.025	±0.050	±0.10	±0.20

（二）容量瓶的校正

将待校正的容量瓶洗净干燥，取烧杯盛放一定量纯化水，将水及容量瓶同放于同一房间中，恒温后，记下水温。先称空容量瓶及瓶塞重，然后加水至刻度，注意不可有水珠挂在刻度线以上。若挂水珠应用干燥滤纸条吸干，塞上瓶塞，再称定重量，减去空瓶重量即为容量瓶中水的重量,最后从表1.1查出水的校正重量,以此折算出容量瓶的真实容积。

(三)移液管的校正

取一干燥具塞锥形瓶,精密称定,然后取内壁已洗净的移液管,按移液管的使用方法,吸取纯化水至刻度,将纯化水放入已称定重量的锥形瓶中,盖上瓶塞,精密称定,两次重量相减,即为移液管中水的重量,记下水的温度,最后从表1.1查出水的校正重量,以此折算出移液管的真实容积。

实例解析

实例:25ml移液管的校正,计算真实容量、校正值。

实测数据:测得 m(瓶)$=43.4561$g, m(瓶+水)$=68.3932$g,水温为17℃。

解析:17℃,25ml 的差值 $\Delta m = (1-0.99766) \times 25 = 0.0585$

水质量 $68.3932 - 43.4561 = 24.9368$ (g)

真实容量 $= 24.9368 + \Delta m = 24.99$ (ml)

校正值 $= 24.99 - 25.00 = -0.01$ (ml)

(四)滴定管的校正

25ml滴定管:取50ml干燥具塞锥形瓶,精密称定。将待校正的滴定管中水面调至0.00ml处,从滴定管中放水至锥形瓶中,待液面降至离5ml刻度上约5mm处时,等待30s,然后在10s内将液面正确地调至5ml,盖上瓶塞,再次精密称定。用同样的方法称量10ml、15ml、20ml等水的重量,记录下水的温度,最后从表1.1查出水的校正重量,以此折算出0~5ml、0~10ml、0~15ml、0~20ml、0~25ml等各段的真实容积。

50ml滴定管同上处理,不过校正段取0~10ml、0~20ml、0~30ml、0~40ml、0~50ml五点。

实例解析

实例:15℃条件下,25ml滴定管的校正。

实测数据与校正结果如下:

读取容量/ml	瓶重/g	瓶+水重/g	水重/g	Δm	实际容量/ml	校正值/ml	总校正值/ml
0~5	42.7412	47.7291	4.9879	0.0104	5.00	0.00	-0.01
	42.3832	47.3665	4.9833		4.99	-0.01	
0~10	42.7412	52.7294	9.9882	0.0207	10.01	+0.01	+0.01
	42.3832	52.3687	9.9855		10.01	+0.01	
0~15	42.7412	57.7418	15.0006	0.0310	15.03	+0.03	+0.03
	42.3832	57.3833	15.0001		15.03	+0.03	
0~20	42.7412	62.7263	19.9851	0.0414	20.03	+0.03	+0.03
	42.3832	62.3650	19.9818		20.02	+0.02	
0~25	42.7412	67.7128	24.9716	0.0520	25.02	+0.02	+0.02
	42.3832	67.3555	24.9723		25.02	+0.02	

（五）注意事项

（1）待校正的仪器，应仔细洗净，其内壁应完全不挂水珠；容量瓶必须干燥后才能开始校正。

（2）校正的温度一般以 15～25℃为好。

（3）校正所用的纯化水及欲校正的玻璃容器，至少提前 1h 放进天平室，待温度恒定后，再进行校正，以减少校正的误差。

（4）校正时，滴定管或移液管尖端和外壁的水必须除去。

（5）称量时，使用万分之一分析天平即可。

（6）一般每个容量仪器应同时校正 2～3 次，取其平均值。校正时，两次真实容积差值不得超过±0.01ml，或水重差值不得超过±10mg，10ml 以下的容器，水重差值不得超过±5.0mg。

三、玻璃仪器的洗涤

（一）常用洗涤剂及其使用范围

最常用的洁净剂有肥皂、合成洗涤剂（如洗衣粉、去污粉、洗洁精等）、洗液（清洁液）、有机溶剂等。

肥皂、合成洗涤剂等一般用于可以用毛刷直接刷洗的仪器，如烧瓶、烧杯、试剂瓶等非计量及非光学要求的玻璃仪器。肥皂、合成洗涤剂也可用于滴定管、移液管、容量瓶等计量玻璃仪器的洗涤，但不能用毛刷刷洗。

洗液多用于不能用毛刷刷洗的玻璃仪器，如滴定管、移液管、容量瓶、比色管、玻璃垂熔漏斗、凯氏烧瓶等特殊要求与形状的玻璃仪器；也用于洗涤长久不用的玻璃仪器和毛刷刷不下的污垢。用洗液洗涤仪器，是利用洗液本身与污物起化学反应的作用，将污物去除，因此需要浸泡一定的时间。

有机溶剂是针对污物属于某种类型的油腻性，而借助有机溶剂能溶解油脂的作用将之洗除，或借助某些有机溶剂能与水混合而又挥发快的特殊性，冲洗一下带水的仪器将之洗去。如甲苯、二甲苯、汽油等可以洗油垢，而酒精、乙醚、丙酮可以冲洗刚洗净而带水的仪器。

（二）洗液的配制及使用

1. 重铬酸钾洗液（清洗液）

（1）配制方法　重铬酸钾洗液的配制分浓溶液与稀溶液两种，配方如下。

① 浓溶液　重铬酸钾 50g，自来水 150ml，浓硫酸 800ml。

② 稀溶液　重铬酸钾 50g，自来水 850ml，浓硫酸 100ml。

将重铬酸钾先溶解于自来水中，可慢慢加温，使溶解，冷却后徐徐加入浓硫酸，边加边搅动。配好后的洗涤液应是棕红色或橘红色，贮存于有盖容器内。

（2）使用方法　将要洗的仪器用自来水先冲洗，除去大量杂质，并尽量倾去水，再加入洗液浸泡 15～30min，取出仪器，用自来水冲净后，再用纯化水冲洗 3 次。

洗液可反复使用，使用过久水分混入后，便会减弱洗涤能力，当用至洗液由棕色变成绿色时，即失去了洗涤作用。

（3）使用注意事项

① 洗涤液中的硫酸具有强腐蚀作用，玻璃器皿浸泡时间太长，会使玻璃变质，因此切忌到时忘记将器皿取出冲洗。其次，洗涤液若沾污衣服和皮肤应立即用水洗，再用苏打水或氨液洗。如果溅在桌椅上，应立即用水洗去或湿布抹去。

② 玻璃器皿投入前，应尽量干燥，避免洗涤液稀释。
③ 此液的使用仅限于玻璃和瓷质器皿，不适用于金属和塑料器皿。
④ 有大量有机质的器皿应先行擦洗，然后再用洗涤液，这是因为有机质过多，会加快洗涤液失效。
⑤ 被钡所污染的器皿不得使用洗液，因生成的硫酸钡很难从器皿壁上除去。
⑥ 被煤油、蜡所污染的器皿，也不宜使用洗液，可用石灰乳或热稀碱液洗。
⑦ 盛洗涤液的容器应始终加盖，以防氧化变质。

2. 1％～2％硝酸钠浓硫酸溶液

称取硝酸钠1～2g，用少量水溶解后加入浓硫酸100ml即得。本液用于玻璃垂熔漏斗等的洗涤。

3. 醇制氢氧化钾液

取氢氧化钾100g，溶于50ml水中，放冷后加乙醇稀释成1000ml，即得。本液用于洗涤油腻或有机物，洗涤效果较好。

4. 高锰酸钾的氢氧化钠洗涤液

取4g高锰酸钾溶于水中，加入10g氢氧化钠，用水稀释至100ml。本洗液用于洗涤油污或其他有机物，洗后容器污处有褐色二氧化锰析出，再用浓盐酸或草酸洗液、硫酸亚铁、亚硫酸钠等还原剂去除。因本液碱性较强，所以洗涤时间不宜过长。

5. 碱性洗液

常用的有碳酸钠、碳酸氢钠，个别难洗的油污器皿也用氢氧化钠。这些稀碱溶液浓度一般都在5％左右。本品适用于洗涤油腻的非容量玻璃仪器，一般采用长时间浸泡或浸煮。

（三）洗涤玻璃仪器的方法与要求

一般的玻璃仪器（如烧瓶、烧杯等）：先用自来水冲洗一下，然后用肥皂、洗衣粉用毛刷刷洗，再用自来水清洗，最后用纯化水冲洗3次（应顺壁冲洗并充分振荡，以提高冲洗效果）。

计量玻璃仪器（如滴定管、移液管、容量瓶等）：也可用肥皂、洗衣粉洗涤，但不能用毛刷刷洗。

精密或难洗的玻璃仪器（滴定管、移液管、容量瓶、比色管、玻璃垂熔漏斗等）：先用自来水冲洗后，沥干，再用铬酸清洁液处理一段时间（一般放置过夜），然后用自来水清洗，最后用纯化水冲洗3次。

洗刷仪器时，应首先将手用肥皂洗净，免得手上的油污沾附在仪器壁上，增加洗刷的困难。

一个洗净的玻璃仪器应该不挂水珠（洗净的仪器倒置时，水流出后器壁不挂水珠）。

（四）玻璃仪器的干燥

(1) 不急等用的仪器，可放在仪器架上在无尘处自然干燥。
(2) 急等用的仪器可用玻璃仪器气流烘干器干燥（温度在60～70℃为宜）。
(3) 计量玻璃仪器应自然沥干，不能在烘箱中烘烤。

四、滴定液的配制与标定

（一）滴定液的配制

1. 配制方法

滴定液系指已知准确浓度的试剂溶液，在容量分析中能与被测物质发生定量化学反应，用于测定被测物质含量的一种标准溶液，其浓度以 mol/L 表示。滴定液的浓度值与其名义值之比，称为"F"值，常用于容量分析中的计算。

滴定液的配制有直接配制和间接配制两种方法。

(1) 直接配制法　准确称取一定量的基准物质，溶解后定量转移至容量瓶中，稀释至一定体积，根据称取物质的质量和稀释的体积，即可算出该标准溶液的准确浓度。

(2) 间接配制法　有些物质因纯度不够或因吸湿性强，不稳定，不能准确称量，只能先将物质配制成近似浓度的溶液，以基准物质或另一种已知浓度的标准溶液来确定它的准确浓度。

2. 注意事项

(1) 所用溶剂"水"系指纯化水，在未注明有其他要求时，应符合《中国药典》"纯化水"项下的规定。

(2) 采用间接配制法时，溶质与溶剂的取用量均应根据规定量进行称取或量取，并使制成后滴定液的浓度值应为其名义值的 0.950～1.050；如在标定中发现其浓度值超出其名义值的 0.950～1.050 范围时，应加入适量的溶质或溶剂予以调整。当配制量大于 1000ml 时，其溶质与溶剂的取用量均应按比例增加。

(3) 采用直接配制法时，应采用基准试剂，并按规定条件干燥至恒重后称取，取用量应为精密称定，并置 1000ml 容量瓶中，加溶剂溶解并稀释至刻度，摇匀。

(4) 配制浓度等于或低于 0.02mol/L 的滴定液时，除另有规定外，应于临用前精密量取浓度等于或大于 0.1mol/L 的滴定液适量，加新沸过的冷水或规定的溶剂定量稀释制成。

(5) 滴定液的浓度，取四位有效数字，以 mol/L 表示。

(6) 配制成的滴定液必须澄清，必要时可滤过，并按药典中各该滴定液项下的【贮藏】条件贮存，经标定其浓度后方可使用。除另有规定外，一般可在 3 个月内使用。

(7) 除另有规定外，所用的试液及指示液，均按《中国药典》2010 年版附录方法配制。

(8) 盛滴定液的玻璃瓶应选择质量较好、塞子密合的。盛装高浓度碱滴定液的宜用塑料瓶盛装。需避光的滴定液应用棕色玻璃瓶盛装。

（二）滴定液的标定

1. 标定方法

标定又称标化，是用基准物质或已标定的滴定液准确地测定滴定液浓度的操作过程。而滴定是将滴定液从滴定管中加到被测物质溶液中的过程。

在标定中，为了减少误差，通常做 3～5 次重复试验，然后取平均值。滴定液的浓度计算公式如下。

$$c_{标} = \frac{m_s c_{名} \times 1000}{(V - V_0) \times T} \tag{1.1}$$

式中，$c_{标}$ 为滴定液的标定浓度，mol/L；m_s 为基准物质取样量，g；$c_{名}$ 为滴定液的名义浓度，mol/L；V 为滴定液的消耗体积，ml；V_0 为空白实验滴定液的消耗体积，ml；T 为滴定度，mg/ml。

实例解析

实例：盐酸滴定液（0.1mol/L）的配制与标定。

方法：取在 270～300℃ 干燥至恒重的基准无水碳酸钠约 0.15g，精密称定，加水 50ml

使溶解，加甲基红-溴甲酚绿混合指示液10滴，用本液滴定至溶液由绿色转变为紫红色时，煮沸2min，冷却至室温，继续滴定至溶液由绿色变为暗紫色。每1ml盐酸滴定液（0.1mol/L）相当于5.30mg的无水碳酸钠。

实测数据：测得无水碳酸钠 m_s 0.1483g，消耗盐酸滴定液（0.1mol/L）V 27.91ml，滴定度 T 5.30mg/ml。

解析：代入公式（1.1）计算

$$c_{标}=\frac{0.1483\times0.1\times1000}{27.91\times5.30}=0.1003\ （mol/L）$$

2. 注意事项

（1）工作中所用分析天平及其砝码、滴定管、容量瓶和移液管等，均应经过检定合格；其校正值与原标示值之比大于0.05%时，应在计算中采用校正值予以补偿。

（2）标定工作宜在室温（10~30℃）下进行，并应在记录中注明标定时的室内温度。

（3）所用基准物质应采用基准试剂，取用时应先用玛瑙研钵研细，并按规定条件干燥至恒重，置干燥器中放冷至室温后，精密称取，易引湿性的基准物质宜采用"减量法"进行称重。

（4）标定中，滴定液应从滴定管的起始刻度开始，按规定控制滴定速度；滴定液的消耗量，除另有特殊规定外，应大于20ml，读数应估计到0.01ml。

（5）标定中的空白试验，系指在不加供试品或以等量溶剂替代供试液的情况下，按同法操作和滴定所得的结果。

（6）标定工作应由初标者（一般为配制者）和复标者在相同条件下各做平行试验3份。各项原始数据经校正后，根据计算公式分别进行计算；3份平行试验结果的相对平均偏差，除另有规定外，不得大于0.1%；初标平均值和复标平均值的相对偏差不得大于0.15%，标定结果按初标、复标的平均值，取4位有效数字。

（7）滴定液经标定所得的浓度或其"F"值，除另有规定外，可在3个月内应用，过期应重新标定。当标定与使用时的室温相差未超过10℃时，除另有规定外，其浓度值可不加温度补正值；但当室温之差超过10℃，应加温度补正值。

第五节　实验数据的处理方法

一、实验误差

在检验过程中，由于受检验方法、测量仪器、试剂和检验工作者的主观因素等方面的限制，使得检验结果不可能与真实值完全一致。即使是技术很熟练的检验工作者，用最精密的仪器，用同一种方法对同一样品进行多次检验，也很难得到完全一致的结果。这说明在客观上存在难以避免的误差，但可以通过适当措施减少误差，从而提高检验结果的准确度。

（一）误差的来源

1. 系统误差

系统误差是由于分析过程中某些固定的、经常性的原因所引起的误差，它具有单向性，其正负、大小具有一定的规律性，即在多次平行测定中系统误差会反复出现，使测定结果总是系统地偏高或偏低,故又被称为可测误差。系统误差主要来源于以下几个方面。

（1）方法误差　由于检测方法本身不完善所造成的误差,如重量分析中,沉淀溶解损失或吸附某些杂质。

（2）器具、仪器和试剂误差　由于仪器未校准或仪器的精密度、灵敏度不符合要求,试剂不合规格引起的误差。

（3）主观误差　是指在正常操作情况下,由于操作人员主观原因所造成的误差。例如滴定管读数的偏高或偏低,滴定终点颜色辨别偏深或偏浅等。

2. 随机误差

随机误差是由于一些偶然的、意外的、无法控制的外界因素所引起的误差。例如测量时环境温度、压力、湿度的突然变化,仪器性能的微小变化,分析人员操作的细小变化等。这类误差对测定结果的影响程度不确定,非单向,这类误差是不可避免又无法校正的。

（二）误差的减免方法

系统误差可以通过对照试验、空白试验和校准仪器等方法进行减免。而进行多次平行测定是减小随机误差的有效办法。严格管理,提高检验人员的操作水平,也是高质量完成检验工作,减少检验误差的关键。

（三）误差的表示方法

1. 准确度与误差

准确度是指测定值与真实值相接近的程度,它说明测定值的正确性,常用误差的大小来衡量。误差一般用绝对误差和相对误差来表示。

（1）绝对误差　绝对误差 E 表示测定值 x_i 与真实值 x_T 之间的差。绝对误差越小,测定值与真实值越接近,测定结果越准确。一些仪器的测定准确度高低常用绝对误差的大小来表示。

$$E = x_i - x_T \tag{1.2}$$

（2）相对误差　绝对误差在真实值中所占的比例称为相对误差（E_r）,由于其能反映误差在真实值中所占的比例,故常用相对误差来表示或比较各种情况下测定结果的准确度。

$$E_r = \frac{E}{x_T} \tag{1.3}$$

2. 精密度与偏差

精密度是指在相同的条件下,一组平行测定结果之间相互接近的程度。精密度的高低常用偏差来衡量。

（1）偏差　个别测定值 x_i 与多个测定结果的平均值 $\bar{x}$ 之差称为偏差。偏差的大小可表示分析结果的精密度,偏差越小表明测定结果的精密度越高。与误差相似,偏差也可表示为绝对偏差（d_i）和相对偏差（d_r）。绝对偏差和相对偏差只能用于衡量单次测定结果对平均值的偏差。为了更好地说明测定结果的精密度,在一般分析工作中常用平均偏差和标准偏差表示。

$$d_i = x_i - \bar{x} \tag{1.4}$$

$$d_r = \frac{d_i}{\bar{x}} \tag{1.5}$$

（2）平均偏差　平均偏差（$\bar{d}$）是指各次测定绝对偏差的平均值。相对平均偏差（$\bar{d}_r$）是平均偏差与平均值 $\bar{x}$ 的比值。

$$\bar{d} = \frac{\sum |d_i|}{n} = \frac{\sum |x_i - \bar{x}|}{n} (i=1,2,\cdots,n) \tag{1.6}$$

$$\bar{d}_r = \frac{\bar{d}}{\bar{x}} \tag{1.7}$$

(3) 标准偏差 标准偏差又称均方根偏差，反映一组测定数据的离散程度，简写为 SD，常用符号 S 表示。由于测定数值有大小不同，单用标准偏差不能说明测定结果的精密程度，故又常用相对标准偏差来说明，常用符号 RSD 表示。

$$S = \sqrt{\frac{\sum(x_i - \bar{x})^2}{n-1}} \tag{1.8}$$

$$RSD = \frac{S}{\bar{x}} \times 100\% \tag{1.9}$$

(4) 极差 极差是指一组数据中最大值与最小值之差，它表示偏差的范围，常以符号 R 表示。

$$R = x_{max} - x_{min} \tag{1.10}$$

二、有效数字和数值修约规则

（一）有效数字及有效位数

1. 有效数字基本概念

有效数字系指在检验工作中所能得到有实际意义的数值。其最后一位数字欠准是允许的，这种由可靠数字和最后一位不确定数字组成的数值，即为有效数字。最后一位数字的欠准程度通常只能是上下差1单位。

2. 有效位数

(1) 在其他十进位数中，有效数字系指从非零数字最左一位向右数而得到的位数。例如 3.2、0.32、0.032 和 0.0032 均为两位有效位数，0.320 为三位有效位数，10.00 为四位有效位数，12.490 为五位有效位数。

(2) 非连续型数值（如个数、分数、倍数）是没有欠准数字的，其有效位数可视为无限多位。例如分子式"H_2SO_4"中的"2"和"4"是个数。常数 π、e 和系数 $\sqrt{2}$ 等数值的有效位数也可视为是无限多位。含量测定项下"每 1ml 的××××滴定液（0.1mol/L）……"中的"0.1"为名义浓度，规格项下的"0.3g"或"1ml：25mg"中的"0.3"、"1"和"25"为标示量，其有效位数也均为无限多位。即在计算中，其有效位数应根据其他数值的最少有效位数而定。

(3) pH 值等对数值，其有效位数是由其小数点后的位数决定的，其整数部分只表明其真数的乘方次数。如 pH=11.26（$[H^+]$=5.5×10^{-12} mol/L），其有效位数只有两位。

(4) 有效数字的首位数字为 8 或 9 时，其有效位数可以多计一位。例如，85% 与 115%，都可以看成是三位有效位数；99.0% 与 101.0% 都可以看成是四位有效数字。

（二）进舍规则

(1) 拟舍弃数字的最左一位数字小于 5 时，则舍去，即保留的各位数字不变。

【例 1.1】将 12.1498 修约到一位小数（十分位），得 12.1。

【例 1.2】将 12.1498 修约成两位有效位数，得 12。

(2) 拟舍弃数字的最左一位数字大于 5，或者是 5，而其后跟有并非全部为 0 的数字时，则进一，即在保留的末位数字加1。

【例1.3】将1268修约到百数位，得$13×10^2$。

【例1.4】将1268修约到三位有效位数，得$127×10$。

【例1.5】将10.502修约到个数位，得11。

（3）拟舍弃数字的最左一位数字为5，而右面无数字或皆为0时，若所保留末位数为奇数（1，3，5，7，9）则进一，为偶数（2，4，6，8，0）则舍弃。

【例1.6】修约间隔为0.1（10^{-1}）

   拟修约数值   修约值
   1.050   1.0
   0.350   0.4

【例1.7】修约间隔为1000（或10^3）

   拟修约数值   修约值
   2500 $2×10^3$
   3500 $4×10^3$

【例1.8】下列数字修约成两位有效位数

   拟修约数值   修约值
   0.0325   0.032
   32500 $32×10^3$

（4）在相对标准偏差（RSD）中，采用"只进不舍"的原则，如0.163％、0.52％宜修约为0.17％、0.6％。

（5）不许连续修约。拟修约数字应在确定修约位数后一次修约获得结果，而不得多次连续修约。

（6）为便于记忆，上述进舍规则可归纳成下列口诀：四舍六入五考虑，五后非零则进一，五后全零看五前，五前偶舍奇进一，不论数字多少位，都要一次修约成。但在按美国、英国、日本药典方法修约时，则按四舍五入进舍即可。

（三）运算规则

（1）许多数值相加减时，所得和或差的绝对误差必较任何一个数值的绝对误差大，因此相加减应以诸数值中绝对误差最大（即欠准数字的位数最大）的数值为准，确定其他数值在运算中保留的位数和决定计算结果的有效位数。

（2）许多数值相乘除时，所得积或商的相对误差必较任何一个数值的相对误差大。因此相乘除时应以诸数值中相对误差最大（即有效位数最少）的数值为准，确定其他数值在运算中保留的位数和决定计算结果的有效位数。

（3）在运算过程中，为减少舍入误差，其他数值的可以暂时多保留一位，等运算得到结果时，再根据有效位数弃去多余的数字。

第六节 安全知识

加强安全管理，防止发生各种事故，对保障国家财产和职工人身安全，保证医药经济活动的顺利进行，提高企业经济效益等，都具有重要意义。安全管理工作必须贯彻"以防为主"的方针，要贯彻"三不放过"原则，及时排除各种不安全因素，避免和减少各种安全事故的发生。

一、防火消防知识

（一）燃烧的条件和类型

1. 燃烧的条件

燃烧是一种放热、发光、剧烈的化学反应。燃烧是有条件的，可燃物、助燃物和点火源是燃烧必须同时具备的三个条件，又称为三要素。但三个条件具备并不一定能燃烧，要使之燃烧还必须使可燃物达到一定数量或浓度，助燃物有足够的量和点火源具备足够的能量，且这些条件必须相互结合和相互作用。

2. 燃烧的类型

闪燃、着火和自燃是燃烧的三大基本类型。爆炸是物质在瞬间以机械能形式放出大量能量的现象，极易引起火灾。

（1）闪燃　当温度不高时，液面上少量的可燃蒸气与空气混合后，遇点火源而发生一闪即灭（延续时间少于 5s）的燃烧现象，称闪燃。可燃液体发生闪燃的最低温度，称为该液体的闪点。闪点越低，火灾危险性越大。

（2）着火　指可燃物具备了燃烧条件后引起燃烧，当引火源离开后仍能持续燃烧，直至将可燃物质燃尽的燃烧现象。可燃物质开始持续燃烧所需要的最低温度叫燃点，也叫着火点。物质的燃点越低，其火灾危险性越高。

（3）自燃　指可燃物在空气中没有外来火源的作用下，靠自身氧化（或分解）发热或外界热源加热，使可燃物的温度逐渐升高，达到可燃物的自燃点，而引起的燃烧现象。

（二）灭火的方法

基本的灭火方法有隔离灭火法、冷却灭火法、窒息灭火法和化学抑制灭火法。

1. 隔离灭火法

隔离灭火法系将燃烧物体附近的可燃物质隔离或疏散开，使燃烧停止。这种方法适用于扑救各种固体、液体和气体火灾。具体措施有：将火源附近的易燃易爆物品从燃烧区转移到安全地点；关闭阀门，阻止可燃气体、液体流入燃烧区；拆除与起火部位相毗连的易燃建筑结构，造成阻止火势蔓延的空间地带。

2. 冷却灭火法

冷却灭火法系根据可燃物质发生燃烧必须达到一定温度这个条件，将灭火剂直接喷洒到可燃物上，使可燃物温度降低到燃点以下，从而使燃烧停止。用水和二氧化碳灭火剂扑救火灾，其主要作用就是冷却灭火。一般物质起火，都可以用水来冷却灭火。

3. 窒息灭火法

窒息灭火法系根据可燃物质发生燃烧需要足够的助燃物，如空气这个条件，采取适当的措施，防止空气进入燃烧区，或用惰性气体稀释空气中的含氧量，使燃烧物质缺乏或隔绝氧气而熄灭。如可采用石棉布、浸湿的棉被等不燃或难燃材料覆盖燃烧物，用金属锅盖盖油锅灭火等。在扑救初期火灾时，未做好灭火准备前一般暂不打开起火建筑的门窗，以阻止新鲜空气进入，使室内缺氧，以延缓或中止燃烧。在灭火准备充分后，再采用水或泡沫淹没的方法扑救。

4. 化学抑制灭火法

化学抑制灭火法系将化学灭火剂喷入燃烧区，使之参与化学反应，从而使燃烧反应停止，主要使用的灭火剂有干粉和卤代烷、1211、1301 等。要达到抑制燃烧反应的目的，一定要将足够的灭火剂准确地喷在燃烧区，阻断燃烧反应，同时必须采取必要的冷却降温措施，以防复燃。

（三）灭火剂

常用的灭火剂有水、水蒸气、泡沫、二氧化碳、干粉等，现将这几类灭火剂的性能与应用范围分述如下。

1. 水

水是应用最广的灭火剂。首先，水能迅速冷却燃烧物，隔绝空气，使燃烧窒息。当水喷到燃烧物上后，部分变成水蒸气，减少燃烧区内氧的含量。水是既经济又实惠的灭火剂。一般建筑物和木材等固体可燃物质火灾都可用水扑救。但是水不能扑救下列物质和设备的火灾：比水轻的石油、汽油、苯等，能浮在水面的油类火灾；遇水能发生燃烧或爆炸的化学危险品，如金属钾、钠、铝粉、电石等的火灾；熔化的铁水和钢水、灼热的金属和矿渣等火灾；高压电气设备；精密仪器设备和贵重文件档案。

2. 化学泡沫

化学泡沫是由酸性物质（硫酸铝）、碱性物质（碳酸氢钠）及泡沫稳定剂相互作用而形成的膜状气泡群。泡沫灭火剂是扑救易燃和可燃液体最经济、最有效的灭火剂。但是泡沫内含有水分，不能扑救忌水物质和带电物体的火灾，泡沫也不可与干粉联合使用。

3. 二氧化碳

二氧化碳是无色无味的惰性气体，具有不燃烧、不助燃、比空气重的特点。把二氧化碳气体经高压后装在钢瓶内即是二氧化碳灭火器。使用时打开阀门，气体喷出呈雪花状，并迅速气化达到灭火的目的。其特点是不导电、不留污迹，适用于扑救电气设备、精密仪器、档案资料、油类、气体和一些不能用水扑救的物质的火灾。不能扑救与二氧化碳发生反应的金属钠、镁、铝等物质的火灾。在室内用其灭火，当含量达到5%时，人的呼吸会感到困难。灭火时人要站在上风向，手要握住喷筒木柄，以免冻伤。

4. 干粉

干粉灭火器的主要成分是碳酸氢钠等盐类物质，并掺入一些润滑剂和防潮剂。干粉具有灭火速度快、毒性低、可以长期保存和成本相对较低的优点。干粉灭火器适用于扑救易燃液体、可燃气体和电气火灾，以及某些不宜用水扑救的火灾。有粉尘爆炸危险的场所不宜用干粉灭火器灭火，以防止把沉积的粉尘吹扬，另外，对精密仪器也不能使用。

5. 其他

用沙、土覆盖物来灭火也很广泛，它们覆盖在燃烧物上，主要起隔绝空气的作用，并有一定的冷却作用。还有卤代烷灭火剂，如常用的1211、1301，灭火效率高，可用于扑救石油及其产品、有机溶剂、带电设备、精密仪器和文物档案等物品的火灾。

（四）固定灭火设施

除了上述可移动的灭火器外，常见的固定消防设施有消火栓、消防水带和水枪、消防水泵结合器、自动报警和自动灭火设施等。上述设施均应有专门人员经常检查维护、排除故障，保证正常运转。

二、安全用电知识

（一）安全用电注意事项

（1）电力新装、迁移或增容应向电力管理部门申请，经审批同意后，由用户委托有资格的单位施工，工程经检验合格后，方能装表接电。

（2）电气设备的安装和使用要严格按照用电设备的容量选配与负荷量相应的电线、电器、开关和电器仪表等，防止私拉乱接电线或随意增加用电量，导致超负荷用电，使电气设施过热造成火灾。

（3）电风扇等用电设备的金属外壳要有牢固可靠接地保护，使用带有接地线的三眼插头、插座，电热器具应做到人离电断，这样既保护人身和设备安全，更可防止因长期过热而引发火灾。

（4）电灯器具安装要固定，临时用灯要装插头，火线（相线）应接入开关控制，确保关灯时灯头无电。电线不准爬地铺设。

（5）选用与设备容量相匹配的保险丝，当电流超过额定值即可自行熔断，防止烧毁设备和扩大停电范围。

（6）电线、保险盒、开关、灯头、插座及各类电器等应使用国家检验（许可生产）合格的产品。如电器有破损、漏电、接头发热或绝缘损坏、带电外露等问题，应及时断电，请持有合格证的电工检查和更换。

（7）电气安装要符合国家技术规范。电力线与网线、广播线、电话线应严格分开铺设，防止串电。电视天线要远离电力线。严禁在电线上晾晒（挂）衣物。

（8）开关和带熔丝的刀闸，不可有触电隐患，即不能有被触摸到的金属裸露部分。

（9）电线、电器、开关各接头接触要牢固，防止接头松动、接触不良引起过热着火。

（10）电线落地走线时，应加装绝缘套管，并要采取防鼠咬、虫蛀等措施。

（11）不要湿手湿脚触摸或搬动电气设备，更不要带电安装、移动、修理电气设备。

（二）触电急救知识

触电急救时，首先要使触电者迅速脱离电源，然后根据触电者具体情况进行相应救治。现场抢救要迅速、准确、就地、坚持。

1. 脱离电源

（1）对低压触电事故可采取以下方法

① 触电地点附近有电源开关或插头，可立即拉下开关或拔下插头。

② 开关不在触电点附近，可立即用有绝缘柄的电工钳或干燥木柄斧头切断电源线。

③ 当电线搭落在触电者身上或被压在身下时，可用干的衣服、手套、绳索、木板、棒等绝缘物为工具，拉开触电者或挑开电线，使之脱离电源。

（2）对高压触电事故，可用下列脱离电源方法

① 通知有关部门停电。

② 戴上高压绝缘手套，穿上绝缘鞋。用相应电压等级的绝缘工具断开开关。

③ 抛挂接地线，使线路接地短路，迫使保护装置动作，断开电源。抛线前，一端先可靠接地，然后抛另一端，注意抛掷端不得触及触电者和其他人。

2. 现场急救

当触电者脱离电源后，迅速组织医务等有关人员进行对症救护。现场应用的方法有人工呼吸法或强制苏生及胸外心脏挤压法。对需要救助的触电者，在进行抢救时一般按以下三种情况处理。

（1）触电者伤势不重、神志清醒，仅仅有些心慌、四肢麻木、全身无力，或者虽在触电过程中一度昏迷，但已经清醒，应使触电者安静休息，不要走动。严密观察伤势并请医生前来诊治或送往医院。

（2）如果触电者伤势较重，已失去知觉，但心脏跳动及存在呼吸，应使触电者舒适、安静地平卧，保持空气流通，解开其衣服利于呼吸。如冬天应注意保温，并速请医生前来诊治或送往医院。

（3）如果触电者伤势严重，呼吸停止或心脏停止跳动，或两者均已停止，应立即采取人工呼吸或强制苏生及胸外心脏挤压，并速请医生前来诊治或送往医院。

三、实验室安全知识

（一）实验室防火措施

（1）易燃物质不宜大量存放于实验室中，应贮存在密闭容器内并放于阴凉处。

（2）加热低沸点或中沸点等易燃液体，例如乙醚、二硫化碳、丙酮、苯、酒精等应水浴加热。并时时察看检查，不得离开操作岗位。切不能用直火或油浴加热，因为低沸点或中沸点的蒸气是极易着火的。

（3）在工作中使用或倾倒易燃物质时，注意要远离明火。

（4）身上或手上沾有易燃物质时，应立即清洗干净，不得靠近火源，以免着火。

（5）易燃液体的废液应设置专用贮器收集，不得倒入下水道，以免引起燃爆事故。

（6）磷与空气接触，易自发着火，宜贮存在水中；金属钠暴露于空气中能自发着火，与水能起猛烈反应而着火，应贮存于煤油中。

（7）定期检查电路是否妥善。

（8）实验室的所有工作人员应会使用灭火器。

（二）实验室灭火方法

见本节"一、防火消防知识"。

（三）实验室防爆措施

1. 防乙醚爆炸

乙醚在室温时的蒸气压很高，乙醚和空气或氧气混合时能产生爆炸性极强的过氧化物，在蒸馏乙醚时应特别小心。

2. 防无水过氯酸爆炸

过氯酸与还原剂和有机化合物（如纸、炭、木屑等）接触能引起爆炸，无水过氯酸还能自发爆炸。常用过氯酸的水溶液浓度为60%～70%，一般没有上述爆炸危险。

3. 防混合物质爆炸

下列物质混合，都可能发生爆炸：①过氯酸与乙醇；②金属钠或钾与水；③高锰酸钾与浓硫酸、硫黄或甘油；④硝酸钾与醋酸钠；⑤过氯酸盐或氯酸盐与浓硫酸；⑥磷与硝酸、硝酸盐、氯酸盐；⑦氧化汞与硫黄。

4. 防抽滤或真空操作时抽滤瓶受压过大而炸碎

当抽滤或真空操作时，所用抽滤瓶的瓶壁要较厚，以免抽滤瓶受压过大而炸碎伤及身体。易发生爆炸的操作不得对着人进行，必要时，操作人员应戴面具或防护挡板。

5. 防氢气、乙炔等气源爆炸

使用可燃性气体如氢气、乙炔等作为仪器的气源时，气瓶及仪器管道的接头处不能漏气，以免漏出的气体与空气混合而发生爆炸。

（四）有腐蚀性、毒性试剂管理

1. 硫酸、盐酸、硝酸、冰醋酸和氢氟酸

硫酸、盐酸、硝酸、冰醋酸和氢氟酸等酸类物质皆有很强的腐蚀性，能烫伤皮肤产生剧烈的疼痛，甚至发炎腐烂。应特别注意勿使酸溅入眼中，否则，严重的能使眼睛失明。酸也能损坏衣物。盐酸、硝酸、氢氟酸的蒸气对呼吸道黏膜及眼睛有强烈的刺激作用，使发炎溃疡，因此在倾倒上述酸类物质时，应在通风橱中进行，或戴上经水或苏打溶液浸湿的口罩及防护眼镜。稀释硫酸时应谨慎地将浓硫酸渐渐倾注水中，切不可把水倾注到浓硫酸中。被酸烫伤时可用大量水冲洗，然后用20%苏打溶液洗拭。被氢氟酸烫伤时，先用大量冷水冲，再用5%苏打溶液洗拭，最后用甘油：氧化镁糊（2∶1）的湿纱布包扎。

2. 氢氧化钠和氢氧化钾等碱类物质

氢氧化钠和氢氧化钾等碱类物质，均能腐蚀皮肤及衣服；浓氨水的蒸气能严重刺激黏膜及伤害眼睛，使流泪并患各种眼疾。被碱类烫伤时，立即用大量水冲洗，然后用2%硼酸或醋酸溶液冲洗。

3. 浓过氧化氢

浓过氧化氢能引起烫伤，可用热水或硫代硫酸钠溶液敷治。

4. 苯酚

苯酚有腐蚀性，使皮肤呈白色烫伤，应立即将其除去，否则引起局部糜烂，治愈极慢。被苯酚腐蚀，可用大量水冲，然后用乙醇（70%）：氯化铁（1mol/L）（4∶1）的混合液冲洗。

5. 溴

溴能严重刺激呼吸道、眼睛及烧伤皮肤。烧伤处用氨溶液（25%）：松节油：乙醇（95%）（1∶1∶10）的混合液处理。

6. 氰化钾、三氧化二砷、升汞、黄磷或白磷

氰化钾、三氧化二砷、升汞、黄磷或白磷皆有剧毒，应有专人专柜保管。切勿误入口中，使用后应洗手。

7. 苯、汞、乙醚、氯仿和二硫化碳

苯、汞、乙醚、氯仿、二硫化碳等试剂应贮存在密闭容器中，放于低温处。否则，长期吸入其蒸气会引起慢性中毒。硫化氢气体具有恶臭及毒性，应在通风橱中使用。

（五）实验室安全用电

见本节"二、安全用电知识"。

学 习 小 结

本单元是学习药物检验技术之前应具备的基础知识。主要介绍药物质量检测概念及分类，药物检测工作的职业要求，药物检测工作的基本程序，药品质量检测依据，药物检测的基本操作，实验数据的处理方法，实验室的安全知识等内容。

（1）药物检验工作者应具备遵纪守法、爱岗敬业；质量为本、精益求精；有法必依、坚持原则等职业素质。

（2）药物检验工作是一项技术活动，其又可分为生产检验、验收检验和监督检验等。其工作流程一般是取样、确定质量标准或检验标准操作规程、检验并记录、结果判定与撰写检验报告，各步骤均有一些具体规定与要求。

（3）药品是一种特殊的商品，具有生命关联性、高质量性、公共福利性、高度的专业性及品

种的多样性等诸多特性。药物按来源、剂型、商业习惯、药理作用和给药途径等可分为不同类别。

(4) 药品必须符合国家药品标准,法定药品标准包括《中国药典》和局颁标准。目前《中国药典》最新版为2010版,分为三部,每部均由凡例、品名目次、正文品种、附录和索引五部分组成。在药品质量标准中,性状中外观及物理常数、鉴别、检查及含量测定等属于法定检测内容,而类别、规格、贮藏、制剂等则属于指导性条文。

(5) 药物检验的基本操作,如天平与称量、玻璃容量仪器的校正与清洗、滴定液的配制与标定均应按标准要求进行操作。

(6) 检验过程中,存在系统误差和随机误差,可通过对照试验、空白试验、校准仪器和多次平行测定等方法进行减免。常用相对平均偏差、标准偏差、相对标准偏差和极差等指标来评价测定结果的准确性。实验数据的处理要遵守有效数字的修约和计算规则。

(7) 在检验工作中,要熟悉防火防爆、安全用电、有腐蚀性、毒性试剂管理等安全知识,贯彻"以防为主"的方针,贯彻"三不放过"的原则,及时排除各种不安全因素,避免和减少各种安全事故的发生。

上述内容对应药物检验工级别,要求如下:

工种级别	所需掌握的知识内容
初级	第一节 药物检测工作的职业要求;第二节 药物检测的基础知识;第三节 药品检测工作依据;第四节 药物检测的基本操作——天平与称量;第五节 实验数据的处理方法;第六节 安全知识
中级	第四节 药物检测的基本操作——玻璃容量仪器的校正;玻璃仪器的洗涤
高级	第四节 药物检测的基本操作——滴定液的配制与标定

注:职业技能标准对初级、中级、高级的知识和技能要求依次递进,高级别应包括低级别的要求。以下各单元要求相同。

习 题

一、单项选择题

1.《中国药典》从( )年开始分为三部。
   A. 1953　　B. 1995　　C. 2000　　D. 2005　　E. 1990

2. "乙类目录"药品是可供临床治疗选择使用、疗效好、同类药品中比"甲类目录"药品价格略高的药品。由国家制定,各省、自治区、直辖市可根据当地经济水平、医疗需要和用药习惯适当进行调整的( )。
   A. 处方药　　B. 非处方药　　C. "甲类目录"药品
   D. "乙类目录"药品　　E. 上市药品

3. 药品抽样时一般不得少于检测用量的( )。
   A. 1倍　　B. 2倍　　C. 3倍　　D. 5倍　　E. 随机抽取多少

4. 一般杂质检查方法收载在药典的( )。
   A. 凡例　　B. 品名目次　　C. 正文　　D. 附录　　E. 索引

5. 由于产品要进行检测,需要从399件产品中抽取样品,那么需要随机抽取( )件样品进行检测。
   A. 14　　B. 12　　C. 3　　D. 11　　E. 10

6. 进厂原料和中间产品留样，保存期限为（　　）。
   A. 3个月　　　B. 6个月　　　C. 一年　　　D. 两年　　　E. 三年
7. 化学药品和各类制剂的质量标准在《中国药典》2010年版的（　　）。
   A. 凡例　　　B. 正文　　　C. 附录　　　D. 一部　　　E. 二部
8. 下列数据中有效数字为两位的是（　　）。
   A. 15.12%　　B. 85%　　　C. pH=11.26　D. 0.320　　E. 27.0
9. 一般的玻璃仪器最后用纯净水冲洗（　　）。
   A. 二次　　　B. 三次　　　C. 四次　　　D. 五次
   E. 无明确规定，冲洗干净为止
10. 复标是两人平均结果的相对偏差不得超过（　　），否则要重标。
   A. 0.1%　　　B. 0.15%　　C. 0.2%　　　D. 0.25%　　E. 3%

二、多项选择题

1. 《中国药典》2010年版附录中的内容包括（　　）。
   A. 试药、试液　　　B. 质量检定有关的共性问题
   C. 滴定液　　　　　D. 标准品　　　E. 对照品
2. 法定药品标准包括（　　）。
   A. 药典　　　B. 局颁标准　　　C. 企业标准
   D. 行业中威信最高的企业标准　　E. 地方标准
3. 药品的特殊性表现在（　　）。
   A. 生命关联性　B. 高质量性　C. 公共福利性　D. 高度的专业性　E. 品种的多样性
4. 下列（　　）为实验室使用的有毒试剂。
   A. 氰化钾　　B. 三氧化二砷　C. 升汞　　D. 黄磷或白磷　E. 碘
5. 药品法定检测项目包括（　　）。
   A. 性状　　　B. 鉴别　　　C. 检查　　　D. 含量测定　　E. 贮藏

三、判断题

1. 所有的药品检验后均要留样，期限均为一年。　　　　　　　　　　　（　　）
2. "凡例"中的有关规定同样具有法定约束力。　　　　　　　　　　　（　　）
3. 用浓硫酸配制各种不同浓度的硫酸滴定液时，应将浓硫酸慢慢倒入水中，边倒边搅拌。
　　　　　　　　　　　　　　　　　　　　　　　　　　　　　　　（　　）
4. 人身上的衣服着火时，切勿惊慌逃跑，可用厚的外衣包裹使熄灭，若火势较大，应躺在地上滚动，一方面压灭火焰，一方面避免火焰烧伤头。　　　　　　　　（　　）
5. 将1.150修约至小数点后一位的结果为1.1。

四、计算题

使用50ml滴定管滴定时，读数误差为0.02ml，想让测定结果准确度达到千分之一，请问每次测定最少应该使用多少毫升滴定液？

（赵斌　刘敬）

单元二 药物检验仪器分析技术

> **学习目的**
>
> 通过学习电位滴定分析法、常用光谱分析技术、常用色谱分析技术的基本原理、仪器基本构造及在药物含量测定中的应用等内容,为后续有关仪器分析技术在药物鉴别、检查、含量测定中的应用奠定基础。
>
> **知识要求**
>
> 1. 掌握电位滴定法、紫外-可见分光光度法、红外分光光度法、高效液相色谱法、气相色谱法、薄层色谱法的基本原理、在药物检测中的应用概况。
> 2. 熟悉电位滴定法、紫外-可见分光光度法、红外分光光度法、高效液相色谱法、气相色谱法的仪器结构及使用注意。
> 3. 了解紫外-可见分光光度法、红外分光光度法的仪器校正及检定。
>
> **能力要求**
>
> 1. 能按照药品质量标准及标准操作规程要求,正确使用分析仪器,并完成相应的检测任务。
> 2. 能按照使用说明书要求,对分析仪器进行基本维护。

第一节 仪器分析技术概述

仪器分析法是指利用精密仪器对被测物质的某种物理性质或物理化学性质进行测定,并根据所产生的测试信号与被测物质的内在关系,对其进行定性定量分析的一类分析方法。《中国药典》2010年版已将紫外-可见分光光度法、红外光谱法、原子吸收分光光度法、荧光分析法、高效液相色谱法、气相色谱法、毛细管电泳法、质谱法、核磁共振波谱法等收载为法定的药品检验法。仪器分析技术越来越广泛地应用于药物质量检测中,成为控制药品质量的重要方法和手段。

仪器分析的特点主要表现在以下几个方面。

(1) 灵敏度高,样品用量少,适用于微量和痕量物质的分析。紫外分光光度法最小检出量可达 10^{-9} g,荧光分析法最小检出量可达 10^{-12} g,而最新发展起来的毛细管电泳法其最小检出量可达 $10^{-15} \sim 10^{-20}$ mol/L。

(2) 选择性强。例如色谱分析,将样品分离后进行测定,抗干扰能力强,对于复杂样品和制剂的分析特别有利。

(3) 自动化程度高,分析速度快。

(4) 大型精密仪器价格昂贵,使用技术比较复杂,普及比较困难。分析检测前,经常要用化学分离法对样品进行前处理，除去干扰性成分，特别是对复方制剂或中药制剂更需如此，以保证测试结果的准确性并维护仪器良好的工作状态。可见仪器分析法和化学分析法是相辅相成、互相配合的。

根据《中国药典》2010年版的应用情况，以下重点介绍电位滴定法、紫外-可见分光光度法、红外分光光度法、高效液相色谱法、气相色谱法等仪器分析技术。

第二节　电位滴定分析技术

一、概述

（一）原理

电位滴定法是根据滴定过程中指示电极电位的变化以确定滴定终点的方法。电位滴定法是根据能斯特方程中浓度和电位之间的关系而设计的滴定法。

进行滴定时，在待测溶液中插入一支对待测离子或滴定剂有电位响应的指示电极，并与参比电极组成工作电池。随着滴定剂的加入，由于待测离子与滴定剂之间发生化学反应，待测离子浓度不断变化，造成指示电极电位也相应发生变化。在化学计量点附近，待测离子活度发生突变，指示电极的电位也相应发生突变。根据电池电动势的突变确定滴定终点，最后根据滴定剂浓度和消耗体积计算待测组分的含量。

（二）滴定终点的确定

电位滴定终点的确定方法有三种，即 $E\text{-}V$ 曲线法，$\Delta E/\Delta V\text{-}\overline{V}$ 曲线法和二阶微商法。

（三）优点

（1）本法判断滴定终点客观、准确性高，相对误差为0.2%。

（2）适用范围比化学滴定分析法广，有色溶液、混浊溶液以及没有合适指示剂的溶液均可用本法确定终点。

（3）可以实现连续滴定和自动滴定。

二、仪器

（一）基本装置

电位滴定仪的基本装置由滴定管、电极、电子电位计和电磁搅拌器组成。

1. 滴定管

根据被测物质含量的高低，可选用常量滴定管或微量滴定管、半微量滴定管。

2. 电极

电位滴定法可以根据不同滴定类型选择不同的指示电极，参比电极一般选用饱和甘汞电极。

3. 电子电位计

可用酸度计或离子计代替。

（二）自动电位滴定仪

在电位滴定法中，用人工操作进行滴定并随时测量，记录滴定电池的电位，最后通过绘图法或计算法来确定终点，麻烦而且费时间。随着技术的发展，现在主要使用自动电位滴定仪来进行测定。

商品自动电位滴定仪有多种型号,目前使用较普遍的是 ZD-2 型自动电位滴定仪,其由 ZD-2 型滴定计和 ZD-1 型滴定装置组合而成。它利用滴定终点前后电极变化最大这一原理来确定终点。该仪器借助电子控制系统和可控电磁阀在达到终点电位时,自动停止滴定;并采用预控调节器自动变换滴定速度。

三、在药物检测中的应用

电位滴定法在药物分析中应用非常广泛。如用水溶液中酸碱滴定法测定丙戊酸钠的含量,用非水酸碱滴定法测定盐酸赖氨酸的含量,用沉淀电位滴定法测定苯巴比妥和硝普钠等药物的含量。

第三节 常用光谱分析技术

《中国药典》2010 年版收载的光谱分析技术主要包括紫外-可见分光光度法、红外分光光度法、原子吸收分光光度法、荧光分析法和火焰光度法等。本节重点介绍紫外-可见分光光度法和红外分光光度法。

一、紫外-可见分光光度法

(一)概述

紫外-可见分光光度法(UV-VIS)是基于物质分子对 200~800nm 波长范围内光辐射的吸收而建立起来的分析方法。该波长范围的光辐射能量能够导致物质中原子外层电子的能级跃迁,所以紫外-可见光谱又称为电子光谱法。

有机化合物分子结构中如含有共轭体系、芳香环或发色基团,均可在紫外区(200~400nm)或可见光区(400~800nm)产生吸收,由此所形成的光谱称为紫外-可见吸收光谱。紫外-可见分光光度法具有操作简单、仪器使用方便的特点,是药物检测中广泛应用的一种光学分析方法,可分别用于药物的定性和定量分析。

紫外-可见吸收光谱符合朗伯-比尔定律,即在一定的实验条件下,供试品溶液的吸光度与其浓度和液层的厚度成正比,这是其定量分析的依据。

(二)仪器

紫外-可见分光光度计型号多样,但其基本结构均由光源、单色器(包括光学系统)、吸收池、检测器、显示系统等五部分组成。

1. 光源

仪器一般配置氘灯和碘钨灯两种光源。前者用于紫外区,后者用于可见区。

2. 单色器

单色器是选择波长的装置,从光源发射的光是复合光,必须通过单色器,只让溶液吸收的单色光通过。单色器的色散元件在可见光区可用玻璃棱镜,紫外光区则要用石英棱镜或光栅,现代商品仪器均趋向采用光栅,并可同时用于紫外及可见光范围。

3. 吸收池

吸收池(比色皿)用于盛装待测溶液和参比溶液,可见光区可用玻璃比色皿或石英比色皿,紫外光区用石英比色皿。比色皿的规格常用其厚度来表示。由于吸收池在材质、厚度等方面存在不一致性，在定量分析时，比色皿应做配对试验。

4. 检测器

将透过吸收池的光转换成光电流并测量出其大小的装置称为检测器，常使用光电管或光电倍增管。

（三）仪器的校正和检定

1. 波长的准确度

波长准确度即仪器显示的波长数值与单色光的实际波长值之间的误差。仪器波长的允许误差为：紫外区为±1nm，500nm处±2nm。

常用汞灯中的较强谱线为237.83nm、253.28nm、296.73nm、313.16nm、334.15nm、365.02nm、404.66nm、435.83nm、546.07nm与576.9nm，或用仪器中氘灯的486.02nm与656.10nm谱线进行校正；钬玻璃在波长279.4nm、287.5nm、333.7nm、360.9nm、418.5nm、460.0nm、484.5nm、536.2nm与637.5nm处有尖锐吸收峰，也可作波长校正用，但因来源不同或随着时间的推移会有微小的变化，使用时应注意。

近年来，常使用高氯酸钬溶液校正双光束仪器，以10%高氯酸溶液为溶剂，配制含氧化钬（Ho_2O_3）4%的溶液，该溶液的吸收峰波长为241.13nm、278.10nm、287.18nm、333.44nm、345.47nm、361.31nm、416.28nm、451.30nm、485.29nm、536.64nm和640.52nm。

2. 吸光度的准确度

精密称取在120℃干燥至恒重的基准重铬酸钾约60mg，置1000ml容量瓶中，用0.005mol/L硫酸液溶解并稀释至1000ml，用配对的1cm石英池，以0.005mol/L硫酸液为空白，按表2.1规定的波长测定并计算百分吸收系数（$E_{1cm}^{1\%}$），应符合规定。

表 2.1 百分吸收系数的准确度要求

$E_{1cm}^{1\%}$ 波长	235nm(最小)	257nm(最大)	313nm(最小)	350nm(最大)
规定值	124.5	144.0	48.6	106.6
许可范围	123.0～126.0	142.8～146.2	47.0～50.3	105.5～108.5

3. 杂散光的检查

按表2.2的试剂和浓度，配制成水溶液，置1cm石英吸收池中，在规定的波长处测定透光率，应符合规定。

表 2.2 杂散光的检查及限度

试剂	浓度/(g/ml)	测定波长/nm	透光率/%
碘化钠	1.00	220	<0.8
亚硝酸钠	5.00	340	<0.8

4. 对溶剂的要求

含有杂原子的有机溶剂，通常均具有很强的末端吸收。因此，当作溶剂使用时不能小于截止使用波长。例于甲醇、乙醇的截止使用波长为205nm。另外，溶剂不纯时，也可能增加干扰吸收。

因此，在测定前应检查所用溶剂在设定的波长附近是否符合要求。将溶剂置1cm石英吸收池中，以空气为空白（即空白光路中不置任何物质）测定其吸光度，溶剂和吸收池的吸光度应符合表2.3的规定。

表2.3 溶液在规定波长的吸光度

波长范围/nm	220～240	241～250	251～300	300以上
吸光度A	<0.4	<0.2	<0.1	<0.05

（四）在药物检测中的应用

紫外-可见分光光度法在《中国药典》中主要用于药品的鉴别、杂质限量检查和含量测定。此外，还用于药品的均匀度或溶出度检查。

1. 定性鉴别

具体应用和实例见单元三第三节"二、光谱鉴别法"。

2. 杂质限度检查

紫外-可见分光光度法用于杂质限量检查主要有以下4种方法。

（1）检查已知杂质的限量 在已知杂质的特征吸收波长处测定吸光度，通过吸收值来控制杂质限量。如葡萄糖注射液中5-羟甲基糠醛杂质的特征吸收为284nm，药典规定在此波长处测定供试液的吸光度，不得大于0.32，以此控制该杂质的限量。

（2）检查某类杂质的限量 当不知道杂质具体为何物，只能限定某一类杂质时，也可用该法检查其限量。如肾上腺素中酮体杂质检查，药典规定在310nm处测定，吸光度不得超过0.05。

（3）检查杂质吸光度 当杂质为一类组分时，可通过在特定波长处测定供试品吸光度来控制杂质的限量。如盐酸四环素中杂质吸光度检查，在530nm处测定，吸光度不得过0.12。

（4）以杂质与主药的吸光度比值控制杂质的限量 如巯嘌呤中6-羟基嘌呤的限量检查，巯嘌呤的最大吸收波长为325nm，6-羟基嘌呤的最大吸收波长为255nm，药典规定，在255nm和325nm波长处的吸光度比值不得超过0.06。

3. 含量测定

常用于原料药及其制剂的含量测定。《中国药典》2010年版中紫外-可见分光光度法用于含量测定主要有4种方法，其中对照品比较法和吸收系数法应用最多，其具体应用和实例见单元七"第三节 紫外-可见分光光度法含量测定"。以下简单介绍计算分光光度法和比色法。

（1）计算分光光度法 该法有多种计算方法，使用时应按各品种项下的方法进行。由于影响测量精度的因素比较多，采用该法必须慎重，且应仔细操作，尽量使供试品和对照品的测定条件一致，或该品种不用对照品，如维生素A测定法，则应在测定前对仪器做仔细的校正和检定。

（2）比色法 供试品本身在紫外-可见光区没有强吸收，或在紫外光区虽有吸收但为了避免干扰或提高灵敏度，加入适当的显色剂，使反应物的最大吸收移至可见光区。用比色法测定时，由于显色时影响显色深浅的因素较多，应取供试品和对照品同时操作。除另有规定外，比色法所用的空白系指同体积的溶剂代替对照品或供试品溶液后依次加入等量的相应试剂，并用同样方法处理。

（五）注意事项

（1）所用紫外-可见分光光度计应经过严格检定，测定所用的溶剂吸光度应符合规定。

所用玻璃器皿均应清洗干净。

(2) 吸收池必须洁净。当装入同一溶剂时，在规定的波长测定吸收池的透光率，如透光率相差在 0.3% 以下时可配对使用，否则必须加以校正。

(3) 取吸收池时，手指拿毛玻璃的两侧。装盛液体以池体积的 4/5 为度，使用挥发性溶剂应加盖，透光面应用擦镜纸自上而下擦拭干净。吸收池放入样品室应注意每次方向一致。吸收池使用后应立即用水清洗干净，晾干，防尘保存。吸收池如污染不易洗净时可用硫酸、发烟硝酸（3:1，体积比）混合液稍加浸泡后，洗净备用。

(4) 供试品溶液的浓度，除另有规定外，供试品溶液的吸光度以在 0.3～0.7 之间为宜，吸光度读数在此范围误差较小。

(5) 称量应按药典规定要求，配制测定溶液时稀释转移次数应尽可能少，转移稀释时所取容积一般应不少于 5ml。含量测定时供试品应称取 2 份，如为对照品比较法，对照品一般也应称取 2 份。吸收系数检查也应称取供试品 2 份，平行操作。每份结果对平均值的偏差应在 ±0.5% 以内。做鉴别或检查可取样品 1 份。

(6) 用于制剂含量测定时，应注意供试品与对照液的 pH 值是否一致，如 pH 值对吸收有影响，则应调溶液的 pH 值一致后再测定吸光度。

二、红外分光光度法

（一）概述

红外线为波长范围为 0.76～1000μm 的电磁波。当化合物受红外辐射后，使分子的振动和转动运动由低能级向高能级跃迁，从而导致对特定频率红外辐射的选择性吸收，由此形成特征性很强的红外吸收光谱（IR），红外光谱又称振-转光谱。

习惯上将红外线分为三个区域：近红外区（0.76～2.5μm）、中红外区（2.5～25μm）、远红外区（25～1000μm）。其中药物分析中常用的是中红外区。

红外吸收光谱的表示常采用 T-δ 或 T-λ 曲线来表示。即以波数 δ（cm^{-1}）或以波长 λ（μm）为横坐标，表示吸收峰的位置；以百分透过率 $T\%$ 为纵坐标，表示吸收峰的强度。波数 δ（cm^{-1}）与波长 λ（μm）的换算关系为：$\delta = 10^4/\lambda$。目前红外吸收光谱最常采用 T-δ 曲线来绘制，其吸收峰是向下的"谷"，吸收峰多而尖锐，图谱复杂。

红外吸收光谱的光谱特性强，所有的有机化合物都能在中红外区测得其特征红外光谱，几乎没有两种化合物具有相同的红外吸收光谱。红外吸收光谱还具有分析时间短、所用试样少、操作简便及不破坏试样等特点，广泛用于有机化合物的结构分析和定性鉴别，在药物鉴定中占有重要的地位。

（二）仪器

红外光谱所使用的仪器称为红外分光光度计，分为色散型和傅里叶变换型两种。

色散型红外吸收光谱仪结构与可见分光光度计类似，由光源、吸收池、单色器、检测器和记录系统五部分组成。该类红外光谱仪扫描速度慢，不适用于动态研究和痕量分析，已不能满足现代科技发展的需要。

傅里叶变换红外光谱仪是利用干涉谱的傅里叶变换技术获得红外光谱的仪器。这种仪器没有色散元件，主要由光源（硅碳棒、高压汞灯）、迈克尔逊干涉仪、检测器、计算机和记录器等组成。该种仪器具有诸多优点，其扫描速度极快，只要 1s 左右就能完成扫描，获得红外光谱；其分辨率极高，可达 0.1～0.005cm^{-1}；灵敏度也很高，检出限可达 10^{-9}～10^{-12}g；

测量精度好；光谱测量范围宽（1000～10^{-1}μm）；杂散光小于0.01％。

（三）仪器的校正和检定

1. 波数准确度

用聚苯乙烯薄膜（厚度约为0.04mm）校正仪器，绘制其光谱图，用$3027cm^{-1}$、$2851cm^{-1}$、$1601cm^{-1}$、$1028cm^{-1}$、$907cm^{-1}$处的吸收对仪器的波数进行校正。傅里叶变换红外光谱仪在$3000cm^{-1}$附近的波数误差应不大于$\pm 5cm^{-1}$，在$1000cm^{-1}$附近的波数误差应不大于$\pm 1cm^{-1}$。

2. 分辨率

用聚苯乙烯薄膜校正仪器时，仪器的分辨率要求在$3110\sim 2850cm^{-1}$范围内应能清晰地分辨出7个峰，峰$2851cm^{-1}$与谷$2870cm^{-1}$之间的分辨深度不小于18％透光率，峰$1583cm^{-1}$与谷$1589cm^{-1}$之间的分辨深度不小于12％透光率。仪器的标称分辨率，除另有规定外，应不低于$2cm^{-1}$。

（四）制样技术

药物检测中，通常测定的都是透射光谱，采用的制样技术主要有以下几种。

1. 压片法

取供试品约1mg，置玛瑙研钵中，加入干燥的溴化钾或氯化钾细粉约200mg，充分研磨混匀，移置于直径为13mm的压片模具中，使铺布均匀，抽真空约2min后，加压至0.8～1GPa，保持2～5min，除去真空，取出制成的供试片，目视检测，应均匀透明，无明显颗粒。也可采用其他直径的压模制片，样品与分散剂的用量可相应调整以制得浓度合适的片子。然后，将供试片置于仪器的样品光路中，并扣除用同法制成的空白溴化钾或氯化钾片的背景，录制光谱图。

2. 糊法

取供试品约5mg，置玛瑙研钵中，滴加少量液状石蜡或其他适宜的液体，研成均匀的糊状物，取适量夹于两个空白溴化钾片（每片重约150mg）之间，作为供试片；另以溴化钾约300mg制成空白片作为背景补偿，录制光谱图。亦可用专用装置或其他适宜的盐片夹持糊状物。

3. 膜法

参照上述糊法所述的方法，将液体供试品铺展于溴化钾片或其他适宜的盐片中，使形成薄膜后测定；或将供试品置于适宜的液体池内录制光谱图。若供试品为高分子聚合物，可先制成适宜厚度的薄膜，然后置样品光路中测定。

4. 溶液法

将供试品溶于适宜的溶剂中，制成1％～10％浓度的溶液，置于0.1～0.5mm厚度的液体池中测定，并以相同厚度装有同一溶剂的液体池作为背景补偿。

（五）在药物检测中的应用

红外分光光度法鉴别药物时，常用对照品对比法或标准图谱对比法，具体方法与应用实例详见单元三第三节"二、光谱鉴别法"。

（六）注意事项

（1）红外实验室的室温应控制在15～30℃，相对湿度应小于65％，适当通风换气，以避免积聚过量的二氧化碳和有机溶剂蒸气。

（2）记录供试品光谱时，傅里叶变换红外光度计应先进行空白背景扫描，扫描供试品后扣除背景吸收，即得供试品光谱。

（3）采用压片法，以溴化钾最常用。或供试品为盐酸盐，可比较氯化钾压片和溴化钾压片的光谱，若两者区别不大，则仍可以使用溴化钾。所使用的氯化钾和溴化钾在中红外区应无明显的干扰吸收，预先应研细，过200目筛，并在120℃干燥4h后分装于干燥器中保存备用。如吸湿则应重新干燥。

（4）供试品研磨应适度，通常以粒度2～5μm为宜。

（5）压片法制成的片厚在0.5mm左右时，常可在光谱上观察到干扰条纹，对供试品光谱产生干扰。一般可将片厚调节至0.5mm以下即可减弱或避免干扰。

（6）测定供试品时的扫描速度应与波长校正的条件一致（快速扫描将使波长滞后）。制成图谱的最强吸收峰透光率应在10%以上，图谱的质量应符合《药品红外光谱集》的要求。

（7）各品种项下规定"应与对照的图谱（光谱集××图）一致"，是指《药品红外光谱集》第一卷（1995年版）、第二卷（2000年版）、第三卷（2005年版）、第四卷（2010年版）的图谱，同一化合物的图谱若在不同卷上均有收载时，则以后卷所收的图谱为准。

（8）压片模具及液体吸收池等红外光谱仪附件，使用完后应及时擦拭干净，必要时清洗，保存在干燥器中，以免锈蚀。

第四节　药物检测中常用的色谱分析技术

色谱法也称为层析法，是一种利用混合物中各物质在两相中具有不同的分配系数，当两相移动时，各物质在两相中进行多次分配而实现分离的物理或物理化学分离分析方法。色谱法具有应用范围广、分离效率高、分析速度快、样品用量少和灵敏度高等优点，是分析化学领域中发展最快、应用最广的分析方法之一。《中国药典》2010年版收载的色谱分析方法主要有纸色谱法、薄层色谱法、柱色谱法、气相色谱法、高效液相色谱法、电泳法、毛细管电泳法、分子排阻色谱法和离子色谱法等。本节重点介绍薄层色谱法、高效液相色谱法和气相色谱法。

一、薄层色谱鉴别法

（一）概述

薄层色谱法是将固定相涂铺在平板（如玻璃板）上形成薄层，点样后，用流动相（展开剂）展开使混合物分离的方法，常用缩写"TLC"表示。薄层色谱法具有设备简单、操作简便、快速、对热稳定、灵敏度高、能用腐蚀性显色剂、分离效果好等特点，常用于药物的鉴别或杂质限量检查。

（二）仪器与材料

1. 薄层板

用以涂布薄层用的载板有玻璃板、铝箔及塑料板。对薄层板的要求是：需要有一定的机械强度及化学惰性，且厚度均匀、表面平整，因此玻璃板是最常用的。薄层板可以有不同规格，但最大不得超过20cm×20cm，玻璃板在使用前必须洗净、干燥备用。

2. 固定相（吸附剂）或载体

最常用的固定相有硅胶G、硅胶GF_{254}、硅胶H、硅胶HF_{254}，其次有硅藻土、氧化铝、微晶纤维素等。薄层涂布，一般可分无黏合剂和含黏合剂两种。前者系将固定相直接涂布于玻璃板上，后者系在固定相中加入一定量的黏合剂，一般常用10%~15%煅石膏（$CaSO_4 \cdot 2H_2O$在140℃烘4h），混匀后加水适量使用，或用羧甲基纤维素钠水溶液（0.5%~0.7%）适量调成糊状，均匀涂布于玻璃板上。

3. 点样器

常用微量注射器或定量毛细管。

4. 展开容器

应使用适合薄层板大小的玻璃制薄层色谱展开缸，并有严密的盖子，除另有规定外，底部应平整光滑或有双槽。

5. 显色剂和显色装置

可采用喷雾显色、浸渍显色或置适宜试剂的蒸气中熏蒸显色的方法。喷雾显色是用压缩气体使显色剂呈均匀细雾状喷出；浸渍显色可用专用玻璃器皿或适宜的玻璃缸代替；蒸气熏蒸显色可用双槽玻璃缸或适宜的干燥器代替。

6. 检视装置

装有可见光、紫外光（254nm和365nm）光源及相应滤片的暗箱，可附加摄像设备供拍摄薄层色谱照片使用。

（三）测定方法

1. 薄层板的制备

分为自制薄层板和市售薄层板。

（1）自制薄层板

除另有规定外，将1份固定相和3份水（或加入一定量的黏合剂）在研钵中向一方向研磨混合，去除表面的气泡后，倒入涂布器中，在玻板上平稳地移动涂布器进行涂布（厚度为0.2~0.3mm），取下涂好薄层的玻板，置水平台上于室温下晾干，之后在110℃烘30min，立即放入有干燥剂的干燥箱中备用。

（2）市售薄层板

临用前一般应在110℃活化30min。聚酰胺薄膜不需活化。

2. 点样

除另有规定外，用点样器点样于薄层板上，一般为圆点，点样基线距底边2.0cm，样点直径2~4mm，样点间距离可视斑点扩散情况以不影响检出为宜，一般为1~1.5cm即可。点样时必须注意勿损伤薄层表面。点样方式有点状点样和带状点样。

样品在溶剂中的溶解度很大，原点将呈空心环——环形色谱效应。因此配制样品溶液时应选择对组分溶解度相对较小的溶剂。

3. 展开

展开缸如需预先用展开剂饱和，可在缸中加入足够量的展开剂，并在壁上贴两条与缸一样高、宽的滤纸条，一端浸入展开剂中，密封缸顶的盖，使系统平衡或按各品种项下的规定操作。将点好样品的薄层板放入展开缸的展开剂中，浸入展开剂的深度为距薄层板底边0.5~1.0cm（切勿将样点浸入展开剂中），密封缸盖，待展开至规定距离（一般为10~15cm），取出薄层板，晾干，按各品种项下的规定检测。

展开可以单向展开，即向一个方向进行；也可以进行双向展开，即先向一个方向展开，取出，待展开剂完全挥发后，将薄层板转动90°，再用原展开剂或另一种展开剂进行展开；亦可多次展开。

4. 显色与检视

普通薄层板，有色物质可直接检视，无色物质可用物理或化学方法显色检视。物理方法是用紫外照射展开后的薄层板，使化合物产生光化学反应，导致物质结构发生某些变化（如形成荧光发射官能团），发生荧光增强或猝灭及荧光物质的激发或发射波长发生移动等现象，从而检出斑点的荧光颜色及强度。化学方法一般用化学试剂显色后，再进行检视，常采用喷雾显色法或浸渍显色法。

荧光薄层板可用荧光猝灭法检视。

5. 测定比移值（R_f）

在一定的色谱条件下，特定化合物的 R_f 值是一个常数，因此有可能根据化合物的 R_f 值鉴定化合物。

$$比移值（R_f）=\frac{从基线至展开斑点中心的距离}{从基线至展开剂前沿的距离}$$

除另有规定外，比移值（R_f）应在 0.2～0.8 之间。

（四）在药物检测中的应用

薄层色谱法主要用于药物的鉴别、杂质限量检查，在中药及其制剂中还可用于含量测定。

1. 鉴别

利用供试品溶液所显主斑点的颜色和位置（R_f）与对照品溶液的主斑点一致性。具体方法与应用实例详见单元三第三节"三、色谱鉴别法"。

2. 杂质限量检查

一般有杂质对照品法、供试品自身对照法、对照药物法、灵敏度法等。具体方法与应用实例详见单元四第三节"一、薄层色谱法"。

3. 含量测定

使用薄层扫描仪定量。

（五）注意事项

（1）薄层板在使用前均应进行活化，活化后的薄层板应立即置于有干燥剂的干燥器中保存，保存时间不宜过长。

（2）点样速度要快，点样时注意勿损坏薄层板表面。

（3）展开缸预先用展开剂饱和可以避免边缘效应。展开距离不宜过长，通常 10cm 左右即可。

（4）实验环境的相对湿度和温度对薄层分离效果有着较大的影响，一般要求相对湿度在 65% 以下。对温湿度敏感的供试品必须按各品种项下的规定，严格控制实验环境。

二、高效液相色谱法

（一）概述

高效液相色谱法（HPLC）系采用高压输液泵将规定的流动相泵入装有填充剂的色谱柱，对供试品进行分离测定的色谱方法。注入的供试品，由流动相带入色谱柱内，各组分在柱内被分离，并依次进入检测器，由积分仪或数据处理系统记录和处理色谱信号。

本法是在经典液相色谱法基础上，引入气相色谱法的理论和实验技术而发展的一种现代分离分析方法，具有分离效能高、选择性高、适用范围宽、检测灵敏度高、分析速度快、自动化和智能化程度高等优点，在药物检测分析中得到越来越广泛的应用。

（二）仪器

高效液相色谱法所使用的仪器为高效液相色谱仪，由溶剂贮存器、输液泵、进样器、色谱柱、检测器和色谱数据处理器等主要部件组成。其中，对于实现分离分析的高效、高速和高灵敏度起关键作用的是色谱柱、高压输液泵和检测器三大部件。

1. 高压输液泵

高压输液泵是输液系统的核心部件，其功能是将流动相以高压连续不断地输送到色谱流路系统，保证试样在色谱柱中完成分离。目前常使用的为恒流泵。

2. 色谱柱

色谱柱作用是将混合物进行分离，它是高效液相色谱仪中最关键的部分。色谱柱由柱管和固定相组成，对流动相呈化学惰性。常用的色谱柱有正相、反相、离子交换和凝胶色谱柱，其中以十八烷基键合硅胶（ODS）反相色谱柱应用最为广泛。分析样品时，应根据分离分析目的、样品的性质和量的多少及现有的设备条件等选择合适的色谱柱。

3. 检测器

目前最常用的检测器为紫外检测器（包括二极管阵列检测器）。其他常见的检测器还有荧光检测器、蒸发光散射检测器、示差折光检测器、电化学检测器和质谱检测器等。

（三）在药物检测中的应用

在药物检测中高效液相色谱法被广泛用于药物鉴别、特殊杂质限量检查和含量测定等。

1. 鉴别

《中国药典》2010年版采用对照品比较法进行药物鉴别，即在相同的色谱条件下，供试品和对照品主峰保留时间一致，则可认为符合规定。所谓保留时间一致，是指基本一致，相差百分之几秒是允许的。

2. 杂质限量检查

主要用于特殊杂质的限量检查。包括加校正因子的主成分自身对照法、不加校正因子的主成分自身对照法、内标法加校正因子测定供试品中杂质的含量、外标法测定供试品中某个杂质的含量、峰面积归一化法共5种方法。具体方法与应用实例详见单元四第三节"二、高效液相色谱法"。

3. 含量测定

主要有内标法和外标法两种。具体方法与应用实例详见单元七"第四节 高效液相色谱和气相色谱法含量测定"。

（四）注意事项

（1）高效液相色谱仪型号不同操作会略有区别，应严格按各仪器说明书及注意事项进行操作。

（2）流动相应选用色谱纯试剂、高纯水或双蒸水，酸碱液及缓冲液需经过滤后使用，过滤时注意区分水系膜和油系膜的使用范围；水相流动相需经常更换（一般不超过2天），防止长菌变质。

（3）用流动相或比流动相弱（若为反相柱，则极性比流动相大；若为正相柱，则极性比流动相小）的溶剂制备样品溶液，尽量用流动相制备样品溶液；采用 $0.45\mu m$ 微孔滤膜过滤或离心方法处理样品，确保样品中不含固体颗粒。

（4）使用手动进样器进样，如用微量注射器定容进样，进样量不小于50%环体积；使用定量管定量时，进样体积应为定量管的3~5倍。

(5) 进样前应先以所用流动相冲洗系统平衡（如所用流动相为含盐流动相，必须先用水冲洗 20min 以上再换上含盐流动相）。正式进样分析前 30min 左右开启检测器，可延长灯的使用寿命。

(6) 溶剂瓶中的砂芯过滤头容易破碎，在更换流动相时注意保护，当发现过滤头变脏或长菌时，不可用超声洗涤，可用 5% 稀硝酸溶液浸泡后再洗涤。

(7) 以硅胶作载体的化学键合相填充剂的稳定性受流动相 pH 值的影响，使用时，应详细参阅该柱的说明，在规定的 pH 内选用流动相，一般 pH 范围为 2.5~7.5。

(8) 在分析结束后，应充分清洗整个色谱流路，特别是用过含盐流动相的。更应注意先用水、再用甲醇冲洗。冲洗过程中可关闭检测器。

(9) 定量测定时，对照品溶液和供试品溶液均应分别制备 2 份，每份至少进样 2 次，由全部注样结果求得平均值，其相对标准偏差应不大于 2.0%。

三、气相色谱法

（一）概述

气相色谱法是采用气体作为流动相（载气）流经装有填充剂的色谱柱进行分离测定的色谱方法。气相色谱也具有高效能、高选择性、高灵敏度和分析速度快等特点，但一般要求样品具有较强的挥发性，易气化，且对热稳定，故其应用范围受到一定的限制。

（二）仪器

气相色谱法所使用的仪器为气相色谱仪。一般由气路系统、进样系统、柱分离系统、检测系统、温度控制系统及数据处理系统六大系统组成。

1. 气路系统

作用是提供连续运行且具有稳定流速与流量的载气与其他辅助气体。主要由钢瓶、减压阀、净化器、稳压阀、稳流阀等部件组成。气相色谱仪所用气体有氮气、氢气、氦气、空气等，氮气为常用载气。

2. 进样系统

作用是将样品定量引入色谱系统，并使样品有效地气化，然后用载气将样品快速"扫入"色谱柱。主要包括进样器（如注射器、自动进样器以及顶空进样器）和气化室（进样口）。

3. 柱分离系统

主要由柱箱和色谱柱组成，其中色谱柱是决定气相色谱分离效果的核心，主要作用是将多组分样品分离为单一组分的样品。色谱柱一般有填充柱和毛细柱两种。

4. 检测系统

检测器是将经色谱柱分离后的各组分的浓度或质量信号转变成电信号，然后对被分离物质的组成和含量进行鉴定和测量，是色谱仪的"眼睛"。气相色谱的检测器有：氢焰离子化检测器（FID）、热导检测器（TCD）、电子捕获检测器（ECD）、火焰光度检测器（FPD）、热电离（TSD）和氮磷（NPD）检测器等。在药物分析中，氢焰离子化检测器为最常用的检测器。

5. 温度控制系统

在气相色谱测定中，温度的控制（主要对色谱柱、气化室与检测器三处的温度进行控制）是重要的指标，它直接影响柱的分离效能、检测器的灵敏度和稳定性。

6. 数据处理系统

最基本的功能是将检测器输出的模拟信号随时间的变化曲线,即色谱图绘制出来。目前使用较多的是色谱数据处理机与色谱工作站。

（三）在药物检测中的应用

气相色谱法在药物检测中,主要用于溶剂残留量检测、乙醇量测定和挥发性杂质检查,较少用于含量测定和鉴别。具体测定方法同高效液相色谱仪。

（四）注意事项

（1）气相色谱仪型号不同操作会略有区别,应严格按各仪器说明书及注意事项进行操作。

（2）根据供试品的性质和检测器种类选择载气,除另有规定外,常用载气为氮气。使用氢气发生器时,要用超纯水,以防钯管失效。

（3）在使用稳流阀时,应使其针形阀处于"开"的状态。从大流量调至小流量。气体的进、出口不要反接,以免损坏流量控制器。

（4）使用注射器手动进样时,注射器插入、拔出胶垫应迅速,并尽量保持留针时间的一致性,以保证进样的准确和重现性。

（5）由于柱温箱的波动会影响色谱分析结果的重现性,因此柱温箱精度应在±1℃,且温度波动小于每小时0.1℃。

实例解析

实例：维生素E的含量测定。

色谱条件与系统适用性试验：载气为氮气,以硅酮(OV-17)为固定相,涂布于经酸洗并硅烷化处理的硅藻土或高分子多孔小球上,涂布浓度为2%；柱温为265℃；检测器为氢焰离子化检测器(FID)。理论塔板数按维生素E的色谱峰计算应不低于500,维生素E峰与内标物质峰的分离度应大于2。

校正因子的计算：取正三十二烷适量,加正己烷溶解并稀释成每1ml中含1.0mg的溶液,作为内标溶液。另取维生素E对照品约20mg,精密称定,置棕色具塞瓶中,精密加入内标溶液10ml,振摇使溶解,取1~3μl注入气相色谱仪,计算校正因子。

测定方法：精密称取维生素E样品约20mg,置棕色具塞锥形瓶中,精密加入内标溶液10ml,密塞,振摇使溶解；取1~3μl注入气相色谱仪,测定,计算,即得维生素E的含量。

分析：本法采用内标法以峰面积计算维生素E的含量。

学习小结

随着科技发展,仪器分析技术越来越广泛地应用于药物质量检测中,成为控制药品质量的重要方法和手段。掌握常见分析仪器的基本原理和操作方法是药物检验工作者必须具备的技能。本单元主要介绍了电位滴定分析法、紫外-可见分光光度法、红外分光光度法、液相色谱法、气相色谱法和薄层色谱法的基本原理、仪器基本构造及在药物含量测定中的应用等内容。

（1）仪器分析技术具有灵敏度高、选择性强、自动化程度高等诸多优点。

（2）电位滴定法是根据滴定过程中指示电极电位的变化以确定滴定终点的方法,现主要用自动电位滴定仪进行测定,常用在药物的含量测定中。

(3) 紫外-可见分光光度法和红外光谱法是药物检测中应用最为广泛的光谱分析技术。其中紫外-可见分光光度法是指有机化合物在紫外区(200~400nm)或可见光区(400~800nm)所产生的光谱;红外光谱法主要应用药物在中红外区(2.5~25μm)所产生的光谱。两者都符合朗伯-比尔定律。

(4) 紫外-可见分光光谱主要用于药物的鉴别、杂质限量检查和含量测定。此外,还用于药品的均匀度或溶出度检查。红外光谱法光谱特性强,主要用于药物鉴定中,常用对照品对比法或标准图谱对比法。

(5) 薄层色谱法、高效液相色谱法和气相色谱法是药物检测中应用最为广泛的色谱分析技术,均可用于药物的鉴别、杂质限量检查和含量测定。

(6) 在实际工作中,每一台分析仪器都会有相应的使用说明书,应按说明书要求正确操作仪器。

上述内容对应药物检验工级别,要求如下:

工种级别	所需掌握的知识内容
初级	第一节 仪器分析技术概述;第二节 电位滴定分析技术
中级	第三节 常用光谱分析技术
高级	第四节 药物检测中常用的色谱分析技术

习 题

一、单项选择题

1. 分光光度法中不影响摩尔吸光系数的因素是( )。
   A. 溶液的温度　　B. 溶液的浓度　　C. 入射光的波长　　D. 物质的特性
2. 显色反应是指( )。
   A. 将无色混合物转变为有色混合物　　B. 将无机物转变为有机物
   C. 将待测离子或分子转变为有色化合物　　D. 向无色物质中加入有色物质
3. 用光度法测定某无色离子,若试剂与显色剂均无色,参比溶液为( )。
   A. 蒸馏水　　　　　　　　　　　　B. 被测试液
   C. 除被测试液外的试剂加显色剂　　D. 除被测试液外的试剂
4. 某有色物质的摩尔吸光系数 ε 较大,则表示( )。
   A. 该物质的浓度较大　　　　　　　B. 光透过该物质的波长长
   C. 该物质对某波长光的吸收能力强　D. 显色反应中该物质的反应快
5. 有甲、乙两个不同浓度的同一有色物质的溶液,在同一波长下测定其吸光度,当甲用 2.0cm 比色皿,乙用 1.0cm 比色皿时,获得的吸光度值相同,则它们的浓度关系为( )。
   A. 甲等于乙　　B. 甲是乙的两倍　　C. 乙是甲的两倍　　D. 乙是甲的二分之一
6. 色谱分离操作条件选择的好坏,可用( )来衡量。
   A. 峰宽　　　　B. 峰高　　　　C. 峰面积　　　　D. 分离度
7. 薄层色谱法最常用的固定相是( )。
   A. YWG-C18　　B. 硅胶　　　　C. ODS　　　　D. 高分子多孔小球

8. 色谱分离中，当（　　）时，认为相邻两组峰完全分开。
   A. $R=0$　　　　　B. $R=1.0$　　　　　C. $R=1.5$　　　　　D. $R \geqslant 1.5$
9. 关于色谱法，下列说法正确的是（　　）。
   A. 色谱过程是一个差速迁移的过程　　　B. 分离极性强的组分用极性强的吸附剂
   C. 各组分之间分配系数相差越小越易分离　　　D. 纸色谱中滤纸是固定相
10. 薄层色谱法中，软板与硬板的主要区别是（　　）。
    A. 吸附剂不同　　　B. 是否加黏合剂　　　C. 玻璃板不同　　　D. 黏合剂不同
11. 需对流动相进行脱气处理的色谱法是（　　）。
    A. 气相色谱法　　　B. 薄层色谱法　　　C. 色谱柱　　　D. 高效液相色谱法
12. （　　）是液相色谱仪最重要的分离部件。
    A. 进样器　　　B. 高压泵　　　C. 色谱柱　　　D. 检测器
13. 用ODS作固定相，乙腈-水（95∶5）为流动相构成反相色谱，分离混合物时，极性小的组分（　　）。
    A. 死体积大　　　B. 保留时间短　　　C. 保留时间长　　　D. 比移值大

二、判断题

1. 气相色谱仪的"心脏"是检测器。　　　　　　　　　　　　　　　　　　　　　　　　（　　）
2. 峰高可用于衡量柱效。　　　　　　　　　　　　　　　　　　　　　　　　　　　　　（　　）
3. 分光光度法中，各分离组分的 A 最佳范围是 $0.5 \sim 0.8$。　　　　　　　　　　　　（　　）
4. 分配系数取决于组分和固定相及流动相的性质，与两相体积无关。　　　　　　　　　　（　　）
5. 目前高效液相色谱法中使用最广泛的检测器是氢焰离子化检测器。　　　　　　　　　　（　　）
6. 薄层色谱法属于液-固吸附色谱。　　　　　　　　　　　　　　　　　　　　　　　　（　　）
7. 高效液相色谱法用于含量测定时，对系统性能的要求是理论塔板数越高越好。　　　　　（　　）

三、简答题

1. 朗伯-比尔定律的物理意义是什么？它的适用条件和适用范围是什么？
2. 分光光度计的主要部件有哪些？各有什么作用？

四、计算题

在同一薄层板上将某样品和标准品展开后，样品斑点中心距原点9.5cm，标准品斑点中心距原点8.0cm，溶剂前沿距原点16cm。样品的 R_f 和 R_s 各为多少？

（曹智启）

单元三　药物鉴别技术

> 📖 **学习目的**
>
> 　　通过学习药物性状鉴别方法、药物的物理常数测定以及药物常用的鉴别方法，掌握常用的药品鉴别技术，灵活运用本单元的知识于实际药品检验工作中。
>
> 📖 **知识要求**
>
> 　　1. 掌握药物鉴别的主要方法，以及影响鉴别试验的因素。
> 　　2. 熟悉药物的常规物理常数测定方法。
> 　　3. 熟悉常见的一般鉴别试验方法及原理。
> 　　4. 了解药物性状的定义和内容。
>
> 📖 **能力要求**
>
> 　　1. 能按照《中国药典》2010年版的规定对常见药物的性状进行观测。
> 　　2. 能正确测定药物的相对密度、熔点、pH值、馏程、旋光率、折光率、凝点以及黏度等常规物理常数。
> 　　3. 能熟练应用常用鉴别方法，按照《中国药典》2010年版的规定对常见药物进行鉴别，并得出结论。

第一节　药物的性状鉴别

　　药物的鉴别试验是根据药物的分子结构、理化性质，采用化学、物理或生物学方法来判断药物的真伪。它是药品质量检验工作中的首项任务，只有在药物鉴别无误的情况下，进行药物的杂质检查、含量测定等分析才有意义。药物的性状（description）反映了药物特有的物理性质，是药物质量的重要表征之一，一般包括外观、溶解度和物理常数等。性状观测是药物检验的第一步，只有性状符合规定的供试品，方可继续进行其他鉴别、检查和含量测定等项目的检验。

一、外观

　　外观是指药品的外表感观和色泽，包括药品的聚集状态、晶型、色泽以及臭、味等性质。

　　1. 状态

　　状态是指药物呈固体、半固体、液体还是气体，也指药物的剂型。如乙酰唑胺为粉末，利巴韦林注射液为液体。

　　2. 晶型

晶型是指固体药物呈晶型还是无定形，结晶型药物呈不同的晶态，如针状结晶、鳞片结晶、结晶性粉末等。如乙酰唑胺为针状结晶或者结晶性粉末，阿司匹林为白色结晶或结晶性粉末。

3. 色泽

色泽是指药物呈现的颜色，大多数药物都是白色或者无色的，只有少数药物呈现颜色，如二硫化硒显橙黄色至橙红色。

4. 臭、味

臭、味是指药物本身固有的气、味，而不是指其因混入残留溶剂或其他有气味物质而带入的臭、味。如木糖醇为无臭，味甜；阿司匹林为无臭或微带醋酸臭，味微酸。

5. 一般稳定性

一般稳定性是指是否具有引湿、风化、遇光变质等与贮藏条件有关的性质。

（1）大多数药品在湿度较高的情况下，能吸收空气中的水蒸气而引湿，其结果使药品稀释、潮解、变形、发霉等现象；也指在一定温度及湿度条件下物质吸收水分能力或程度的特性。如青霉素钠具有引湿性，故其贮藏条件为"严封"，在凉暗干燥处保存。

（2）风化是指在室温和干燥空气里，结晶水合物失去结晶水的现象。枸橼酸钠在热空气中有风化性。

（3）药物是否对光线敏感，与药物的结构有关。一般情况下，分子结构中有酚羟基、共轭双键、吩噻嗪环等，均易受光线的影响而氧化变质。例如盐酸肾上腺素注射液见光后可逐渐由无色变成粉红色最后变为棕黑色，核黄素磷酸钠注射液遇光极易变质，维生素 K_3 见光照后变为紫色。

由于光线对药物的氧化变质起促进作用，易氧化的药物均应避光保存，一般要用棕色玻璃瓶或遮光容器盛放。

二、溶解度

溶解度是药物的一种物理性质，在一定程度上反映了药品的纯度。可供精制或制备溶液时参考。《中国药典》2010年版采用"极易溶解、易溶、溶解、略溶、微溶、极微溶解、几乎不溶或不溶"来描述药品在不同溶剂中的溶解性能，其规定药品的近似溶解度以下列名词术语表示。

极易溶解	指溶质 1g（ml）能在溶剂不到 1ml 中溶解；
易溶	指溶质 1g（ml）能在溶剂 1～不到 10ml 中溶解；
溶解	指溶质 1g（ml）能在溶剂 10～不到 30ml 中溶解；
略溶	指溶质 1g（ml）能在溶剂 30～不到 100ml 中溶解；
微溶	指溶质 1g（ml）能在溶剂 100～不到 1000ml 中溶解；
极微溶解	指溶质 1g（ml）能在溶剂 1000～不到 10000ml 中溶解；
几乎不溶或不溶	指溶质 1g（ml）在溶剂 10000ml 中不能完全溶解。

溶解度试验法：除另有规定外，称取研成细粉的供试品或量取液体供试品，置于 25℃±2℃一定量的溶剂中，每隔 5min 强力振摇 30s；观察 30min 内的溶解情况，如无目视可见的溶质颗粒或液滴时，即视为完全溶解。

如《中国药典》2010年版对阿司匹林溶解度的描述为"本品在乙醇中易溶，在三氯甲烷或乙醚中溶解，在水或无水乙醇中微溶"，对青霉素钠溶解度的描述为"本品在水中极易溶解，在乙醇中溶解，在脂肪油或液状石蜡中不溶"。

三、物理常数

药物的物理常数在一定条件下是不变的,是评价药品质量的主要指标之一,其测定结果不仅对药品具有鉴别意义,也反映了该药品的纯净程度。《中国药典》2010年版收载的物理常数包括:相对密度、馏程、熔点、凝点、比旋度、折光率、黏度、吸收系数、碘值、皂化值和酸值等。

在药物的性状鉴别中,外观和物理常数作为法定检测项目。臭、味、稳定性、溶解度等属于一般性描述,一般不作为法定检测项目。

第二节 药物的物理常数测定

《中国药典》2010年版附录Ⅵ列举了药物的相对密度、熔点、pH值、馏程、旋光度、折光率、凝点、黏度等物理常数的测定方法,本节将对这8种测定方法进行详解。

一、相对密度测定法

(一)概述

相对密度系指在相同的温度、压力条件下,某物质的密度与水的密度之比。除另有规定外,温度为20℃,即 d_{20}^{20}。

纯物质的相对密度在特定的条件下为不变的常数。但如物质的纯度不够,则其相对密度的测定值会随着纯度的变化而改变。因此,测定药品的相对密度,可用以检查药品的纯杂程度。

《中国药典》2010年版二部收载的测定方法有比重瓶法(图3.1)和韦氏比重秤法(图3.2)两种。一般用比重瓶法测定;易挥发液体的相对密度测定,可用韦氏比重秤法。

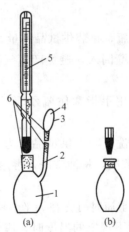

图 3.1 比重瓶

1—比重瓶主体;2—侧管;3—侧孔;4—罩;5—温度计;6—玻璃磨口

(二)测定方法

1. 比重瓶法

(1)测定原理 在相同温度、压力条件下,将同一比重瓶依次装满供试品和水,分别测定供试品和水的质量,供试品和水的重量之比即为供试品的相对密度。

因为：$\rho_供 = m_供/V_供$，$\rho_水 = m_水/V_水$，$V_供 = V_水$

所以：$d_供 = \rho_供/\rho_水 = m_供/m_水$

（2）测定方法

① 方法一［使用图3.1（a）中的比重瓶］

a. 比重瓶重量的称定：将比重瓶洗净、干燥，带塞精密称定重量（m_0）。

b. 供试品重量的测定：取上述已称定重量的比重瓶，装满供试品（温度应低于20℃或各品种项下规定的温度）后，装上温度计（瓶中应无气泡），置20℃（或各品种项下规定的温度）的水浴中放置若干分钟，使内容物的温度达到20℃（或各品种项下规定的温度），用滤纸除去溢出侧管的液体，立即盖上罩。然后将比重瓶自水浴中取出，再用滤纸将比重瓶的外面擦净，精密称定重量 m_1，减去比重瓶的重量 m_0，求得供试品的重量为 m_1-m_0。

c. 水重量的测定：求得供试品重量后，将供试品倾去，洗净比重瓶，装满新沸过的冷水，再照上法先测得同一温度时水和比重瓶的总重量 m_2，则水重量为 m_2-m_0。

d. 相对密度计算：按下式计算，即得供试品的相对密度。

$$供试品的相对密度 = \frac{供试品重量}{水重量} = \frac{m_1-m_0}{m_2-m_0} \qquad (3.1)$$

② 方法二［使用图3.1（b）中的比重瓶］

a. 比重瓶重量的称定：将比重瓶洗净、干燥，带塞精密称定重量。

b. 供试品重量的测定：取上述已称定重量的比重瓶，装满供试品（温度应低于20℃或各品种项下规定的温度）后，插入中心有毛细孔的瓶塞，用滤纸将从塞孔溢出的液体擦干，置20℃（或各品种项下规定的温度）恒温水浴中，放置若干分钟，随着供试液温度的上升，过多的液体将不断从塞孔溢出，随时用滤纸将瓶塞顶端擦干，待液体不再由塞孔溢出，迅即将比重瓶自水浴中取出，照方法一，自"再用滤纸将比重瓶的外面擦净"起，依法测定，即得。

（3）注意事项

① 操作顺序为：先称量空比重瓶，再装供试品称量，最后装水称量。

② 装供试品或水时，应小心沿壁倒入，避免产生气泡，如有气泡，应稍微放置待气泡消失后再调温称重。

③ 比重瓶从水浴中取出时，应用手指拿住瓶颈，不能拿瓶肚，以免液体受手温影响，使体积膨胀而外溢。

④ 装过供试品的比重瓶必须冲洗干净。供试品如为油剂，倾出后连同瓶塞先用有机溶剂（如石油醚、乙醚或氯仿）冲洗数次，将油洗净，再用乙醇、水先后冲洗，最后用蒸馏水冲洗干净，再依法测定水重。

⑤ 供试品如有腐蚀性，称量比重瓶时可先在天平盘中放一表面皿。

⑥ 当室温高于20℃或各品种项下规定的温度时，应设法调节环境温度至略低于规定的温度。

实例解析

实例：苯丙醇的相对密度测定

相对密度：本品的相对密度（《中国药典》2010年版二部附录Ⅵ A）应为0.992～0.996

室温：19.5℃　相对湿度：50%

天平型号：AL104（C0803）　　　测定温度：20℃
　　　　　　　　　　　　　　　　　（1）　　　　　　　　（2）
空比重瓶重/g　　　　　　　　　　10.2123　　　　　　　10.1998
供试品及比重瓶重/g　　　　　　　20.2155　　　　　　　20.1598
水及比重瓶重　　　　　　　　　　20.2658　　　　　　　20.2179
计算结果：

(1) 相对密度 $=\dfrac{20.2155-10.2123}{20.2658-10.2123}=0.9950$

(2) 相对密度 $=\dfrac{20.1598-10.1998}{20.2179-10.1998}=0.9942$

平均值：$0.9946\approx0.995$

结果判断：本品的相对密度符合规定（规定：0.992～0.996）。

2. 韦氏比重秤法

操作方法：取20℃时相对密度为1的韦氏比重秤（图3.2），用新沸过的冷水将所附玻璃圆筒装至八分满，置20℃（或各品种项下规定的温度）的水浴中，搅动玻璃圆筒内的水，调节温度至20℃（或各品种项下规定的温度），将悬于秤端的玻璃锤浸入圆筒内的水中，秤臂右端悬挂游码于1.0000处，调节秤臂左端平衡用的螺旋使平衡，然后将玻璃圆筒内的水倾去，拭干，装入供试液至相同的高度，并用同法调节温度后，再把拭干的玻璃锤浸入供试液中，调节秤臂上游码的数量与位置使平衡，读取数值，即得供试品的相对密度。

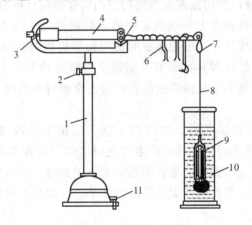

图3.2　韦氏比重秤

1—支架；2—调节器；3—指针；4—横梁；5—刀口；6—游码；
7—小钩；8—细铂丝；9—玻璃锤；10—玻璃圆筒；11—调整螺丝

如该比重秤系在4℃时相对密度为1，则用水校准时游码应悬挂于0.9982处，并应将在20℃测得的供试品相对密度除以0.9982。

二、熔点测定法

（一）概述

熔点系指物质按照规定的方法测定，由固体熔化成液体的温度，或熔融同时分解的温度，或在熔化时自初熔至全熔所经历的一段温度。"熔融同时分解"是指供试品在一定温度下，熔融同时分解产生气泡、变色或混浊等现象。"初熔"系指供试品在毛细管内开始局部液化出现明显液滴。"全熔"指供试品全部液化。

熔点是物质的物理常数，某些药物具有一定的熔点，测定熔点可以鉴别药物，也可检查药物的纯杂程度。依照待测物质的性质不同，《中国药典》2010年版二部将测定法分为三种。第一法用于测定易粉碎的固体药品；第二法用于测定不易粉碎的固体药品（如脂肪、脂肪酸、羊毛脂、石蜡等）；第三法用于测定凡士林或其他类似物质。药典各品种项下未注明时，均系指第一法。

（二）测定方法

1. 第一法

（1）取供试品适量，研成细粉，除另有规定外，应按照各品种项下干燥失重的条件进行干燥。若该供试品不检查干燥失重、熔点范围低限在135℃以上、受热不分解，可采用105℃干燥；熔点在135℃以下或受热分解的供试品，可在五氧化二磷干燥器中干燥过夜或用其他适宜的干燥方法干燥，如恒温减压干燥。

（2）分取供试品适量，置熔点测定用毛细管（简称毛细管）中，轻击管壁或借助长短适宜的洁净玻璃管，垂直放在表面皿或其他适宜的硬质物体上，将毛细管自上口放入使自由落下，反复数次，使粉末紧密集结在毛细管的熔封端。装入供试品的高度为3mm。

（3）另将温度计（分浸型，具有0.5℃刻度，经熔点测定用对照品校正）放入盛装传温液（熔点在80℃以下者，用水；熔点介于80~200℃之间者，用黏度不小于50mm^2/s的硅油；熔点高于200℃者，用黏度不小于100mm^2/s的硅油）的容器中，使温度计汞球部的底端与容器的底部距离2.5cm以上（用内加热的容器，温度计汞球与加热器上表面距离2.5cm以上）；加入传温液以使传温液受热后的液面恰在温度计的分浸线处。

（4）将传温液加热，待温度上升至规定的熔点低限约低10℃时，将装有供试品的毛细管浸入传温液，贴附在温度计上（可用橡皮圈或毛细管夹固定），位置须使毛细管的内容物恰好在温度计汞球中部；继续加热，调节升温速率为每分钟上升1.0~1.5℃，加热时须不断搅拌使传温液温度保持均匀，记录供试品在初熔至全熔时的温度，重复测定3次，取其平均值，即得。

测定熔融同时分解的供试品时，方法如上述，但调节升温速率使每分钟上升2.5~3.0℃；供试品开始局部液化时（或开始产生气泡时）的温度作为初熔温度；供试品固相消失全部液化时的温度作为全熔温度。遇有固相消失不明显时，应以供试品分解物开始膨胀上升时的温度作为全熔温度。某些药品无法分辨其初熔、全熔时，可以其发生突变时的温度作为熔点。

2. 第二法

取供试品，注意用尽可能低的温度熔融后，吸入两端开口的毛细管（同第一法，但管端不熔封）中，使供试品高约10mm。在10℃或10℃以下的冷处静置24h，或置冰上放冷不少于2h，凝固后用橡皮圈将毛细管紧缚在温度计上，使毛细管的内容物恰在温度计汞球中部。照第一法将毛细管连同温度计浸入传温液中，供试品的上端应恰在传温液液面下约10mm处；小心加热，待温度上升至比规定的熔点低限低约5℃时，调节升温速率使每分钟上升不超过0.5℃，至供试品在毛细管中开始上升时，检读温度计上显示的温度，即得。

3. 第三法

取供试品适量，缓缓搅拌并加热至温度达90~92℃时，放入一平底耐热容器中，使供试品厚度达到12mm±1mm，放冷至比规定的熔点上限高8~10℃；取刻度为0.2℃、汞球长18～28mm、直径5～6mm的温度计（其上部预先套上软木塞，在塞子边缘开一小槽），使冷至5℃后，擦干并小心地将温度计汞球部垂直插入上述熔融的供试品中，直至碰到容器的底部（浸没12mm），随即取出，直立悬置，待黏附在温度计汞球部的供试品表面混浊，将温度计浸入16℃以下的水中5min，取出，再将温度计插入一外径约25mm、长150mm的试管中，塞紧，使温度计悬于其中，并使温度计汞球部的底端距试管底部约15mm；将试管浸入约16℃的水浴中，通过软木塞在试管口处调节试管的高度使温度计的分浸线与水面相平；加热使水浴温度以每分钟2℃的速率升至38℃，再以每分钟1℃的速率升温至供试品的第一滴脱离温度计为止；检读温度计上显示的温度，即可作为供试品的近似熔点。再取供试品，照前法反复测定数次。如前后3次测得的结果相差不超过1℃，可取3次的平均值作为供试品的熔点；如3次测得的结果相差超过1℃，可再测定2次，并取5次的平均值作为供试品的熔点。

4. 结果判断

（1）结果修约　熔融及全熔时的温度应估读到0.1℃，取其平均值，并加上温度计的校正值，并记录突变或不正常的现象。至少重复测定3次，如果3次读数的极差不大于0.5℃，且不在合格与不合格边缘时，可取3次的平均值加上温度计的校正值作为测定结果。如果3次读数的极差大于0.5℃，或在合格与不合格边缘时，可再重复测定2次，并取5次的平均值加上温度计的校正值作为测定结果。测定结果的数据应按修约间隔为0.5进行修约，即0.1～0.2℃舍去，0.3～0.7℃修约为0.5℃，0.8～0.9℃进为1℃，并以修约后的数据报告。

（2）结果判断　经修约后的结果均在该药品"熔点"项下规定的范围以内时，判为"符合规定"。

（三）注意事项

（1）测定用温度计应用药品检验用"熔点标准品"进行校正。

（2）测定熔点过程中如供试品发生"发毛"、"收缩"、"软化"及"出汗"等变化过程，均不做初熔判断。"发毛"指内容物受热后膨胀发松、表面不平的现象；"收缩"指内容物发毛后，向中心聚集紧缩的现象；"软化"指内容物在收缩同时或收缩后变软而形成软柱状的现象；"出汗"指内容物在"发毛"、"收缩"、"软化"的同时，管壁上有时出现细微液点，软柱状尚未液化的现象。

实例解析

实例：木糖醇的熔点测定

熔点：本品的熔点（《中国药典》2010年版二部附录Ⅵ C）应为91.0～94.5℃

升温速率：2.0℃/min　　　　　校正值：0.0℃

初熔温度：第一次91.3℃　　　　全熔温度：第一次94.1℃

初熔温度：第二次91.4℃　　　　全熔温度：第二次94.2℃

初熔温度：第三次91.2℃　　　　全熔温度：第三次94.2℃

　　平均值：　　91.3℃　　　　　平均值：　　94.2℃

熔点测定值：91.3～94.2℃

结果判断：本品的熔点符合规定（规定：91.0～94.5℃）。

三、pH 值测定法

（一）概述

pH 值是水溶液中氢离子活度的方便表示方法。pH 值定义为水溶液中氢离子活度的负对数，即 $pH=-\lg a_{H^+}$。液体、半固体药品的溶解度、稳定性等常与溶液的 pH 值有密切关系，且溶液的 pH 值对微生物的生长、防腐剂的抑菌能力亦有影响，因此 pH 值测定是药物质量控制的一项重要指标。

用于 pH 值测定的装置称为 pH 计或酸度计。水溶液的 pH 值通常以玻璃电极为指示电极、饱和甘汞电极为参比电极的酸度计进行测定（现广泛使用将指示电极与参比电极组合一体的复合电极）。酸度计应定期进行计量检定，并符合国家有关规定。测定前，应采用药典规定的标准缓冲液校正仪器，也可用国家标准物质管理部门发放的标示 pH 值准确至 0.01pH 单位的各种标准缓冲液校正仪器。

（二）操作方法

不同型号酸度计的精度与操作方法略有不同，测定 pH 值时，应严格按仪器的使用说明书操作，并遵从以下规范。

1. 选择标准缓冲液

测定前，按各品种项下的规定，选择两种 pH 值约相差 3 个单位的标准缓冲液，并使供试液的 pH 值处于两者之间。

2. 校正酸度计

按照仪器说明书，开通电源，预热数分钟，调节零点和温度补偿（有些仪器不需调零）。取与供试液 pH 值较接近的第一种标准缓冲液对仪器进行校正（定位），使仪器示值与标准规定数值一致。仪器定位后，再用第二种标准缓冲液核对仪器示值，误差应不大于 ±0.02pH 值单位。若大于此偏差，则应小心调节斜率，使示值与第二种标准缓冲液的标准规定数值相符。重复上述定位与斜率调节操作，至仪器示值与上述两种标准缓冲液的规定数值相差不大于 0.02pH 单位。否则，须检查仪器或更换电极后，再行校正至符合要求。

3. 制备样品溶液

药典收载的药品基本都是直接取样测定，有少量品种需要先称一定量样品溶解于定量的水中或称取一定量样品加水振摇过滤取滤液测定。

4. 测定 pH 值

用待测液冲洗电极数次，将其浸入待测液中，轻轻摇动烧杯，待示数平衡稳定后读数。反复测定两次，取其平均值。

测量结束后，将玻璃电极洗净后浸入洁净的蒸馏水中，甘汞电极洗净吸干后套上橡皮套，关闭电源。

（三）注意事项

（1）配制标准缓冲液与溶解供试品的水，应是新沸过并放冷的纯化水，其 pH 值应为 5.5~7.0。标准缓冲液一般可保存 2~3 个月，但发现有混浊、发霉或沉淀等现象时，不能继续使用。

（2）每次更换标准缓冲液或供试品溶液前，应用纯化水充分洗涤电极，然后将水吸尽，也可用所换的标准缓冲液或供试品溶液洗涤。

（3）如果使用标准缓冲液校正仪器，使用定位钮不能调至规定值，可能是甘汞电极污染损坏，或玻璃电极损坏，或使用电极与仪器不配套，可更换新电极试之。

(4) 在测定高 pH 值（如 pH 值大于 9）的供试品和标准缓冲液时，应注意玻璃电极的钠误差问题，必要时选用适当的玻璃电极测定。

(5) 对弱缓冲液（如水）或无缓冲作用溶液的 pH 值测定，除另有规定外，先用苯二甲酸盐标准缓冲液校正仪器后测定供试品溶液，并重取供试品溶液再测，直至 pH 值的读数在 1min 内改变不超过 ±0.05 为止；然后再用硼砂标准缓冲液校正仪器，再按上法测定；两次 pH 值的读数相差应不超过 0.1，取两次读数的平均值为其 pH 值。

(6) 温度补偿调节钮的紧固螺丝是经过校准的，用时不要使其松动，否则需要重新校准。

四、馏程测定法

（一）概述

馏程系指一种液体照下述方法蒸馏，校正到标准压力 [101.3kPa（760mmHg）] 下，自开始馏出第 5 滴算起，至供试品仅剩 3～4ml 或一定比例的容积馏出时的温度范围。某些液体药品具有一定的馏程，测定馏程可以区别或检查药品的纯杂程度。

（二）仪器装置

国产 19 标准磨口蒸馏装置（图 3.3）由蒸馏瓶（A）、冷凝管（B）、量筒（C）、温度计（D）、加热装置等部分组成。馏程在 130℃ 以下时用水冷却，馏程在 130℃ 以上时用空气冷凝管。量筒为具有 0.5ml 刻度的 25ml 量筒（C）。温度计（D）为分浸型，具有 0.5℃ 的刻度，且预先经过校正，温度计汞球的上端与蒸馏瓶出口支管的下壁相齐。根据供试品馏程的不同，可选用不同的加热器，通常馏程在 80℃ 以下时用水浴（其液面始终不得超过供试品液面），80℃ 以上时用直接火焰或其他电热器加热。

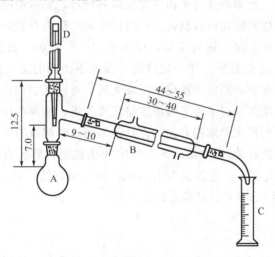

图 3.3 蒸馏装置（单位：mm）

（三）测定方法

1. 装样品、搭装置

取供试品 25ml，经长颈的干燥小漏斗，转移至干燥蒸馏瓶中，加入洁净的无釉小瓷片数片，插上带有磨口的温度计，冷凝管的下端通过流管接以 25ml 量筒为接收器。测定时，如要求供试品在馏程范围内馏出不少于 90% 时，应使用 100ml 蒸馏瓶，并量取供试品 50ml，接收器用 50ml 量筒。

2. 加热读数

若采用水浴加热，则调节温度，使每分钟馏出 2~3ml，注意检读自冷凝管开始馏出第5滴时与供试品仅剩 3~4ml 时或一定比例的容积馏出时，温度计上所显示的温度范围，即为供试品的馏程。如用直接火焰加热，则将蒸馏瓶置石棉板中心的小圆孔上（石棉板宽 12~15cm，厚 0.3~0.5 cm，孔径 2.5~3.0cm），并使蒸馏瓶壁与小圆孔边缘紧密贴合，以免气化后的蒸气继续受热，然后用直接火焰加热使供试品受热沸腾，调节温度，余下操作同水浴加热。

（四）注意事项

（1）沸点与大气压有关，测定时，气压如在 101.3kPa（760mmHg）以上，每高 0.36kPa（2.7mmHg），应将测得的温度减去 0.1℃；如在 101.3kPa（760mmHg）以下，每低 0.36kPa（2.7mmHg），应增加 0.1℃。

（2）为防止暴沸现象，应在加热蒸馏前加入一些止暴剂（如洁净的无釉小瓷片），切勿在将近沸点时加入。止暴剂用一次后即失去作用，故每次都要用新的。

（3）易燃品切勿直火加热。

（4）加热火力不宜过强，蒸馏速度不宜过快，热源不要直接与未浸液体部分的蒸馏瓶壁接触，以免产生过热蒸气，使温度增加，造成测定结果有误差。

五、旋光度测定法

（一）概述

平面偏振光通过含有某些光学活性的化合物（如具有不对称碳原子的化合物）液体或溶液时，能引起旋光现象，使偏振光的平面向左或向右旋转，旋转的度数，称为旋光度。旋光度有右旋和左旋之分，使偏振光向右旋转（顺时针方向）称为右旋，用符号"＋"表示；使偏振光向左旋转（逆时针方向）称为左旋，用符号"－"表示。偏振光透过长 1dm，并每 1ml 中含有旋光性物质 1g 的溶液，在一定波长与温度下测得的旋光度称为比旋度。比旋度是旋光物质的重要物理常数，测定比旋度（或旋光度）可以区别或检查某些药品的光学活性和纯杂程度。由于旋光度在一定条件下与浓度呈线性关系，故亦可用以测定含量。

物质的旋光度不仅与其化学结构有关，而且还与测定时溶液的浓度、光路长度以及测定时的温度和偏振光的波长有关。《中国药典》2010 年版规定，除另有规定外，用钠光谱的 D 线（589.3nm）测定旋光度，测定管长度为 1dm（如使用其他管长，应进行换算），测定温度为 20℃。使用读数至 0.01°并经过检定的旋光计。

（二）测定方法

1. 校正零点

将测定管用供试品所用溶剂冲洗数次，缓缓注入适量溶剂，排尽气泡，擦干，置于旋光计样品室中，校正零点或测定停点，反复操作 3 次，取其平均值作为空白值。

2. 测定供试液

将测定管用供试品液体或溶液（取固体供试品，按各药品项下的方法制成）冲洗数次，缓缓注入供试品液体或溶液适量（注意勿使发生气泡），置于旋光计内检测读数，即得供试品的旋光度。反复操作 3 次，取 3 次的平均值，按下列公式计算，即得供试品的比旋度。

对液体供试品 $$[\alpha]_D^t = \frac{\alpha}{ld} \tag{3.2}$$

对固体供试品
$$[\alpha]_D^t = \frac{100\alpha}{lc} \tag{3.3}$$

式中，[α]为比旋度；D为钠光谱的D线；t为测定时的温度，℃；l为测定管长度，dm；α为测得的旋光度；d为液体的相对密度；c为每100ml溶液中含有被测物质的重量（按干燥品或无水物计算），g。

供试品测定完后，应再用溶剂校正一次，以确定在测定时零点有无变动；如第2次校正时发现零点有变动，则应重新测定旋光度。

（三）注意事项

（1）旋光计的检定，可用标准石英旋光管进行，读数误差应符合规定。

（2）供试品溶液应充分溶解、澄清，溶液若混浊或含有混悬的小颗粒，应过滤后再测定。

（3）配制溶液及测定时，均应调节温度至20℃±0.5℃（或各药品项下规定的温度）。

（4）物质的比旋度与测定光源、测定波长、溶剂、浓度和温度等因素有关。因此，表示物质的比旋度时应注明测定条件。

（5）按规定或根据读数精度配制适当浓度的供试品溶液时，通常要求误差小于±1.0%。如供试品溶解度较小，应尽量选择2dm长的测定管，以减小测量误差。

（6）对于易发生消旋或变旋的供试品，配制成供试品溶液后应及时测定。

（7）测定管上的橡皮圈注意经常更换，老化后易漏溶液。

实例解析

实例：醋酸地塞米松比旋度的测定

比旋度：取本品，精密称定，加二氧六环溶解并定量稀释制成每1ml中含10mg的溶液，依法测定（《中国药典》2010年版二部附录Ⅵ E），比旋度为+82°至+88°。

温度：20.0℃　　　　　　　　D线：589.3nm

实测数据：醋酸地塞米松0.9956g置于100ml容量瓶中，加二氧六环溶解并稀释至刻度，测定管2dm，温度20℃，三次测量的旋光度分别为+1.68°、+1.69°、+1.69°，平均值为+1.69°

计算结果：c=0.9956g/100ml

$$[\alpha]_D^t = \frac{100 \times (+1.69)}{2 \times 0.9956} = +85°$$

六、折光率测定法

（一）概述

光线自一种透明介质进入另一透明介质时，由于两种介质的密度不同，光线在两种介质中的传播速度就不同，从而使光的传播方向发生变化，即光线在两种介质的平滑界面上发生折射。常用的折光率系指光线在空气中进行的速度与在供试品中进行的速度的比值。根据折射定律，折光率是光线入射角的正弦与折射角的正弦的比值，即：

$$n = \frac{\sin i}{\sin \gamma}$$

式中，n为折光率；$\sin i$为光线的入射角的正弦；$\sin \gamma$为折射角的正弦。

物质的折光率因温度或光线波长的不同而改变，透光物质的温度升高，折光率变小；入射光的波长越短，折光率越大。《中国药典》2010年版规定，用钠光谱的D线（589.3nm）为标准光源，测定供试品相对于空气的折光率（如用阿培折光计，可用白光光源），除另有规定外，供试品温度为20℃。折光率以 n_D^t 表示，D为钠光谱的D线，t为测定时的温度。此条件下测得的折光率以 n_D^{20} 表示。测定折光率可以区别不同的油类或检查某些药品的纯杂程度。

测定用的折光计需能读数至0.0001，测量范围1.3~1.7，如用阿培折光计或与其相当的仪器，测定时应调节温度至20℃±0.5℃（或各药品项下规定的温度），测量后再重复读数两次，3次读数的平均值即为供试品的折光率。

（二）测定方法

1. 测定前准备

测定时将仪器置于有充足光线的平台上，但不可受日光直射，并装上温度计，置20℃恒温室中至少1h，或连接20℃恒温水浴至少30min，以保持恒定的温度，然后使折射棱镜上透光处朝向光源，将镜筒拉向观察者，使成一适当倾斜度，对准反射镜，使视野内光线最明亮为止。

2. 折光计的矫正

测定前，折光计读数应用校正用棱镜或水进行校正，水的折光率20℃时为1.3330，25℃时为1.3325，40℃时为1.3305。

（1）纯水校正　将折射仪下棱镜拉开，用丙酮洗净，擦干，然后在下棱镜加上一滴纯水，合上棱镜锁紧，转动反光镜，使目镜视野明亮，旋转手轮，使调节刻度标尺的读数在水的折光率附近，然后转动色散调节手轮，使虹彩色散消除，至视野的明暗分界线恰好位于十字交叉处，记下读数。

（2）校正用棱镜校正　将仪器置于上述1.项规定环境中，于折射棱镜的抛光面加1~2滴溴代萘，再贴在校正用棱镜的抛光面上，然后按上述2.（1）项进行操作。当读数值与水或校正用棱镜规定值一致时，则不必校正。否则，将折光率读数调到规定值，再用螺丝刀微微旋转镜筒旁小方孔内的螺丝，带动物镜偏摆，直至视野的明暗分界线恰好位于十字交叉处。

3. 供试品的测定

将仪器置于上述1.项规定环境中，拉开棱镜，用棉球蘸取少量丙酮或乙醚将进光棱镜和折射棱镜擦净，再用擦镜纸擦干。滴入供试品，闭合棱镜，旋转手轮，调节刻度，于镜筒内找到明暗交界线并与交叉线重合。若有彩虹，则转动色散调节手轮使彩虹消失，仅剩明暗清晰的分界线。重复测定3次，取其平均值，即为供试品的折光率。

（三）注意事项

（1）仪器必须置于光线充足且干燥的房间，不可在有酸碱气的实验室中使用。

（2）折光计不得测定强酸性、强碱性或有腐蚀性的供试品。上下棱镜必须清洁，应用脱脂棉蘸取丙酮或乙醚擦拭，用擦镜纸擦干，勿用粗糙的纸或酸性乙醚擦拭。

（3）用玻棒或滴管滴加供试品时，不要触及棱镜，以防棱镜造成划痕。加入供试品的量要适中，使在棱镜上成一均匀的薄层，同时勿使气泡进入样品，以免影响结果。

（4）测定挥发性液体时，可关闭上下棱镜，将测定液从进样孔流入，随加随读数。测定固体样品或用校正用棱镜校正仪器时，只能将供试品或标准玻片置于测定棱镜上，不得关闭上下棱镜。

(5)读数时,视野中的黑白交叉线必须明显,并且明确位于十字交叉点处,除调节色散调节旋钮外,还应调节下部反射镜或上棱镜透光处的光亮强度。

(6)测定结束时,必须用能溶解供试品的试剂(如水、丙酮、乙醇或乙醚)将上下棱镜擦拭干净,晾干,放入仪器箱内,并放入硅胶防潮。

实例解析

实例:甘油折光率的测定

折光率:本品的折光率(《中国药典》2010年版二部附录Ⅵ F)应为1.470~1.475

折光率:第一次读数 1.4749

折光率:第二次读数 1.4758

折光率:第三次读数 1.4755

平均值:1.4754≈1.475

结果判断:本品的折光率符合规定(规定:1.470~1.475)。

七、凝点测定法

(一)概述

凝点系指一种物质照下述方法测定,由液体凝结为固体时,在短时间内停留不变的最高温度。某些药品具有一定的凝点,纯度改变,凝点随之改变。测定凝点可以区别或检查药品的纯杂程度。

(二)仪器装置

凝点测定仪器装置如图3.4。其中,内管(A)为内径约25mm、长约170mm的干燥试管,用软木塞固定在内径约40mm、长约160mm的外管(B)中,管底间距约10mm。内管用一软木塞塞住,通过软木塞插入刻度为0.1℃的温度计(C)与搅拌棒(D)。温度计汞球的末端距内管底约10mm。搅拌棒(D)为玻璃棒,上端略弯,末端先铸一小圈,直径约为18mm,然后弯成直角。内管连同外管垂直固定于盛有水或其他适宜冷却液的1000ml烧杯中,并使冷却液的液面离烧杯口约20mm。

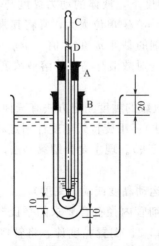

图3.4 凝点测定仪器装置(单位:mm)
A—内管;B—外管;C—温度计;D—搅拌棒

(三)测定方法

1. 供试品近似凝点的测定

取供试品（如为液体，量取15ml；如为固体，称取15～20g，微加温使熔融），置内管中，使迅速冷却，并测定供试品的近似凝点。

2. 供试品凝点的测定

再将上述内管置比近似凝点高5～10℃的水浴中，使凝结物仅剩极微量未熔融。按图3.4搭好装置，烧杯中加入较供试品近似凝点约低5℃的水或其他适宜的冷却液。用搅拌棒不断搅拌供试品，每隔30s观察温度1次，至液体开始凝结，停止搅拌并每隔5～10s观察温度1次，至温度计的汞柱在一点能停留约1min不变，或微上升至最高温度后停留约1min不变，即将该温度作为供试品的凝点。

(四)注意事项

如某些药品在一般冷却条件下不易凝固，需另用少量供试品在较低温度使凝固后，取少量作为母晶加到供试品中，方能测出其凝点。

八、黏度测定法

(一)概述

黏度系指流体对流动的阻抗能力，《中国药典》2010年版二部中采用动力黏度、运动黏度或特性黏数表示。因液体药物的黏度常为一定值，故测定黏度可用于检查某些药品的纯度。

流体分牛顿流体和非牛顿流体两类。牛顿流体流动时所需剪应力不随流速的改变而改变，纯液体和低分子物质的溶液属于此类；非牛顿流体流动时所需剪应力随流速的改变而改变，高聚物的溶液、混悬液、乳剂和表面活性剂的溶液属于此类。

黏度的测定可用黏度计。黏度计有多种类型，《中国药典》2010年版采用毛细管式和旋转式两类黏度计。毛细管黏度计因不能调节线速度，不便测定非牛顿流体的黏度，但对高聚物的稀薄溶液或低黏度液体的黏度测定较方便；旋转式黏度计适用于非牛顿流体的黏度测定。

液体以1cm/s的速度流动时，在每1cm^2平面上所需剪应力的大小，称为动力黏度（η），以Pa·s为单位。在相同温度下，液体的动力黏度与其密度的比值，即得该液体的运动黏度（υ），以m^2/s为单位。因m^2/s单位太大，常将其乘以10^{-6}，得到以mm^2/s为单位的运动黏度。溶液的黏度η与溶剂的黏度η_0的比值（η/η_0）称为相对黏度（η_r）；当高聚物溶液的浓度较稀时，其相对黏度的对数值与高聚物溶液浓度的比值，即为该高聚物的特性黏数[η]。

《中国药典》2010年版二部收载的黏度测定方法有三种，分别是用平氏黏度计（图3.5）测定运动黏度或动力黏度（第一法）、用旋转式黏度计测定动力黏度（第二法）、用乌氏黏度计（图3.6）测定特性黏数（第三法）。现主要介绍第一法。

(二)测定方法

第一法（用平氏黏度计测定运动黏度或动力黏度）。

照各品种项下的规定，取毛细管内径符合要求的平氏黏度计（图3.5）1支，在支管F上连接一橡皮管，用手指堵住管口2，倒置黏度计，将管口1插入供试品（或供试品溶液，下同）中，自橡皮管的另一端抽气，使供试品充满球C与A并达到测定线m_2处，提出黏度计并迅速倒转，抹去黏附于管外的供试品，取下橡皮管使连接于管口1上，将黏度计垂直固

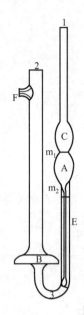

图 3.5　平氏黏度计
1—主管；2—宽管；3—弯管；A—测定球；
B—贮器；C—缓冲球；E—毛细管；
F—支管；m_1、m_2—环形测定线

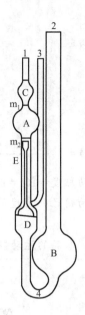

图 3.6　乌氏黏度计
1—主管；2—宽管；3—侧管；4—弯管；
A—测定球；B—贮器；C—缓冲球；D—悬挂水平贮器；
E—毛细管；m_1、m_2—环形测定线

定于恒温水浴（可选用直径 30cm 以上、高 40cm 以上的玻璃缸或有机玻璃缸，附有电动搅拌器与电热装置）中，并使水浴的液面高于球 C 的中部，放置 15min 后，自橡皮管的另一端抽气，使供试品充满球 A 并超过测定线 m_1，开放橡皮管口，使供试品在管内自然下落，用秒表准确记录液面自测定线 m_1 下降至测定线 m_2 处的流出时间。

依法重复测定 3 次以上，每次测定值与平均值的差值不得超过平均值的±5%。另取一份供试品同样操作，并重复测定 3 次以上。以先后两次取样测得的总平均值按下式计算，即为供试品的运动黏度或供试溶液的动力黏度。

$$运动黏度\ \upsilon = Kt$$

$$动力黏度\ \eta = Kt\rho$$

式中，K 为用已知黏度的标准液测得的黏度计常数，mm^2/s^2；t 为测得的平均流出时间，s；ρ 为供试溶液在相同温度下的密度，g/cm^3。

（三）注意事项

（1）除另有规定外，应在 20℃±1℃测定运动黏度或动力黏度。

（2）可根据需要分别选用毛细管内径为 0.8mm±0.05mm、1.0mm±0.05mm、1.2mm±0.05mm、1.5mm±0.1mm 或 2.0mm±0.1mm 的平氏黏度计。

实例解析

实例：二甲硅油运动黏度测定

运动黏度：本品的运动黏度（《中国药典》2010 年版二部附录 Ⅵ G 第一法，毛细管内径 2mm）在 25℃时为 500~1000mm^2/s。

黏度计：平氏黏度计（编号 2，内径为 2mm，$K = 1.025 mm^2/s^2$）

温度：25℃

流出时间 t/s	(1)	(2)
	612.3	614.2
	612.3	614.2
	612.3	614.2
平均值：	612.9	614.2

两份平均值 $=\dfrac{612.9+614.2}{2}=613.6$

计算：运动黏度 $=Kt=1.025\times613.6=628.9\approx629$（mm²/s）

式中，K 为用已知黏度的标准溶液测得的黏度计常数，mm^2/s；t 为测得的平均流出时间，s。

结果判断：本品的运动黏度符合规定。

第三节　药物的鉴别方法

药品质量标准中鉴别项下的方法主要包括化学鉴别法、光谱鉴别法、色谱鉴别法及生物鉴别法等，应具有专属性强、重现性好、灵敏度高、操作简便、快速等特点。一般来说，各国药典所收载药品项下的鉴别试验方法是用来证实贮藏在有标签容器中的药物是否为其所标示的药物，而不是对未知物进行定性分析。这些试验方法虽有一定的专属性，但不足以确证其结构，因此不能用于鉴别未知物。另一方面，某一项鉴别试验，如官能团反应或焰色反应，只能表示药物的某一特征，不能作为药物真伪判断的唯一依据。药物的真伪鉴别必须通过一组试验才能完成。

本节重点介绍化学鉴别法、光谱鉴别法和色谱鉴别法。

一、化学鉴别法

化学鉴别法是指根据药物与化学试剂在一定条件下发生离子反应或官能团反应而产生不同颜色、生成不同沉淀、呈现不同荧光或放出不同气体等现象，从而做出定性分析结论的方法。化学鉴别法具有反应迅速、现象明显等特点，它又可分为一般鉴别试验和专属鉴别试验。

（一）一般鉴别试验

一般鉴别试验是以某一类药物的化学结构或理化性质的特征为依据，通过化学反应来鉴别药物的真伪。对无机药物是根据其组成的阴离子和阳离子的特殊反应，并以《中国药典》附录Ⅲ一般鉴别试验为依据；对有机药物则大都采用典型的官能团反应。

一般鉴别试验通常仅供确认单一的化学药物，如为数种化学药物的混合物或有干扰物质存在时，除另有规定外，应不适用。通过一般鉴别试验只能证实是某一类药物，而不能证实是哪一种药物。例如，经一般鉴别反应的钠盐试验，证实某一药物为钠盐，但不能辨认是氯化钠、苯甲酸钠或者是其他某一种钠盐药物。要想最后证实被鉴别的物质到底是哪一种药物，必须在一般鉴别试验的基础上，再进行专属鉴别试验，方可确认。

《中国药典》2010 年版二部附录收载的一般鉴别试验项目共有 35 个，分别是丙二酰脲类、托烷生物碱类、芳香第一胺类、有机氟化物类、无机金属盐类（钠盐、钾盐、锂盐、铵盐、镁盐、钙盐、钡盐、铁盐、铝盐、锌盐、铜盐、银盐、汞盐、铋盐、锑盐、亚锡盐）、有机酸盐（水杨酸盐、枸橼酸盐、乳酸盐、苯甲酸盐、酒石酸盐）、无机酸盐（亚硫酸盐或亚硫酸氢盐、硫酸盐、硝酸盐、硼酸盐、碳酸盐与碳酸氢盐、醋酸盐、磷酸盐、氯化物、溴化物、碘化物）。

现介绍一些代表性的一般鉴别试验项目。

1. 无机金属盐类的鉴别

（1）钠盐、钙盐等的鉴别（焰色反应） 利用某些元素所具有的特异焰色，鉴别它们为哪一类盐类药物。

① 鉴别方法 取铂丝，用盐酸湿润后，蘸取供试品，在无色火焰中燃烧，使火焰显出特殊的颜色。如钠盐，取铂丝，用盐酸湿润后，蘸取供试品，在无色火焰中燃烧，火焰即显鲜黄色。钙盐如上述操作，火焰即显砖红色。

② 鉴别原理 如钠的火焰光谱的主要谱线有589.0nm、589.6nm，显黄色。钙的火焰光谱的主要谱线有622nm、554nm、442.67nm与602nm，其中622nm的谱线最强，显砖红色。

（2）铵盐的鉴别（产生气体或颜色反应）

① 鉴别方法 取供试品，加过量氢氧化钠试液后，加热即分解，产生氨气；遇湿润的红色石蕊试纸，使之变蓝色，并能使硝酸亚汞试液湿润的滤纸显黑色。

② 鉴别原理 $NH_4^+ + OH^- \longrightarrow NH_3\uparrow + H_2O$

$$4NH_3 + 2Hg_2(NO_3)_2 + H_2O \longrightarrow \left[O\begin{matrix}Hg\\ \\Hg\end{matrix}NH_2\right]\cdot NO_3 + 2Hg\downarrow + 3NH_4NO_3$$

2. 有机酸盐的鉴别

（1）水杨酸盐的鉴别

① 鉴别方法一 取供试品的稀溶液，加三氯化铁试液1滴，即显紫色。

鉴别原理：三氯化铁显色反应，即凡是分子结构中具有烯醇或通过互变后能产生烯醇结构的化合物在中性或弱酸性条件下，与三氯化铁试液反应生成有色配位化合物，在中性时呈红色，弱酸性时呈紫色。

$$6\begin{matrix}COOH\\OH\end{matrix} + 4FeCl_3 \longrightarrow \left[\left(\begin{matrix}COO^-\\O^-\end{matrix}\right)_2Fe\right]_3Fe + 12HCl$$

② 鉴别方法二 取供试品溶液，加稀盐酸，即析出白色水杨酸沉淀；分离，沉淀在醋酸铵试液中溶解。

（2）苯甲酸盐的鉴别

① 鉴别方法一 取供试品的中性溶液，加三氯化铁溶液，即生成赭色沉淀；再加稀盐酸，变成白色沉淀。

② 鉴别方法二 取供试品，置干燥试管中，加硫酸后，加热，不炭化，但析出苯甲酸，在试管内壁凝结成白色升华物。

3. 芳香第一胺类的鉴别（重氮化偶合显色反应）

① 鉴别方法 取供试品50mg，加稀盐酸1ml，必要时缓缓煮沸使溶解，放冷，加

0.1mol/L亚硝酸钠溶液数滴,滴加碱性β-萘酚试液数滴,视供试品不同,生成橙黄色到猩红色沉淀。

② 鉴别原理 重氮化偶合显色反应,即芳香第一胺类(芳伯胺)药物或水解能产生芳香第一胺的药物,可与亚硝酸发生重氮化反应,生成重氮盐。因为亚硝酸不稳定,通常使用亚硝酸钠和盐酸(或硫酸)反应时生成的亚硝酸立即与芳伯胺反应,避免亚硝酸的分解。生成的重氮盐与碱性β-萘酚形成偶氮染料,视供试品不同,生成橙黄色到猩红色的沉淀。脂肪族、芳香族和杂环的一级胺都可进行重氮化反应。芳香第一胺类的重氮化反应可用下列反应式表示:

$$R\text{-}C_6H_4\text{-}NH_2 + HNO_2 + H^+ \longrightarrow R\text{-}C_6H_4\text{-}N_2^+ + 2H_2O$$

$$R\text{-}C_6H_4\text{-}N_2^+ + \beta\text{-}C_{10}H_7OH \longrightarrow R\text{-}C_6H_4\text{-}N=N\text{-}C_{10}H_6\text{-}OH$$

4. 无机酸根类的鉴别(沉淀反应)

(1) 氯化物的鉴别

① 鉴别方法一 取供试品溶液,加硝酸使成酸性后,加硝酸银试液,即发生白色凝乳状沉淀;分离,沉淀加氨试液,即溶解,再加硝酸,沉淀复生成。如供试品为生物碱或其他有机碱的盐酸盐,须先加氨试液使成碱性,将析出的沉淀过滤除去,取滤液进行试验。

鉴别原理:
$$Ag^+ + Cl^- \longrightarrow AgCl \downarrow (白色)$$
$$AgCl + 2NH_3 \cdot H_2O \longrightarrow Ag(NH_3)_2^+ + Cl^- + 2H_2O$$
$$Ag(NH_3)_2^+ + Cl^- + 2H^+ \longrightarrow AgCl \downarrow (白色) + 2NH_4^+$$

② 鉴别方法二 取少量供试品,置试管中,加等量的二氧化锰,混匀,加硫酸湿润,缓缓加热,即产生氯气,能使水湿润的碘化钾淀粉试纸显蓝色。

(2) 硫酸盐的鉴别

① 鉴别方法一 取供试品溶液,加入氯化钡试液产生白色沉淀,分离,沉淀在盐酸或硝酸中均不溶解。

鉴别原理:
$$Ba^{2+} + H_2SO_4 \longrightarrow BaSO_4 \downarrow (白色) + 2H^+$$

② 鉴别方法二 取供试品溶液,加入醋酸铅试液产生白色沉淀,分离,沉淀在醋酸铵试液或氢氧化钠试液中溶解。

鉴别原理:
$$Pb^{2+} + H_2SO_4 \longrightarrow PbSO_4 \downarrow (白色) + 2H^+$$
$$PbSO_4 + 2CH_3COO^- \longrightarrow Pb(CH_3COO)_2 + SO_4^{2-}$$
$$PbSO_4 + 4OH^- \longrightarrow PbO_2^{2-} + SO_4^{2-} + 2H_2O$$

5. 丙二酰脲类的鉴别

① 鉴别方法一 取供试品约0.1g,加碳酸钠试液1ml与水10ml,振摇2min,滤过,滤液中逐滴加入硝酸银试液,即生成白色沉淀,振摇,沉淀即溶解;继续滴加过量的硝酸银试液,沉淀不再溶解。

鉴别原理:巴比妥类药物是丙二酰脲的衍生物,具有丙二酰脲的鉴别反应。丙二酰脲类在碳酸钠试液中形成钠盐而溶解,再与硝酸银试液作用,先生成可溶性的一银盐,继而生成不溶性的二银盐白色沉淀。

$$R^1R^2C(CONH)_2C\text{-}ONa + AgNO_3 + Na_2CO_3 \longrightarrow \text{[N-Ag 盐]} + NaHCO_3 + NaNO_3$$

$$\text{[N-Ag 盐]} + AgNO_3 \longrightarrow \text{[二银盐沉淀]} + NaNO_3$$

② 鉴别方法二　取供试品约 50mg，加吡啶溶液（1→10）5ml，溶解后，加铜吡啶试液 1ml，即显紫色或生成紫色沉淀。

鉴别原理：丙二酰脲类也能与铜吡啶试液作用而显紫色或产生紫色沉淀。

$$\text{[丙二酰脲互变异构平衡]}$$

$$2\,\text{[烯醇负离子]} + [Cu(py)_2]^{2+} \longrightarrow \text{[Cu 配合物]}$$

6. 有机氟化物

① 鉴别方法　取供试品约 7mg，照氧瓶燃烧法进行有机破坏，用水 20ml 与 0.01mol/L 氢氧化钠溶液 6.5ml 为吸收液，使燃烧完全后，充分振摇，取吸收液 2ml，加茜素氟蓝试液 0.5ml，再加 12% 醋酸钠的稀醋酸溶液 0.2ml，用水稀释至 4ml，加硝酸亚铈试液 0.5ml，即显蓝紫色，同时做空白对照试验。

② 鉴别原理　有机氟化物经氧瓶燃烧破坏，被碱性溶液吸收成无机氟化物，与茜素氟蓝、硝酸亚铈在 pH4.3 溶液中形成蓝紫色配合物。

（二）专属鉴别试验

根据每一种药物化学结构的差异及其所引起的物理化学特性的不同，选用某些特有的灵敏定性反应，来鉴别药物的真伪，它是证实某一种药物的依据。例如，巴比妥类药物中都含有丙二酰脲母核，它们之间的主要区别在于 5,5-位取代基和 2-位取代基不同，即司可巴比妥含有双键，苯巴比妥含有苯环，硫喷妥钠含有硫原子。因此，可根据这些取代基的性质不同，采用各自的专属反应进行鉴别。

综上所述，一般鉴别试验是以某些类别药物的共同化学结构为依据，根据其相同的物理化学性质进行药物真伪的鉴别，以区别不同类别的药物。而专属鉴别试验，则是在一般鉴别试验的基础上，利用各种药物的化学结构差异，来鉴别药物，以区别同类药物或具有相同化学结构部分的各个药物单体，达到最终确证药物真伪的目的。

（三）鉴别试验的灵敏度

鉴别试验是以灵敏的专属反应为依据，在合适的条件下进行试验判定工作，如果鉴别反应的灵敏度越高，则需要的药物量越少。灵敏度常以最低检出量和最低检出浓度来表示。

1. 最低检出量

系指一定的条件下，能够观测出试验结果的供试品的最小量，其单位通常用 μg 表示。最低检出量愈小，反应愈灵敏。

但最低检出量没有说明这些物质是在多大体积内，即没有说明溶液的浓度，仅用最低检出量不能充分表示反应的灵敏度。将同样量的药物溶解在不同量的溶剂中，试验结果显然是不同的，故表示某一反应的灵敏度时还需要考虑被测物的浓度。

2. 最低检出浓度

系指一定条件下，能够观测出试验结果的供试品的最低浓度，通常以 $1:V$ 表示，其中 V 表示含有 1g 某供试品的溶液的体积（ml）。

（四）注意事项

（1）鉴别试验所用仪器、器皿均要求洁净，试液除另有规定外，均应按《中国药典》2010 年版规定的方法配制和贮藏。

（2）供试品或供试品溶液的取用量应按各品种项下的规定，固体供试品应研成细粉；液体供试品应处理成合适的浓度。

（3）试药和试液的加入量、方法和顺序均应按规定进行；如未作规定，试液应逐滴加入，边加边振摇，并注意观察反应现象。

（4）一般鉴别试验中列有一项以上的试验方法时，除正文有明确规定外，应逐项进行实验，不能任选其一作为规定。

（5）试验中需要蒸发时，应置于蒸发皿中在水浴上进行；需要分离沉淀时，采用离心机分离，经离心沉降后，用吸出法或倾泻法分离沉淀。

（6）为了消除试剂和器皿可能带来的影响，应同时进行空白试验以供对照。所谓空白试验，即在与供试品鉴别试验完全相同的条件下，除不加供试品外，其他试剂均同样加入而进行的试验。

二、光谱鉴别法

在药物鉴别的光谱分析技术中，应用最为广泛的是紫外-可见光谱法和红外光谱法。

（一）紫外-可见光谱鉴别法

多数有机药物（如含有芳环或共轭双键）分子中含有能吸收紫外-可见光的基团而显示特征吸收光谱，可用紫外-可见光谱法进行鉴别分析。但因其吸收光谱较为简单，曲线形状变化不大，用作鉴别的专属性不如红外光谱。常用的鉴别方法有以下 6 种。

1. 利用对比吸收曲线的一致性

将供试品与对照品用规定溶剂分别配成一定浓度的溶液，在规定波长范围内绘制吸收曲线，供试品与对照品的图谱应一致。所谓一致是指吸收曲线的峰位、峰形和相对强度均一致。

2. 对比最大吸收波长和最小吸收波长的一致性

将供试品溶液按规定配制成一定浓度的溶液,测定其最大吸收波长和最小吸收波长,并与标准规定的波长对比,如果在规定的范围内,则判断为符合规定。药典所规定的"吸收波长 λ"是指测定值应在 $\lambda \pm 2nm$ 以内。

【例3.1】硫酸卷曲霉素:取本品,加盐酸溶液(9→1000)制成每1ml中含20μg的溶液,照紫外-可见分光光度法测定,在269nm的波长处有最大吸收。

【例3.2】水杨酸二乙胺:取本品,加乙醇制成每1ml中含20μg的溶液,照紫外-可见分光光度法测定,在227nm与297nm的波长处有最大吸收,在257nm的波长处有最小吸收。

3. 规定一定浓度的供试液在最大吸收波长处的吸光度

将供试品溶液按规定配制成一定浓度的溶液,测定其最大吸收波长和相应的吸光度,并与标准规定的最大吸收波长和相应的吸光度对比,如果在规定的范围内,则判断为符合规定。药典所规定的"吸光度 A"是指测定值应在 $A \pm 5\%A$ 以内。

【例3.3】比沙可啶:取本品,加0.1mol/L甲醇制氢氧化钾溶液制成每1ml中含10μg的溶液,照紫外-可见分光光度法测定,在248nm的波长处有最大吸收,其吸光度为0.62~0.68。

4. 利用吸收系数的一致性

【例3.4】阿法骨化醇:取本品,精密称定,加无水乙醇溶解并定量稀释制成每1ml中约含10μg的溶液,照紫外-可见分光光度法,在265nm的波长处测定吸光度,吸收系数($E_{1cm}^{1\%}$)为420~447。

5. 利用最大、最小吸收波长和相应吸光度的比值的一致性

【例3.5】别嘌醇:取本品约20mg,精密称定,加0.4%氢氧化钠溶液10ml使溶解,加盐酸溶液(9→1000)定量稀释制成每1ml中约含10μg的溶液,照紫外-可见分光光度法测定,在250nm的波长处有最大吸收,在231nm的波长处有最小吸收。在231nm与250nm波长处的吸光度比值应为0.52~0.60。

【例3.6】丙酸倍氯米松:取本品,精密称定,加乙醇溶解并定量稀释制成每1ml中约含20μg的溶液,照紫外-可见分光光度法测定,在239nm的波长处有最大吸收,吸光度为0.57~0.60;在239nm与263nm波长处的吸光度比值应为2.25~2.45。

6. 经化学处理后,测定其反应产物的吸收光谱特性

【例3.7】苯妥英钠:取本品约10mg,加高锰酸钾10mg、氢氧化钠0.25g与水10ml,小火加热5min,放冷;取上清液5ml,加正庚烷20ml,振摇提取,静置分层后,取正庚烷提取液,照紫外-可见分光光度法测定,在248nm的波长处有最大吸收。

以上几个方法可以单个应用,也可几个结合起来使用,以提高方法的专属性。

(二)红外光谱鉴别法

所有的有机化合物都能在红外测得其特征红外光谱,几乎没有两种化合物具有相同的红外吸收光谱,因此红外光谱鉴别法广泛用于组分单一、结构明确的原料药的结构分析和定性鉴别,特别适合于化学结构比较复杂、相互之间差异较小、用化学鉴别法和紫外-可见光谱法不易区分的同类药物的鉴别,在药物鉴定中占有重要地位。常用红外光谱法鉴别的药物有磺胺类、甾体激素类和半合成抗生素类等。

在用红外光谱进行鉴别试验时,《中国药典》2010年版采用标准图谱对照法,即将按药典规定的条件绘制的红外吸收光谱图与《药品红外光谱集》中对应的标准图谱进行对比,如

果峰位、峰形及相对强度都一致时，表示该项检查符合规定。如门冬氨酸的鉴别为"本品的红外光吸收图谱应与对照的图谱（光谱集 913 图）一致"；米诺地尔的鉴别为"本品的红外光吸收图谱应与对照的图谱（光谱集 608 图）一致"。也可采用同时测定供试品和对照品的红外吸收光谱，比较两者是否一致的方法。

虽然红外光谱法的专属性强，但红外光谱的测定结果容易受外界条件的影响，使图谱发生变异，因此《中国药典》不单独用本方法对药物进行鉴别，一般采用和其他不同方法联合运用。

三、色谱鉴别法

色谱鉴别法是利用不同物质在不同色谱操作条件下，产生各自的特征色谱行为（如比移值 R_f 或保留时间）进行的鉴别试验。同一种药物在相同的色谱条件下，具有相同的色谱行为。因此，可以用来鉴别药品的真伪。常用的色谱鉴别方法有：薄层色谱鉴别法、高效液相色谱和气相色谱鉴别法。

（一）薄层色谱鉴别法

薄层色谱鉴别法在实际工作中，一般采用对照品（或标准品）比较法，即将供试品溶液与同浓度的对照品（或标准品）溶液，在同一块薄层板上点样、展开与检视，供试品溶液所显主斑点的颜色（或荧光）、位置（比移值 R_f）应与对照品溶液的主斑点一致，而且主斑点的大小与颜色的深浅也应大致相同。

实例解析

实例：阿片薄层色谱鉴别。

方法：取本品 0.2g，加水 5ml 与氨试液 5ml，研匀，移置分液漏斗中，加三氯甲烷-乙醇（1:1）混合液 20ml，轻轻振摇提取，分取提取液，置水浴上蒸干，残渣加三氯甲烷-乙醇（1:1）1ml 使溶解，作为供试品溶液。另取无水吗啡、磷酸可待因、盐酸罂粟碱、那可汀与蒂巴因对照品适量，分别用三氯甲烷-乙醇（1:1）制成每 1ml 中约含 1mg 的溶液，作为对照品溶液。照薄层色谱法试验，吸取上述供试品溶液与对照品溶液各 10μl，分别点于同一硅胶 G 薄层板上，以苯-丙酮-甲醇-浓氨溶液（8:4:0.6:0.25）为展开剂，展开，晾干，喷以碘化铋钾试液，供试品溶液最少应显 7 个明显的斑点，其中 5 个斑点的颜色和位置应分别与 5 个对照品溶液所显的主斑点相同。

分析：利用供试品所显主斑点的颜色、位置与对照品的主斑点一致性。

（二）高效液相色谱和气相色谱鉴别法

一般规定，按供试品含量测定项下的高效液相色谱或气相色谱条件进行试验，要求供试品和对照品色谱峰的保留时间应一致。例如，《中国药典》2010 年版二部规定阿法骨化醇的高效液相色谱法鉴别试验为："在含量测定项下记录的色谱图中，供试品溶液主峰的保留时间应与对照品溶液主峰的保留时间一致"。当含量测定方法为内标法时，可要求供试品溶液和对照品溶液色谱图中药物峰的保留时间与内标物峰的保留时间的比值相一致。

四、其他鉴别方法

常见的有生物学鉴别法，即利用微生物或实验动物进行药物鉴别的方法。如玻璃酸酶及其针剂都是采用生物学法进行鉴别。《中国药典》2010 年版还采用其他方法对药物进行鉴别,如放射性药物用测定半衰期和能谱的方法进行鉴别,氯霉素及其制剂用旋光法进行鉴别,此外还有纸色谱法、折光率法、显微镜及偏光显微镜法等。

学习小结

本单元是学习药物鉴别技术的基础知识。主要介绍药物常用的外观性状鉴别方法、物理常数测定以及药物的几种鉴别方法,是药典中"性状"以及"鉴别"项下的内容。

(1) 在学习药物的性状检测技术时,也可以结合一些日常较易获得的药品进行实物观察,或收集与留意药品包装盒及其说明书,通过感性认识与比较,帮助理解外观感观检测等相关概念。

(2) 对于各种方法的定义和原理,初学者会有一定的难度,紧紧围绕鉴别方法的定义、基本原理、操作方法及注意事项这条主线学习,随着学习的不断深入,有关知识不断地累积,尤其是通过实验实训课的操作训练,运用所学知识对定义和原理重新进行阐述,能进一步加深和巩固对鉴别原理的理解。

(3) 化学鉴别法较易理解,关键是要区分一般鉴别试验在药典中的表现形式,掌握药典收载的一般鉴别试验有哪些内容,分别适合何种结构的药物鉴别,基本方法与原理是什么等内容。专属鉴别试验与药物化学的关联较大,应结合药物化学的学习,了解这些性质是如何用于鉴别药物的。

(4) 光谱鉴别法与色谱鉴别法在药物鉴别中应用很广泛,必须在全面掌握这些方法的基本原理、操作方法等内容的基础上,通过应用实例以及实训的学习,才能学好这部分内容。

(5) 药品真伪鉴别虽属于定性分析工作,在实验操作中也不能忽视"量"的概念。应该严格按照药典规定的实验要求、条件和方法,精心设计,规范操作,否则量变可能引起质变,导致检验工作失误,无法客观反映药品质量状态。

上述内容对应药物检验工级别,要求如下:

工种级别	所需掌握的知识内容
初级	第一节 药物的性状鉴别;第二节 药物的物理常数测定——相对密度、熔点、pH 值;第三节 药物的鉴别方法——化学鉴别法
中级	第二节 药物的物理常数测定——馏程、旋光度、折光率;第三节 药物的鉴别方法——光谱鉴别法
高级	第二节 药物的物理常数测定——凝点、黏度;第三节 药物的鉴别方法——色谱鉴别法

习 题

一、单项选择题

1. 外观性状是对药品的色泽和( )的规定。
   A. 光泽　　　　B. 气味　　　　C. 味道　　　　D. 外表感观
2. 溶解系指25℃±2℃下溶质1g(ml)能在溶剂( )中溶解。
   A. 不到1ml　　B. 1~不到10ml　C. 10~不到30ml　D. 30~不到100ml
3. 相对密度系指在相同的温度、压力条件下,某物质的密度与水的密度之比。除另有规定外,温度为( )。
   A. 20℃　　　　B. 25℃　　　　C. 26℃　　　　D. 30℃

4. 常用的折光率系指光线在（　　）中进行的速度与在供试品中的速度的比值。
   A. 空气　　　　　B. 水　　　　　C. 对照品　　　　　D. 真空
5. 下列物理常数中，可用于测定供试品含量的是（　　）。
   A. 旋光度　　　　B. 全溶　　　　C. 黏度　　　　　D. 相对密度
6. 光线入射角的正弦与折射角的正弦的比值称为（　　）。
   A. 旋光度　　　　B. 折光率　　　C. 黏度　　　　　D. 相对密度
7. 药物的鉴别试验可以用来证明已知药物的（　　）。
   A. 真伪　　　　　B. 优劣　　　　C. 纯度　　　　　D. 品质
8. 在手工制备薄层板时，除另有规定外，一般将吸附剂1份和（　　）份水在研钵中向一方向研磨混合。
   A. 1　　　B. 2　　　C. 3　　　D. 4　　　E. 5
9. 在薄层色谱法中最常用的吸附剂是（　　）。
   A. 聚酰胺　　　B. 羧甲基纤维素钠　　C. 硅藻土　　　D. 硅胶 G
10. （　　）类药物可与亚硝酸钠发生重氮化反应。
    A. 水杨酸盐　　B. 丙二酰脲　　　C. 苯甲酸盐　　　D. 芳香第一胺

二、多项选择题

1. 性状项下一般记载药品的（　　）。
   A. 外观　　　B. 臭味　　　C. 溶解度　　　D. 物理常数　　　E. 一般稳定性
2. 药物鉴别的方法有（　　）。
   A. 化学反应法　　　B. 高效液相色谱法　　　C. 气相色谱法
   D. 紫外-可见分光光度法　　　E. 薄层色谱法
3. 影响薄层色谱分析的因素有（　　）。
   A. 药品剂型　　　B. 相对湿度　　　C. 供试品预处理和供试液制备
   D. 供试品色谱图　　　E. 点样技术
4. 薄层色谱法的主要仪器材料包括（　　）。
   A. 点样器　　　B. 薄层板　　　C. 展开容器　　　D. 检视装置　　　E. 显色装置
5. 盐酸普鲁卡因可发生（　　）。
   A. 芳香第一胺类的鉴别反应　　　B. 水杨酸盐的鉴别反应
   C. 钠盐的鉴别反应　　　　　　　D. 氯化物的鉴别反应
   E. 丙二酰脲类的鉴别反应

三、判断题

1. 除另有规定外，用点样器点样于薄层板上，一般为圆点，点样基线距底边2.0cm，样点直径0.8~1cm。（　　）
2. 一般稳定性是指是否具有引湿、风化、遇光变质等与贮藏条件有关的性质。（　　）
3. 液体药品的相对密度，一般用比重瓶测定；测定易挥发液体的相对密度，可用韦氏比重秤。（　　）
4. 比移值是斑点中心至基线的距离与展开剂前沿至基线距离的比值。（　　）
5. 紫外-可见光谱鉴别法是色谱鉴别法中的一种。（　　）

四、计算题

旋光度测定法测定某药物的旋光度时，供试品溶液的浓度为100mg/ml，样品管长度为2dm，测得的旋光度为＋3.25°，其比旋度应为多少？

（夏黎）

单元四 药物杂质检查技术

> **学习目的**
>
> 通过学习药物杂质的来源、分类，药物杂质限量及其计算，一般杂质与特殊杂质的检查方法，为完成药物杂质检测任务打下基础。
>
> **知识要求**
>
> 1. 掌握药物杂质的概念、来源、分类，药物杂质限量概念及其计算，药物杂质检查方法，药物中氯化物、重金属、砷盐、干燥失重、炽灼残渣的原理与方法；检查特殊杂质的原理与方法。
> 2. 熟悉药物中硫酸盐、铁盐、水分、溶液澄清度检查法、溶液颜色检查法、易炭化物检查法的原理与方法，薄层色谱法、高效液相色谱法在特殊杂质检查中的原理和方法。
> 3. 了解有机溶剂残留量的测定方法。
>
> **能力要求**
>
> 1. 能正确选用相关仪器及试药，做好试液的配制等准备工作。
> 2. 能根据药品质量标准及标准操作规程的要求，做好药物中一般杂质和特殊杂质的检测工作，正确记录试验数据及结果并进行结果判定。
> 3. 能正确解释杂质检测中的现象与异常情况。

第一节 药物杂质检查规则

药物中的杂质是指药物中存在的无治疗作用或影响药物的稳定性和疗效，甚至是对人体健康有害的物质。药物在生产和贮藏过程中，因生产工艺、生产条件的影响以及药物结构和性质特点，不可避免引入杂质。当药物中的杂质超出一定的限量，会引起药物外观性状或物理常数发生变化，甚至可能影响药物的稳定性，使活性降低，毒副作用增强。检查药物中存在的杂质，既可保证用药的安全、有效，同时也为药物的生产、流通过程的质量保证和生产企业管理考核提供依据。

一、杂质的来源

药物的杂质主要有两个来源：一是药物在生产过程中引入；二是在药物的贮藏过程中引入。

（一）生产过程中引入

1. 原料、反应中间体及副产物

（1）所用原料不纯。如以工业用氯化钠生产注射用氯化钠，从原料中可能引入溴化物、碘化物、硫酸盐、钾盐、钙盐、镁盐、铁盐等杂质。

（2）部分原料反应不完全。阿司匹林的生产是以苯酚为起始原料，产品中可能存在没反应完的苯酚、水杨酸，以及水杨酸苯酯、乙酰水杨酸苯酯等反应中间体或副产物。

（3）反应中间产物或副产物在精制时未除尽。在地西泮的合成过程中，当中间体去甲氧安定甲基化反应不完全时，氢化后就会产生去甲基苯甲二氮杂䓬杂质。

2. 试剂、溶剂、催化剂类

在药物生产过程中，常需用到试剂、溶剂。如使用酸性或碱性试剂处理后，可能使产品带有酸性或碱性杂质；用有机溶剂提取或精制后，在产品中就可能残留有机溶剂。《中国药典》中规定必须检查药物在生产过程中引入的有害溶剂（如苯、三氯甲烷、1,4-二氧六环、二氯甲烷、吡啶、甲苯和环氧乙烷等）的残留量。

3. 其他生产中所用金属器皿、装置以及其他不耐酸、碱的金属工具所带来的杂质。如砷盐，以及铅、铁、铜、锌等金属杂质。

（二）贮藏过程中引入

药物因保管不善或贮藏时间过长，在外界条件如温度、湿度、日光、空气等的影响，或在微生物作用下，可能发生水解、氧化、分解、异构化、晶型转变、聚合、潮解或霉变等反应，使药物中产生杂质。

酯、内酯、酰胺、环酰胺、苷类等药物容易发生水解反应。如阿司匹林可水解生成水杨酸和醋酸，阿托品水解生成莨菪醇和消旋莨菪酸。在酸、碱性条件下或温度高时，水解反应更易发生。具有醚、醛、酚羟基、巯基、亚硝基、双键等结构的药物容易发生氧化反应。如乙醚在日光、空气及水的作用下，易氧化分解为醛及有毒的过氧化物。二巯丙醇则易被氧化为二硫化物。

二、杂质的分类

为了更好地认识和控制杂质，按照一定方法对杂质进行分类。在某些情况下，有些杂质到底是属于哪一类杂质并无严格区分，关键是合理控制其限量。常见的分类方法是按来源将杂质分为一般杂质和特殊杂质。一般杂质是指在自然界中分布较广泛，在多种药物的生产和贮藏过程中容易引入的杂质。药典对这些杂质的检查方法，均在附录中加以规定，其检查方法收载在《中国药典》的附录中。如氯化物、硫酸盐、铁盐、砷盐、重金属、炽灼残渣、水分以及有机溶剂残留量等。特殊杂质是指在特定药物的生产和贮藏过程中引入的杂质，是由于药物的性质、生产方法和工艺条件的不同，可能会引入的杂质。这类杂质随药物的不同而改变，其检查方法在药典中列入各药品的检查项下，如阿司匹林中的游离水杨酸、甾体激素中的有关物质等。

除此之外，还可以按毒性将杂质分为毒性杂质和信号杂质，按结构特点将杂质分为有机杂质和无机杂质等。

三、杂质的限量检查与检查方法

（一）杂质限量的概念

仅从药物质量来看，其杂质含量应越少越好，但要把药物中杂质完全除去，势必造成生产上的困难，降低产品收率，增加生产成本，在经济上增加患者负担。因此在不影响疗效、不对人体产生毒性和保证药物质量的前提下，允许药物中含有一定限量的杂质。

药物的杂质限量是指药品中所含杂质的最大允许量，通常用百分之几或百万分之几表示。药物的杂质检查，一般不要求准确测定其含量，只要控制杂质是否超出最大允许量即可，因此又被称为杂质限量检查。

（二）杂质限量的计算

$$杂质限量 = \frac{杂质最大允许量}{供试品量} \times 100\% \qquad (4.1)$$

当供试品中杂质限量常通过与一定量杂质标准溶液比较来确定时，杂质的最大允许量即为杂质标准溶液的浓度与体积的乘积，因此，杂质限量的计算公式也可以表示为：

$$L = \frac{c_{标} \times V_{标}}{m_S} \times 100\% \qquad (4.2)$$

式中，L 为杂质限量；$c_{标}$ 为标准品浓度；$V_{标}$ 为标准品体积；m_S 为供试品取样量。

当用薄层色谱法检查杂质限量时，可按下式计算杂质限量：

$$L = \frac{c_{对} \times V_{对}}{c_{供} \times V_{供}} \times 100\% \qquad (4.3)$$

式中，L 为杂质限量；$c_{对}$ 为对照品浓度；$V_{对}$ 为对照品体积；$c_{供}$ 为供试品浓度；$V_{供}$ 为供试品体积。

实例解析

实例1：维生素C中重金属的检查

检查维生素C中的重金属时，若取样量为1.0g，要求含重金属不得过百万分之十，问应吸取标准铅溶液（每1ml相当于0.01mg的Pb）多少毫升？

解：$V_{标} = \dfrac{m_S L}{c_{标}} \times 100\% = \dfrac{1.0 \times 10 \times 10^{-6}}{0.01 \times 10^{-3}} \times 100\% = 1.0$（ml）

答：应吸取标准铅溶液1.0ml。

实例2：葡萄糖中砷盐的检查

取每1ml含砷1μg的标准溶液2.0ml制备砷斑，规定含砷量不得超过百万分之一，问应取供试品多少克？

解：$m_S = \dfrac{c_{标} V_{标}}{L} \times 100\% = \dfrac{1 \times 2.0 \times 10^{-6}}{1 \times 10^{-6}} \times 100\% = 2.0$（g）

答：应取供试品2.0g。

（三）杂质限量的检查方法

按照操作方法的不同，杂质限量检查主要有以下方法。

1. 对照法

对照法是指取一定量的待检杂质对照品溶液与一定量供试品溶液，在相同条件下处理，比较反应结果，从而判断供试品中所含杂质是否符合限量规定。本法的检测结果，只能判断药物所含杂质是否符合限量规定，一般不能测定杂质的准确含量。使用本法检查药物的杂质，须遵循平行原则，即供试品溶液与对照品溶液在完全相同的条件下反应，如加入的试剂、反应的温度、放置的时间等均应相同。各国药典主要采用本法检查药物的杂质。

2. 比较法

比较法是指取一定量的供试品依法检查，测得的待检杂质的吸光度或旋光度不得超出规定的限量。本法的特点是可以准确测得杂质的吸光度或旋光度并与规定限量比较，不需要对照品。如《中国药典》2010 年版硫酸阿托品中莨菪碱的检查：取本品加水制成每 1ml 中含 50mg 的溶液，依法测定旋光度不得超过 $-0.40°$。

3. 灵敏度法

灵敏度法是指在检测条件下，以待检杂质反应灵敏度来控制杂质的限量。本法的特点是不需要对照品，以不出现阳性反应为判定依据。如《中国药典》2010 年版维生素 D_2 项下麦角甾醇的检查：取本品 10mg，加洋地黄皂苷溶液 2ml，混合，放置 18h，不得发生混浊或沉淀。

第二节 药物的一般杂质检查

一般杂质检查方法收载于《中国药典》2010 年版附录中，多数采用对照法。以下主要介绍氯化物、硫酸盐、铁盐、重金属、砷盐、干燥失重、炽灼残渣、易炭化物、水分、溶液的澄清度、溶液的颜色、有机溶剂残留量等 12 种一般杂质的检查方法。

一、氯化物检查

氯化物广泛存在于自然界，在药物的原料或生产过程中极易引入，氯化物对人体无害，但其含量的多少可反映药物的纯度及生产过程是否正常，因此作为信号杂质，控制氯化物的限量有特殊的意义。

（一）检查原理

药物中的氯化物在硝酸酸性溶液中与硝酸银作用，生成氯化银白色混浊液，其浊度与一定量的标准氯化钠溶液在相同条件下生成的氯化银混浊液的浊度进行比较，以判断供试品中氯化物是否超过限量。

$$Cl^- + Ag^+ \longrightarrow AgCl \downarrow$$

（二）仪器与用具

纳氏比色管（50ml，应选玻璃外表面无划痕、色泽一致、无瑕疵、管的内径和刻度均匀一致的质量好的玻璃比色管）、分析天平、移液管、容量瓶、滤纸等。

（三）试药与试液

氯化钠、硝酸、稀硝酸、硝酸银试液。

标准氯化钠溶液的配制：称取氯化钠 0.165g，置 1000ml 容量瓶中，加水适量使其溶解并稀释至刻度，摇匀，作为贮备液。临用前，精密量取贮备液 10ml，置 100ml 容量瓶中，加水稀释至刻度，摇匀，即得（每 1ml 相当于 $10\mu g$ 的 Cl^-）。

（四）操作方法

1. 供试溶液的配制

除另有规定外，取各品种项下规定量的供试品，置 50ml 纳氏比色管中，加水溶解使成 25ml（溶液如显碱性，可滴加硝酸使遇 pH 试纸显中性），再加稀硝酸 10ml，溶液如不澄清，应滤过；再加水使成约 40ml，摇匀，即得。

2. 对照溶液的配制

取该品种项下规定量的标准氯化钠溶液，置另一 50ml 纳氏比色管中，加稀硝酸 10ml，加水使成约 40ml，摇匀，即得。

于供试溶液与对照溶液中，分别加入硝酸银试液 1.0ml，用水稀释使成 50ml，摇匀，在暗处放置 5min，同置黑色背景上，从比色管上方向下观察，比较供试溶液和对照溶液所显混浊。

（五）实验记录和结果判定

1. 实验记录

应记录实验时的室温、取样量、标准氯化钠溶液的浓度和所取体积（ml），以及比较所产生混浊的观察结果。

2. 结果判定

供试品管的混浊浅于对照管的混浊，判为符合规定；否则判为不符合规定。

（六）注意事项

（1）稀硝酸在试验过程中可以加速氯化银的生成，产生较好的乳浊，提高检查准确度。并可消除 SO_4^{2-}、CO_3^{2-}、PO_4^{3-}、$C_2O_4^{2-}$、BO_2^- 的干扰，避免氯化银转化为氧化银沉淀。

（2）在测定条件下，要使生成的氯化银乳浊稳定，浊度梯度明显，应保证待测物溶液每 50ml 中含 50～80μg 的 Cl^- 为宜。在设计检查方法时应考虑供试品取样量，使氯化物的含量在此适宜范围。

（3）供试液与对照液的操作应按药典操作顺序同步进行，加入试剂顺序应一致。

（4）供试品如带颜色，可采用外消色法和内消色法。内消色法按《中国药典》附录规定的方法处理。即取供试品溶液两份，分置 50ml 纳氏比色管中，一份中加硝酸银试液 1.0ml，摇匀，放置 10min，如显混浊，可反复滤过，至滤液完全澄清，再加规定量的标准氯化钠溶液与水适量使成 50ml，摇匀，在暗处放置 5min，作为对照溶液；另一份加硝酸银试液 1.0ml 与水适量使成 50ml，摇匀，在暗处放 5min，再与对照溶液比较。

（5）检查药物中的无机氯杂质时，水溶性药物用水溶解后直接检查。不溶于水的药物，多采用加水振摇，使其中的氯化物溶解，滤去不溶物；或加热溶解供试品，放冷后析出沉淀，滤过，取滤液检查；或在稀乙醇或丙酮等有机溶剂中溶解后依法检查。

（6）纳氏比色管应配对使用，用后应立即用水冲洗，不应用毛刷刷洗，以免划出条痕损伤比色管。

实例解析

实例：葡萄糖中氯化物的检查。

【氯化物】取本品 0.60g，依法检查（《中国药典》2010 年版二部附录Ⅷ A），与标准氯化钠溶液 6.0ml 制成的对照液比较，不得更浓（0.01%）。

实验室室温：28℃；供试品取样量：0.602g

标准氯化钠溶液浓度：10μg/ml，用量：6.00ml

实验结果：供试溶液所显混浊浅于对照溶液。

结论：符合规定。

二、硫酸盐的检查

硫酸盐是广泛存在于自然界的信号杂质，许多药物都要检查硫酸盐杂质。

（一）检查原理

药物中微量的硫酸盐杂质在盐酸酸性溶液中与氯化钡作用生成硫酸钡的白色混浊液，与一定量的标准硫酸钾溶液在相同条件下生成的硫酸钡混浊液进行比较，以判断供试品中硫酸盐是否超过限量。

$$SO_4^{2-} + Ba^{2+} \longrightarrow BaSO_4 \downarrow$$

（二）仪器与用具

同氯化物检查。

（三）试药与试液

硫酸钾、25％氯化钡溶液、稀盐酸。

标准硫酸钾溶液的配制：称取硫酸钾 0.181g，置 1000ml 容量瓶中，加水适量使溶解并稀释至刻度，摇匀，即得（每 1ml 相当于 100μg 的 SO_4^{2-}）。

（四）操作方法

1. 供试溶液的配制

除另有规定外，取各品种项下规定量的供试品，置 50ml 纳氏比色管中，加水溶解使成约 40ml；溶液如显碱性，可滴加盐酸使遇 pH 值试纸显中性；溶液如不澄清，应滤过；加稀盐酸 2ml，摇匀，即得。

2. 对照溶液的配制

另取该品种项下规定量的标准硫酸钾溶液，置另一 50ml 纳氏比色管中，加水使成约 40ml，加稀盐酸 2ml，摇匀，即得。

于供试溶液与对照溶液中，分别加入 25％氯化钡溶液 5ml，用水稀释使成 50ml，充分摇匀，放置 10min，同置黑色背景上，从比色管上方向下观察，比较供试溶液和对照溶液所显混浊。

（五）实验记录和结果判定

1. 实验记录

记录实验时室温、取样量、标准硫酸钾溶液的浓度和所取体积（ml），以及比较所产生混浊的观察结果。

2. 结果判定

供试品管的混浊浅于对照管的混浊，判为符合规定；否则判为不符合规定。

（六）注意事项

（1）供试品溶液加盐酸使成酸性，可防止碳酸根或磷酸根离子的干扰，保证检验的准确性；同时，溶液的酸度能影响硫酸钡的溶解度，以 50ml 中含稀盐酸 2ml（pH 约为 1）为宜。

（2）在测定条件下，要使生成的硫酸钡乳浊浓度梯度明显，应使待测物溶液每 50ml 中含 0.1～0.5mg 的 SO_4^{2-} 为宜。小于此浓度，产生的硫酸钡乳浊不明显；若大于此浓度，则产生的浊度较大，无法区别其浓度差异，且重现性也不好。因此，应考虑供试品取样量，使硫酸盐的含量在此适宜范围。

（3）检验时，加入氯化钡溶液后，应立即充分摇匀，防止局部过浓而影响产生混浊的程度。25％氯化钡溶液贮存时间过长后，如有沉淀析出，则需新配。

（4）用滤纸滤过时，为清除滤纸上的硫酸根离子，滤纸应先用含盐酸的水溶液洗净后使用。

（5）供试品如带颜色，除另有规定外，可取供试品溶液两份，分置 50ml 纳氏比色管中，一份中加 25％氯化钡溶液 5ml，摇匀，放置 10min，如显混浊，可反复滤过，至滤液完全澄清，再加规定量的标准硫酸钾溶液与水适量使成50ml，摇匀，放置10min，作为对照液；另一份加25%氯化钡溶液5ml与水适量使成50ml，摇匀，放置10min，再与对照液比较。

三、铁盐的检查

微量铁盐的存在可以使药物发生氧化和降解，影响药物的稳定性，因此，需要控制药物中铁盐的限量。

（一）检查原理

三价铁离子在酸性溶液中，与硫氰酸盐生成红色的可溶性硫氰酸铁配位化合物，与一定量标准铁溶液同法处理后所呈的颜色进行比较，以判断供试品中铁盐是否超过限量。

$$Fe^{3+} + 6SCN^- \xrightarrow{H^+} [Fe(SCN)_6]^{3-}$$

为使待测液中的铁全部参与反应，应使其全部转化为Fe^{3+}，这就需加入氧化剂，一般选用过硫酸铵，它同时可以防止硫氰酸铁在光线作用下的还原或分解褪色。

$$2Fe^{2+} + (NH_4)_2S_2O_6 \xrightarrow{H^+} Fe^{3+} + (NH_4)_2SO_4 + SO_4^{2-}$$

铁盐与硫氰酸根离子的反应为可逆反应，因此，检查中应加入过量的硫氰酸铵，不仅可以抑制硫氰酸铁配离子的解离，提高反应灵敏度，还能消除氯化物和其他在酸性溶液中能与铁盐生成配位化合物的物质所引起的干扰。

（二）仪器与用具

同氯化物检查。

（三）试药与试液

硫酸铁铵、过硫酸铵、稀盐酸、硫氰酸铵溶液（30→100）。

标准铁溶液的配制：称取硫酸铁铵$[FeNH_4(SO_4)_2 \cdot 12H_2O]$ 0.863g，置1000ml容量瓶中，加水溶解后，加硫酸2.5ml，用水稀释至刻度，摇匀，作为贮备液。

临用前，精密量取贮备液10ml，置100ml容量瓶中，加水稀释至刻度，摇匀，即得（每1ml相当于10μg的Fe^{3+}）。

（四）操作方法

1. 供试溶液的配制

除另有规定外，取各品种项下规定量的供试品，置50ml纳氏比色管中，加水溶解使成25ml，即得。

2. 对照溶液的配制

取规定量的标准铁溶液，置50ml纳氏比色管中，加水使成25ml，即得。

于供试溶液与对照溶液中，分别加稀盐酸4ml与过硫酸铵50mg，用水稀释使成35ml，加30%硫氰酸铵溶液3.0ml，再加水至50ml，摇匀；以白色背景观察比较所产生的颜色。

（五）实验记录和结果判定

1. 实验记录

记录实验时的室温、取样量、标准铁溶液的取用体积（ml）和结果。

2. 结果判定

供试品管的混浊浅于对照管的混浊，判为符合规定；否则判为不符合规定。

（六）注意事项

（1）如供试溶液与对照管色调不一致，可分别移至分液漏斗中，各加正丁醇20ml振摇提取，待分层后，将正丁醇层移置50ml纳氏比色管中，用正丁醇稀释至25ml，再进行比较。

（2）Fe^{3+}浓度范围为每50ml中含20～50μg，色泽梯度明显。

（3）光线能促使硫氰酸铁还原或分解褪色，温度越高褪色越快，故测定时应特别注意供试溶液与标准溶液的实验条件应一致。

（4）标准铁贮备液应存放于阴凉处，存放期间如出现混浊或其他异常情况时，不得再使用。

四、重金属检查

重金属系指在规定实验条件下，能与硫代乙酰胺试液或硫化钠试液作用显色的金属杂质，如银、铅、汞、铜、镉、铋、锑、砷、锌、钴与镍等。在药品生产过程中遇到铅的机会较多，且铅在体内易积蓄中毒，故通常以铅作为重金属的代表。《中国药典》2010年版收载有3种重金属检查方法。

第一法硫代乙酰胺法，适用于溶于水、稀酸或有机溶剂（如乙醇）的药物。第二法炽灼破坏后硫代乙酰胺法，适用于在水中、稀酸及乙醇中难溶，或受某些因素（如自身有颜色、重金属不呈游离状态、重金属离子与药物形成配合物等）干扰不适宜采用第一法检查的药物。第三法硫化钠法，适用于能溶于碱而不溶于稀酸或在稀酸中即生成沉淀的药物。

（一）检查原理

1. 第一法　硫代乙酰胺法

硫代乙酰胺在酸性（pH3.5醋酸盐缓冲液）条件下水解产生硫化氢，与微量重金属离子作用，生成黄色到棕黑色的硫化物均匀混悬液，与一定量标准铅溶液经同法处理后所呈颜色比较，以判断供试品的重金属是否超出限量。

$$CH_3CSNH_2 + H_2O \longrightarrow CH_3CONH_2 + H_2S$$
$$Pb^{2+} + H_2S \longrightarrow PbS\downarrow + 2H^+$$

2. 第二法　炽灼破坏后硫代乙酰胺法

重金属可能与芳环或杂环形成较牢固的价键，需先将供试品炽灼破坏后，残渣加硝酸处理，按第一法进行检查。

3. 第三法　硫化钠法

在碱性介质中，以硫化钠为显色剂，使Pb^{2+}生成PbS微粒的混悬液，与一定量标准铅溶液经同法处理后所呈颜色比较，以判断供试品中的重金属是否超出限量。

（二）仪器与用具

纳氏比色管（25ml）、分析天平（0.1mg）、容量瓶、刻度吸管、箱式电炉、坩埚等。

（三）试药与试液

（1）标准铅贮备液：精密称取在105℃干燥至恒重的硝酸铅0.1599g，置1000ml容量瓶中，加硝酸5ml与水50ml溶解后，用水稀释至刻度，摇匀，即得（每1ml相当于100μg的Pb）。

（2）标准铅溶液：临用前，精密量取贮备液10ml，置100ml容量瓶中，加水稀释至刻度，摇匀，即得（每1ml相当于10μg的Pb）。

（3）硫代乙酰胺试液、硫化钠试液、醋酸盐缓冲液（pH3.5）与维生素C等均按《中国药典》2010年版二部附录ⅩⅤ的规定进行配制。

（4）稀焦糖溶液：取蔗糖或葡萄糖约5g，置瓷坩埚中，在玻璃棒不断搅拌下，加热至呈棕色糊状，放冷，用水溶解使成约25ml，滤过，贮于滴瓶中备用。临用时，根据供试液色泽深浅，取适当量调节使用。

（四）操作方法

1. 第一法　硫代乙酰胺法

（1）取25ml纳氏比色管三支，编号为甲、乙、丙。

（2）甲管中加一定量的标准铅溶液与醋酸盐缓冲液（pH3.5）2ml，加水或各品种项下规定的溶剂稀释成25ml。

（3）乙管中加按该品种项下规定的方法制成的供试液25ml。

（4）丙管中加与乙管相同量的供试品，按该品种项下规定的方法制成溶液，在加水或溶剂稀释成25ml前，加与甲管相同量的标准铅溶液，然后加水或溶剂稀释使成25ml。

（5）如试液略带颜色，可在甲管中滴加稀焦糖溶液少量或其他无干扰的有色溶液，使其色泽与乙管、丙管一致。

（6）在甲、乙、丙三管中分别加硫代乙酰胺试液各2ml，摇匀，放置2min，同置白纸上，自上向下透视，当丙管中显出的颜色不浅于甲管时，乙管中显出的颜色与甲管比较，不得更深。如丙管中显出的颜色浅于甲管，试验无效，应取样按第二法重新检查。

（7）如在甲管中滴加稀焦糖溶液或其他无干扰的有色溶液，仍不能使颜色一致时，应取样按第二法重新检查。

（8）供试品如含三价铁盐而影响重金属检查时，可在甲、乙、丙三管中分别加相同量的维生素C 0.5~1.0g，再照上述方法检查。

（9）配制供试品溶液时，如使用的盐酸超过1.0ml（或与盐酸1.0ml相当的稀盐酸），氨试液超过2ml，或加入其他试剂进行处理者，除另有规定外，甲管溶液应取同样量的试剂置瓷皿中蒸干后，加醋酸盐缓冲液（pH3.5）2ml与水15ml，微热溶解后，移至纳氏比色管中，加标准铅溶液一定量，再用水或各品种项下规定的溶剂稀释成25ml。

2. 第二法　炽灼破坏后硫代乙酰胺法

（1）取25ml纳氏比色管两支，编号为甲、乙。

（2）取供试品一定量，缓缓炽灼至完全炭化，放冷，加硫酸0.5~1.0ml，使恰湿润，用低温加热至硫酸除尽后，加硝酸0.5ml，蒸干，至氧化氮蒸气除尽后，放冷，在500~600℃炽灼使完全灰化，放冷，加盐酸2ml，置水浴上蒸干后加水15ml，滴加氨试液至对酚酞指示液显中性，再加醋酸盐缓冲液（pH3.5）2ml，微热溶解后，移置乙管中，再用水稀释成25ml。

（3）另取配制供试品溶液的试剂，置瓷皿中蒸干后，加醋酸盐缓冲液（pH3.5）2ml与水15ml，微热溶解后，移置甲管中，加标准铅溶液一定量，再用水稀释成25ml。

（4）在甲、乙两管中分别加入硫代乙酰胺试液各2ml，摇匀，放置2min，同置白纸上，自上向下透视，乙管中显出的颜色与甲管比较，不得更深。

3. 第三法　硫化钠法

（1）取25ml纳氏比色管两支，编号为甲、乙。

（2）除另有规定外，取规定量的供试品置乙管中，加氢氧化钠试液5ml使溶解，再加水稀释使成25ml。

（3）取一定量的标准铅溶液置甲管中，加氢氧化钠试液5ml并加水使成25ml。

（4）在甲、乙两管中分别加硫化钠试液5滴，摇匀，同置白纸上，自上向下透视，乙管中显出的颜色与甲管比较，不得更深。

（五）实验记录和结果判定

1. 实验记录

记录所采用的方法，供试品取样量，标准铅溶液取用量，操作过程中使用的特殊试剂，试液名称和用量或对检查结果有影响的试剂用量，实验过程中出现的现象及实验结果等。

2. 结果判定

（1）第一法　当丙管中显出的颜色不浅于甲管时，乙管中显出的颜色与甲管比较，乙管所呈颜色浅于甲管，判为符合规定。如丙管中显出的颜色浅于甲管，试验无效，应取样按第二法重新检查。如供试液略带颜色，在甲管中滴加稀焦糖溶液或其他无干扰的有色溶液，仍不能使甲管、乙管、丙管颜色一致时，应取样按第二法重新检查。

（2）第二法、第三法　甲管与乙管比较，乙管所呈颜色浅于甲管，判为符合规定。

（六）注意事项

（1）供重金属检查用的试剂和器具均不得含铅。

（2）硫代乙酰胺试液与重金属反应的最佳 pH 值是 3.5，故配制醋酸盐缓冲液（pH3.5），要用 pH 计调节。

（3）硫代乙酰胺试液的最佳显色时间为 2min。

（4）为便于目视比较，标准铅溶液用量以 2.0ml 为宜，小于 1.0ml 或大于 3.0ml，呈色太浅或太深均不利于目视比较。需在此基础上选择供试品取样量。

（5）如需将炽灼残渣项下遗留的残渣做重金属检查时，炽灼残渣温度必须控制在 500～600℃，以免重金属损失。

（6）某些供试品（如安乃近、诺氟沙星等）在炽灼时能腐蚀瓷坩埚而带入重金属，应改用石英坩埚或铂坩埚操作。

（7）供试品中如含有三价铁盐，在弱酸性溶液中会使硫代乙酰胺水解生成的硫化氢进一步氧化析出乳硫，影响检查，可加入抗坏血酸将 Fe^{3+} 还原为 Fe^{2+} 而消除干扰。

（8）药品本身生成的不溶性硫化物，影响重金属检查，可加入掩蔽剂以避免干扰。如硫酸锌和葡萄糖酸锑钠中铅盐的检查，是在碱性溶液中加入氰化钾试液，或在中性溶液中加入酒石酸，使锌离子或锑离子生成稳定的配合物，再依法检查。

（9）在检查时，标准管（甲管）、供试品管（乙管）与监测管（丙管）应平行操作，同时按顺序加入试剂，试剂加入量、操作条件等应一致。

五、砷盐检查

砷盐一般由药物生产过程中使用的无机试剂及反应设备引入，砷为毒性杂质，必须严格控制其限量。《中国药典》2010 年版附录砷盐检查收载有古蔡氏法和二乙基二硫代氨基甲酸银法（简称 Ag-DDC 法）等两种方法。

（一）检查原理

1. 第一法　古蔡氏法

金属锌与酸作用生成新生态的氢，与药物中的微量砷盐反应生成具有挥发性的砷化氢，遇到溴化汞试纸，产生黄色至棕色的砷斑，与一定量的标准砷溶液在同一条件下所生成的标准砷斑比较，以判断供试品中砷盐是否超出限量。

$$As^{3+} + 3Zn + 3H^+ \longrightarrow 3Zn^{2+} + AsH_3 \uparrow$$

$$AsO_3^{3-} + 3Zn + 9H^+ \longrightarrow 3Zn^{2+} + AsH_3 \uparrow + 3H_2O$$

$$AsH_3 + 3HgBr_2 \longrightarrow 3HBr + As(HgBr)_3(黄色)$$
$$2As(HgBr)_3 + AsH_3 \longrightarrow 3AsH(HgBr)_2(棕色)$$
$$As(HgBr)_3 + AsH_3 \longrightarrow 3HBr + As_2Hg_3(褐色)$$

2. 第二法 二乙基二硫代氨基甲酸银法（Ag-DDC法）

金属锌与酸作用生成新生态的氢，与药物中的微量砷盐反应生成具有挥发性的砷化氢，砷化氢还原二乙基二硫代氨基甲酸银，生成红色胶态银，与同一条件下一定量的标准砷溶液所制成的对照液比较，或在510nm波长处测定吸光度，以判定含砷盐的限度或测定含量。

$$AsH_3 + 6Ag(DDC) \longrightarrow AsAg \cdot 3Ag(DDC) + 3HDDC$$
$$AsAg \cdot 3Ag(DDC) + 3C_5H_5N + 3HDDC \longrightarrow As(DDC) + 6Ag + 3C_5H_5N \cdot HDDC$$

（二）仪器与用具

测砷器装置见图4.1和图4.2，并应符合《中国药典》2010年版规定。

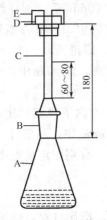 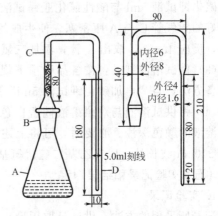

图4.1 古蔡氏法检查砷盐的装置（单位：mm）
A—标准磨口锥形瓶；B—中空标准磨口塞；
C—导气管；D—旋塞；E—旋塞盖（有孔）

图4.2 Ag-DDC法检查砷盐的装置（单位：mm）
A—标准磨口锥形瓶；B—中空标准磨口塞；
C—导气管；D—平底玻璃管

（三）试药与试液

（1）标准砷溶液 精密称取105℃干燥至恒重的三氧化二砷0.132g，置1000ml容量瓶中，加20%氢氧化钠溶液5ml溶解后，用稀硫酸适量中和，再加稀硫酸10ml，用水稀释至刻度，摇匀，作为贮备液。

临用前，精密量取贮备液10ml，置1000ml容量瓶中，加稀硫酸10ml，用水稀释至刻度，摇匀，即得（每1ml相当于1μg的As）。

（2）其他 碘化钾试液、酸性氯化亚锡试液、乙醇制溴化汞试液、溴化汞试纸、锌粒、醋酸铅棉花、二乙基二硫代氨基甲酸银试液等。

（四）操作方法

1. 第一法 古蔡氏法

（1）装置的准备：取醋酸铅棉花适量（60~100mg），撕成疏松状，每次少量，用细玻璃棒均匀地装入导气管C中，松紧要适度，装管高度为60~80mm。用玻璃棒夹取溴化汞试纸1片（其大小能覆盖D顶端口径以不露出平面外为宜），置旋塞D顶端平面上，盖住孔径，盖上旋塞盖E并旋紧。

单元四 药物杂质检查技术

(2) 标准砷斑制备：精密量取标准砷溶液 2ml，置 A 瓶中，加盐酸 5ml 与水 21ml，再加碘化钾试液 5ml 与酸性氯化亚锡试液 5 滴，在室温放置 10min 后，加锌粒 2g，立即将装好的导气管 C 密塞于 A 瓶上，并将 A 瓶置 25～40℃水浴中反应 45min，取出溴化汞试纸，即得。

(3) 供试品砷斑制备：按各品种项下规定方法制成的供试液，置 A 瓶中，照标准砷斑制备方法，自"再加碘化钾试液 5ml"起，依法操作。

(4) 对照比较供试品砷斑和标准砷斑的深浅。

2. 第二法　二乙基二硫代氨基甲酸银法

(1) 装置的准备：取醋酸铅棉花适量（60～100mg），撕成疏松状，每次少量，用细玻璃棒均匀地装入导气管 C 中，松紧要适度，装管高度为 80mm。精密量取二乙基二硫代氨基甲酸银试液 5ml 置 D 管中。

(2) 标准砷对照液制备：精密量取标准砷溶液 2ml，置 A 瓶中，加盐酸 5ml 与水 21ml，再加碘化钾试液 5ml 与酸性氯化亚锡试液 5 滴，在室温放置 10min 后，加锌粒 2g，立即将准备好的导气管 C 与 A 瓶密塞，使生成的砷化氢气体导入 D 管中，并将 A 瓶置 25～40℃水浴中，反应 45min，取出 D 管，添加三氯甲烷至刻度，混匀，即得。

(3) 供试溶液制备：按各品种项下规定方法制成的供试液，置 A 瓶中，照标准砷对照液制备方法，自"再加碘化钾试液 5ml"起，依法操作。

(4) 将供试溶液与对照溶液同置白色背景上，从 D 管上方向下观察，比较供试溶液和标准溶液的颜色深浅。必要时，可将上述溶液转移至 1cm 吸收池中，照紫外-可见分光光度法在 510nm 波长处，以二乙基二硫代氨基甲酸银试液做空白，分别测定吸光度，比较。

（五）实验记录和结果判定

1. 实验记录

记录所采用的方法，供试品取用量，标准砷溶液取用量，操作过程，使用的特殊试剂、试液的名称和用量，实验过程出现的现象及实验结果等。

2. 结果判定

(1) 第一法（古蔡氏法）　供试液生成的砷斑比标准砷斑色浅，判为符合规定。

(2) 第二法（二乙基二硫代氨基甲酸银法）　供试液所得的颜色比标准砷对照液浅，判为符合规定；或在 510nm 波长处测得吸光度小于标准砷对照液的吸光度，判为符合规定。

（六）注意事项

(1) 如检验药品需要有机破坏后再进行砷盐检查，则应精密量取标准砷溶液 2ml 代替供试品，照该品种项下规定的方法，同法处理后，依法制备标准砷斑。

(2) 所用仪器与试液等照本法检查，均不生成砷斑，或最多生成仅可辨认的斑痕。

(3) 药品中存在的微量砷常以三价或五价存在，五价状态的砷生成砷化氢的速率比三价砷慢，故先加入碘化钾和氯化亚锡为还原剂，使五价砷还原为三价砷。

(4) 实验中加入氯化亚锡能有效抑制锑的干扰，还可与锌作用，在锌粒表面形成锌锡齐，起到去极化的作用，从而使氢能均匀连续地发生，有利于砷斑的形成。

(5) 锌粒及供试品中可能含有少量的硫化物，在酸性溶液中能够还原成硫化氢，能与溴化汞作用生成硫化汞色斑，对测定结果造成干扰，故用醋酸铅棉花吸收硫化氢。必须严格控制醋酸铅棉花的用量和松紧度，以有效消除硫化氢干扰，同时保证砷化氢以适宜速度通过。

(6) 制备标准砷斑和标准砷对照液，应与供试品检查同时进行。

(7) 所用锌粒应无砷，以能通过一号筛的细粒为宜，如使用的锌粒较大时，应酌情增加用量，反应时间亦应延长为1h。

(8) 第二法如遇室温低，依法操作，标准砷不显色，可将D管同时置25～40℃水浴中加温使显色。

实例解析

实例：葡萄糖中砷盐的检查。

方法：取本品2.0g，加水5ml溶解后，加稀硫酸5ml与溴化钾-溴试液0.5ml，置水浴上加热约20min，使保持稍过量的溴存在，必要时，再补加溴化钾-溴试液适量，并随时补充蒸发的水分，放冷，加盐酸5ml与水适量使成28ml，依法检查（《中国药典》2010年版二部附录Ⅷ J 第一法），应符合规定（0.0001%）。

标准砷溶液（1μg/ml）的取用量 $= \dfrac{2.0 \times 0.0001\%}{1 \times 10^{-6}} = 2.0$ （ml）

六、溶液的澄清度检查法

澄清度是检查药品中的微量不溶性杂质，在一定程度上可反应药品的质量和生产的工艺水平，对于供制备注射液用原料的纯度检查尤为重要。

（一）检查原理

《中国药典》2010年版所收载的澄清度检查法是用规定级号的浊度标准溶液与供试品溶液比较，以判定药品溶液的澄清度或其混浊程度。其反应原理为：乌洛托品易水解产生甲醛，后者与肼缩合成甲醛腙，不溶于水形成白色混浊，故以其作为浊度标准贮备液。反应方程如下：

$$(CH_2)_6N_4 + 6H_2O \longrightarrow 6HCHO + 4NH_3$$

$$H_2CO + H_2N-NH_2 \longrightarrow H_2C=N-NH_2 \downarrow + H_2O$$

（二）仪器与用具

1. 比浊用玻璃管

内径15～16mm，平底，具塞，以无色、透明、中性硬质玻璃制成，要求供试品管与标准管的内径、标线刻度（距管底为40mm）一致。

2. 伞棚灯

用可见异物检查法标准操作规范中第一法灯检法项下的检查装置（澄明度检查仪），照度为1000lx。

（三）试药与试液

(1) 浊度标准贮备液的制备 称取于105℃干燥至恒重的硫酸肼1.00g置100ml容量瓶中，加水适量使溶解，必要时可在40℃的水浴中温热溶解，并用水稀释至刻度，摇匀，放置4～6h；取此溶液与等容量的10%乌洛托品溶液混合，摇匀，于25℃避光静置24h，即得。本液置冷处避光保存，可在2个月内使用，用前摇匀。

(2) 浊度标准原液的制备 取浊度标准贮备液15.0ml，置1000ml容量瓶中，加水稀释至刻度，摇匀，取适量置1cm吸收池中，照紫外-可见分光光度法（《中国药典》2010年版附录Ⅳ A）在550nm波长处测定，其吸光度应在0.12～0.15范围内。本液应在48h内使用，用前摇匀。

(3)浊度标准液的制备　取浊度标准原液与水，按表4.1配制，即得。本液应临用新制，用前摇匀。

表4.1　不同级号浊度标准液的配制

项目＼级号	0.5	1	2	3	4
浊度标准原液/ml	2.5	5.0	10.0	30.0	50.0
水/ml	97.5	95.0	90.0	70.0	50.0

（四）操作方法

（1）除另有规定外，将一定浓度的供试品溶液与该品种项下规定的浊度标准液，分别置于配对的比浊用玻璃管中，液面高度为40mm，在浊度标准液制备5min后，于暗室内垂直同置于伞棚灯下，照度为1000lx，从水平方向观察比较，用以检查溶液的澄清度或其混浊程度。

（2）在进行比较时，如供试品溶液管的浊度接近标准管时，应将比浊管交换位置后再进行观察。

（五）实验记录和结果判定

1. 实验记录

应记录供试品溶液制备方法、浊度标准液的级号、比较结果等。

2. 结果判定

比较结果，如供试品溶液管的浊度浅于或等于0.5级号的浊度标准液，即为澄清；如浅于或等于该品种项下规定级号的浊度标准液，判为符合规定；如浓于规定级号的浊度标准液，则判为不符合规定。

（六）注意事项

（1）供试品溶液配制后，应在5min内进行检视。

（2）制备浊度标准贮备液、原液和标准液，均应用澄清的水（可用0.45μm孔径滤膜或G_5垂熔玻璃漏斗滤过而得）。

（3）浊度标准贮备液、原液、标准液，均应按规定制备使用，否则影响结果。

（4）配制浊度标准贮备液时，1.00%硫酸肼溶液与10%乌洛托品溶液混匀后，需避免阳光直射或灯光照射，因阳光直射可影响浊度标准液的混浊程度。

（5）温度对制备浊度标准贮备液的混浊程度影响显著，故规定两液混合后的反应温度保持在（25±1）℃，温度过低，反应不能进行；温度过高，也可使混浊度降低。

七、溶液的颜色检查法

溶液颜色检查法是控制药品有色杂质限量的方法。有色杂质的来源一是由生产工艺中引入，二是在贮存过程中由于药品不稳定降解产生。《中国药典》2010年版收载了三种溶液颜色检查方法：目视比色法、紫外-可见分光光度法和色差计法。以下主要介绍目视比色法。

（一）检查原理

将药品溶液的颜色与规定色调色号的标准比色液相比较，或在规定的波长处测定其吸光度，以判断供试品中的溶液颜色是否超出限量。

（二）仪器与用具

纳氏比色管、白色背景（要求不反光，一般用白纸或白布）。

（三）试药与试液

（1）重铬酸钾用基准试剂，硫酸铜及氯化钴均为分析纯试剂。

（2）比色用重铬酸钾液：精密称取在120℃干燥至恒重的基准重铬酸钾0.4000g，置500ml容量瓶中，加适量水溶解并稀释至刻度，摇匀，即得。每1ml溶液中含0.800mg的$K_2Cr_2O_7$。

（3）比色用硫酸铜液：取硫酸铜约32.5g，加适量的盐酸溶液（1→40）使溶解成500ml，精密量取10ml，置碘瓶中，加水50ml、醋酸4ml与碘化钾2g，用硫代硫酸钠滴定液（0.1mol/L）滴定，至近终点时，加淀粉指示剂2ml，继续滴定至蓝色消失。每1ml的硫代硫酸钠滴定液（0.1mol/L）相当于24.97mg的$CuSO_4 \cdot 5H_2O$。根据上述测定结果，在剩余的原溶液中加适量的盐酸溶液（1→40），使每1ml溶液中含62.4mg的$CuSO_4 \cdot 5H_2O$，即得。

（4）比色用氯化钴液：取氯化钴约32.5g，加适量的盐酸溶液（1→40）使溶解成500ml，精密量取2ml，置锥形瓶中，加水200ml，摇匀，加氨试液至溶液由浅红色转变为绿色后，加醋酸-醋酸钠缓冲液（pH6.0）10ml，加热至60℃，再加二甲酚橙指示液5滴，用乙二胺四乙酸二钠滴定液（0.05mol/L）滴定至溶液显黄色。每1ml乙二胺四乙酸二钠滴定液（0.05mol/L）相当于11.90mg的$CoCl_2 \cdot 6H_2O$。根据上述测定结果，在剩余的原溶液中加适量的盐酸溶液（1→40），使每1ml溶液中含59.5mg的$CoCl_2 \cdot 6H_2O$，即得。

（5）各种色调标准贮备液的制备：按表4.2量取比色用氯化钴液、比色用重铬酸钾液、比色用硫酸铜液与水，摇匀，即得。

表4.2 各种色调标准贮备液配制

色调	比色用氯化钴液/ml	比色用重铬酸钾液/ml	比色用硫酸铜液/ml	水/ml
黄绿色	1.2	22.8	7.2	68.8
黄色	4.0	23.3	0	72.7
橙黄色	10.6	19.0	4.0	66.4
橙红色	12.0	20.0	0	68.0
棕红色	22.5	12.5	20.0	45.0

（6）各种色调色号标准比色液的制备：按表4.3量取各色调标准贮备液与水，摇匀，即得。

表4.3 标准比色液制备

项目 \ 色号	1	2	3	4	5	6	7	8	9
贮备液/ml	0.5	1.0	1.5	2.0	2.5	3.0	4.5	6.0	7.5
加水量/ml	9.5	9.0	8.5	8.0	7.5	7.0	5.5	4.0	2.5

（四）操作方法

（1）除另有规定外，取各品种项下规定量的供试品，加水溶解，置于25ml纳氏比色管中，加水稀释至10ml。

（2）另取规定色调和色号的标准比色液10ml，置于另一25ml纳氏比色管中。

（3）两管同置于白色背景上，自上向下透视；或同置白色背景前，平视观察；比较时可在自然光下进行，以漫射光为光源。供试管呈现的颜色与对照管比较，不得更深。

（五）实验记录和结果判定

1. 实验记录

应记录供试品溶液的制备方法，标准比色液的色调色号，比较结果。

2. 结果判定

供试品溶液如显色，与规定的标准比色液比较，颜色相似或更浅，即判为符合规定；否则判为不符合规定。

（六）注意事项

（1）所用比色管应洁净、干燥，洗涤时不能用硬物刷洗，应用铬酸洗液浸泡，然后冲洗，避免表面粗糙。

（2）检查时光线应明亮，光强度应能保证使各相邻色号的标准液清晰分辨。

（3）如果供试管的颜色与对照管的颜色非常接近或色调不尽一致，使目视观察无法辨别二者的深浅时，应改用第三法（色差计法）测定。

（4）一般化学反应所产生的颜色只能够在一定时间内稳定，所以在分析中每次比色时，要同时制备对照溶液与供试品溶液，比色操作也必须在一定时间内完成。

实例解析

实例：葡萄糖中溶液的澄清度与颜色检查。

溶液的澄清度与颜色：取本品5.0g，加热水溶解后，放冷，用水稀释至10ml，溶液应澄清无色；如显混浊，与1号浊度标准液（《中国药典》2010年版二部附录Ⅸ B）比较，不得更浓；如显色，与对照液（取比色用氯化钴液3.0ml、比色用重铬酸钾液3.0ml与比色用硫酸铜液6.0ml，加水稀释成50ml）1.0ml加水稀释至10ml比较，不得更深。

检查结果：供试溶液的浊度浅于0.5号浊度标准液；
供试溶液的颜色浅于规定的标准比色液。

结论：符合规定。

八、干燥失重测定

干燥失重是指药品在规定条件下，经干燥后所减失重量的百分率。减失的重量主要是水、结晶水及其他挥发性物质（如乙醇）等。《中国药典》2010年版常采用烘箱干燥法（常压恒温干燥法）、恒温减压干燥法、干燥器干燥法。后者又分常压、减压两种。烘箱干燥法适用于对热较稳定的药品；恒温减压干燥法适用于对热较不稳定或其水分较难除尽的药品；干燥器干燥法适用于不能加热干燥的药品，减压有助于除去水分与挥发性物质。

（一）检查原理

将供试品置于干燥至恒重的扁形称量瓶中，精密称定，照各品种项下规定的条件干燥至恒重，由减失的重量和取样量计算供试品的干燥失重。

（二）仪器与用具

扁形称量瓶、烘箱、恒温减压干燥箱、干燥器（普通）、减压干燥器、真空泵、分析天平（0.1mg）。

（三）试药与试液

干燥器中常用的干燥剂为硅胶、五氧化二磷或无水氯化钙。恒温减压干燥箱中常用的干燥剂为五氧化二磷。干燥剂应保持在有效状态，硅胶应显蓝色；五氧化二磷应呈粉末状，如表面呈结皮现象应除去结皮物；无水氯化钙应呈块状。

（四）操作方法

1. 称取供试品

取供试品，混合均匀（如为较大结晶，应先迅速捣碎使成2mm以下的小粒）。称取1g或各品种项下所规定的重量，置于供试品同样条件下干燥至恒重的扁形称量瓶中（供试品平铺厚度不可超过5mm，如为疏松物质，厚度不可超过10mm），精密称定。干燥失重在1.0%以下的品种可只做一份，1.0%以上的品种应同时做平行试验两份。

2. 干燥

除另有规定外，照各品种项下规定的条件干燥。干燥时，应将瓶盖取下，置称量瓶旁，或将瓶盖半开。取出时需将称量瓶盖好。

3. 称重

用干燥器干燥的供试品，干燥后即可称重。置烘箱或恒温减压干燥箱内干燥的供试品，应在干燥后取出置干燥器中放冷至室温（一般需30~60min），再称定重量。

4. 恒重

称定后的供试品用同样方法继续干燥1h后，重复操作，称定重量，直至恒重。

（五）实验记录和结果判定

1. 实验记录

记录干燥时的温度、压力、干燥剂的种类、干燥与放冷至室温的时间、称量及恒重的数据、计算和结果（如做平行实验，取其平均值）等。

2. 结果判定

$$干燥失重 = \frac{W_1 + W_2 - W_3}{W_1} \times 100\% \tag{4.4}$$

式中，W_1为供试品的重量，g；W_2为称量瓶恒重的重量，g；W_3为称量瓶+供试品恒重的重量，g。

计算结果按"有效数字和数值的修约及其运算"修约，使其与标准中规定限度的有效数位一致。其数值小于或等于限度值时，判为符合规定；大于限度值时，则判为不符合规定。如规定为高低限度范围，而测得的数值介于高低限度范围之内时，判为符合规定。

（六）注意事项

（1）由于原料药的含量测定，根据药典"凡例"的规定，应取未经干燥的供试品进行试验，测定后再按干燥失重（或无水物）计算，因而干燥失重的数据将直接影响含量测定；当供试品具有引湿性时，宜将含量测定和干燥失重的取样放在同一时间进行。

（2）供试品如未达到规定的干燥温度即融化时，应先将供试品在较低温度下干燥至大部分水分挥发后，再按规定条件干燥。

（3）从干燥器中取出供试品后，应快速称量，尽量避免吸潮。

（4）称定扁形称量瓶及供试品以及干燥后的恒重，均应准确至0.1mg位。

（5）同时进行几个供试品的干燥失重测定时，称量瓶（包括瓶盖）宜先用适宜的方法编码标记，以免混淆；称量瓶放入烘箱内的位置，以及取出放冷、称重的顺序，应先后一致，则较易获得恒重。

（6）初次使用新的减压干燥器时，应先将外部用厚布包好，再行减压，以防破碎伤人。

减压干燥器内部为负压,开启前应注意缓缓旋开进气阀,使干燥空气进入,并避免气流吹散供试品。

(7) 除另有规定外,烘箱干燥法一般采用105℃,恒温减压干燥法采用60℃,压力应在2.67kPa(20mmHg)以下。

(8) 干燥至恒重,除另有规定外,系指在规定条件下连续两次干燥后称重的差异在0.3mg以下。干燥过程中的第二次及以后各次称重均应在规定条件下继续干燥1h后进行。

实例解析

实例:葡萄糖的干燥失重测定。

干燥失重:取本品,在105℃干燥至恒重,减失重量不得过9.5%(《中国药典》2010年版二部附录Ⅷ L)。

天平型号:天平 FA1104;干燥温度:105℃

取洗净的扁形称量瓶两只,连同敞开的瓶盖在105℃干燥3h后,冷却30min,精密称定其重量。用同样方法继续干燥1h后,冷却30min,精密称定其重量。

称量瓶重/g	(1)	(2)
第一次干燥	17.8552	17.2538
第二次干燥	17.8550	17.2535
相差(≤0.3mg)	0.0002	0.0003

称取葡萄糖1.0g,平铺在干燥至恒重的扁形称量瓶中,精密称定其重量。在105℃干燥3h后,冷却30min,精密称定其重量。用同样方法继续干燥1h后,冷却30min,精密称定其重量。

	(1)	(2)
称量瓶及样品重/g	18.8993	18.2560
第一次干燥	18.8504	18.2078
第二次干燥	18.8502	18.2077
相差(≤0.3mg)	0.0002	0.0001

结果计算:

(1) 干燥失重 $= \dfrac{18.8993 - 18.8502}{18.8993 - 17.8550} \times 100\% = 4.70\%$

(2) 干燥失重 $= \dfrac{18.2560 - 18.2077}{18.2560 - 17.2535} \times 100\% = 4.82\%$

平均:4.8%

结论:符合规定(规定:不得过9.5%)

九、水分测定法

药物中水分的存在,可使某些药物发生水解、霉变等,故应控制某些药物的水分含量。《中国药典》2010年版二部收载的水分测定法有两种方法:第一法(费休法),第二法(甲苯法)。费休法适用于任何可溶解于费休试液但不与费休试液起化学反应的药物的水分测定,对遇热易破坏的样品仍能用该法测定。费休法又分为容量滴定法和库仑滴定法,以下重点介绍费休法中的容量滴定法。

（一）检查原理

根据碘和二氧化硫在吡啶和甲醇溶液中能与水起定量反应的原理，由滴定溶液颜色变化（由淡黄变为红棕色）或用永停滴定法指示终点，利用纯水首先标定出每1ml费休试液相当于水的重量（mg），再根据样品与费休试液的反应计算出样品中的水分含量。反应式如下：

$$I_2+SO_2+3C_5H_5N+CH_3OH+H_2O \longrightarrow 2C_5H_5 \cdot HI+C_5H_5N \cdot HSO_4CH_3$$

吡啶与甲醇不仅作为溶剂，而且参与滴定反应，此外，吡啶还可以与二氧化硫结合降低其蒸气压，使其在溶液中保持比较稳定的浓度。

（二）仪器与用具

分析天平（感量0.1mg）、大台秤、水分测定仪或磨口自动滴定管（最小分度值0.05ml）、永停滴定仪、电磁搅拌器。

凡与试剂或费休试液直接接触的物品，玻璃仪器需在120℃至少干烤2h，橡皮塞在80℃干烤2h，取出置干燥器内备用。

（三）试药与试液

碘、无水甲醇、吡啶、二氧化硫、浓硫酸、无水氧化钙。

（四）操作方法

1. 费休试液的配制与标定

（1）费休试液的制备　用架盘天平，称得1000ml锥形瓶的重量，再分别称取碘110g、吡啶158g置锥形瓶中，充分振摇。加入吡啶后，溶液会发热，应注意给予冷却。用500ml量筒量取无水甲醇300ml，倒入锥形瓶中，塞上带有玻璃弯管的双孔橡皮塞，称其总重量。将锥形瓶置于冰水浴中，缓缓旋开二氧化硫钢瓶的出口阀，气体流速以洗气瓶中的硫酸和锥形瓶中溶液内出连续气泡为宜。直至总重量增加至72g为止。再用无水甲醇稀释至1000ml，摇匀，避光放置24h，备用。

（2）费休试液的标定　用水分测定仪直接标定。或精密称取纯化水10～30mg，置干燥的带橡皮塞玻璃管中，通过有无水甲醇的滴定装置加无水甲醇2ml后，立即用费休试液滴定，在不断振摇下溶液由浅黄色变为红棕色为终点，或用永停滴定法指示终点，记录滴定体积A。另以2ml无水甲醇两份做空白试验，记录滴定体积，计算平均值，记作空白B。

按式（4.5）计算每毫升费休试液相当于水的重量（mg）：

$$F=\frac{W}{A-B} \tag{4.5}$$

式中，F为每1ml费休试液相当于水的重量，mg；W为称取重蒸馏水的重量，mg；A为滴定重蒸馏水所消耗费休试剂的量，ml；B为空白所消耗费休试液的量，ml。

标定应取3份以上，3次连续标定结果应在±1%以内，以平均值作为费休试液的强度。

2. 供试品的测定

精密称取供试品适量（消耗费休试液1～5ml），置干燥的带橡皮塞玻璃瓶中，通过有无水甲醇的滴定装置加无水甲醇2ml后，立即用费休试液滴定，在不断振摇下，溶液由浅黄色变为红棕色为终点，或用永停滴定法指示终点，记录滴定体积A'。另做空白实验，计算平均值，记作空白B'。

按式（4.6）计算供试品中水分含量：

$$供试品中水分含量(\%)=\frac{(A'-B')F}{W} \tag{4.6}$$

单元四　药物杂质检查技术

式中，F 为每 1ml 费休试液相当于水的重量，mg；W 为称取供试品的重量，mg；A' 为滴定供试品所消耗费休试剂的体积，ml；B' 为空白所消耗费休试剂的体积，ml。

（五）实验记录和结果判定

1. 实验记录

记录所采用的方法，供试品取用量，消耗费休试液的体积，操作过程使用的特殊试剂、试液名称和用量或对检查结果有影响的试剂用量，实验过程的现象及实验结果等。

2. 结果判定

计算结果按"有效数字和数值的修约及其运算"修约，使其与标准中规定限度的有效数位一致。其数值小于或等于限度值时，判为符合规定；大于限度值时，则判为不符合规定。

（六）注意事项

（1）由于费休试液吸水性强，因此在配制、标定及滴定中所用仪器均应洁净干燥。试液的配制过程中应防止空气中水分的侵入，进入滴定装置的空气亦经干燥剂除湿。试液的标定、贮存及水分滴定操作均应在避光、干燥环境处进行。

（2）费休试液的强度低于 2.5mg/ml 时，即不应使用。

（3）费休试液的强度应在每次使用前，重新标定。

（4）滴定操作宜在通风橱内进行，并保持橱内干燥。

实例解析

实例：青霉素钠中的水分测定

水分：取本品，照水分测定法（《中国药典》2010 年版二部附录 Ⅷ M 第一法 A）测定，含水分不得过 0.5%。

室温：25℃；相对湿度：48%；方法：费休法（容量滴定法）

仪器：天平 FA1104（0.1mg）；ZYT-1 型自动永停滴定仪

费休试液：每 1ml 费休试液相当于 3.45mg 的水（临用前标定）

空白 1：0.13ml；空白 2：0.13ml；空白平均：0.13ml

	（1）	（2）
供试品重/g	1.6085	1.6122
消耗体积/ml	2.08	2.05

结果计算：

(1) 水分 $= \dfrac{(2.08-0.13)\times 3.45}{1.6085\times 1000}\times 100\% = 0.42\%$

(2) 水分 $= \dfrac{(2.05-0.13)\times 3.45}{1.6122\times 1000}\times 100\% = 0.41\%$

平均：0.4%

结论：符合规定（规定：不得过 0.5%）

十、易炭化物检查法

易炭化物是指药物中夹杂有遇硫酸易炭化或易氧化而呈色的有机杂质。《中国药典》收载的易炭化物检查方法为比色法。

（一）检查原理

将一定量的供试品加入硫酸中溶解后，静置，产生的颜色与标准比色液（或用比色用重铬酸钾溶液、比色用硫酸铜溶液或比色用氯化钴溶液配制的对照液）比较，以控制易炭化物限量。

（二）仪器与用具

纳氏比色管、白色衬板。

（三）试药与试液

硫酸〔含 H_2SO_4 应为 94.5%～95.5%（g/g），要防止硫酸吸水改变浓度，必要时应标定〕、各种色调色号标准比色液。

（四）操作方法

(1) 取内径、色泽一致的具塞比色管两支，编号为甲管、乙管。

(2) 甲管中加该药品项下规定的对照溶液 5ml。

(3) 乙管中加无色的硫酸〔含 H_2SO_4 应为 94.5%～95.5%（g/g）〕5ml。

(4) 取规定量的供试品（如为固体，应先研成细粉）分次缓缓加入乙管中，振摇使溶解。

(5) 除另有规定外，静置 15min，将甲、乙两管同置白色衬板前，平视观察，比较颜色深浅。

（五）实验记录和结果判定

1. 实验记录

应记录供试品溶液的制备方法，标准比色液的色调色号，比较结果。

2. 结果判定

乙管中所显颜色如浅于甲管，判为符合规定；乙管中所显颜色如深于甲管，则判为不符合规定。判定有困难时，可交换甲、乙管位置观察。

（六）注意事项

(1) 比色管应干燥、洁净，如乙管中加硫酸后，在加入供试品之前已显色，应重新洗涤比色管，干燥后再使用。

(2) 乙管必须先加硫酸后再加供试品，以防供试品黏结在管底，不易溶解完全。

(3) 必须分次向乙管缓缓加入供试品，边加边振摇，使溶解完全，避免因一次加入过量而导致供试品结成团，被硫酸炭化液包裹后溶解很困难。

(4) 如《中国药典》规定需加热才能溶解时，可取供试品与硫酸混合均匀，加热溶解后，放冷至室温，再移至比色管中。加热条件应严格按《中国药典》规定。

实例解析

实例：葡甲胺中易炭化物的检查

易炭化物：取本品 0.25g，依法检查（《中国药典》2010 年版二部附录Ⅷ O），与橙红色 2 号标准比色液比较，不得更深。

供试品溶液：乙管中加 95% 硫酸 5ml，取葡甲胺 0.25g，分次缓缓加入乙管中，振摇使溶解，静置 15min。

对照液：甲管中加橙红色 2 号标准比色液 5ml。

检查结果：供试品溶液比对照液颜色浅。

结论：符合规定。

单元四　药物杂质检查技术

十一、炽灼残渣检查法

炽灼残渣是指将药品（多为有机化合物）经加热灼烧至完全灰化，再加硫酸0.5～1ml并炽灼（700～800℃）至恒重后遗留的金属氧化物或其硫酸盐。

（一）检查原理

炽灼残渣是测定药物中不挥发性无机杂质的总量。有机药物经低温炭化，再加硫酸湿润，低温加热至硫酸蒸气除尽后，于高温（700～800℃）炽灼至完全灰化，使有机药物破坏分解变为挥发性物质逸出，非挥发性无机杂质（多为金属的氧化物或盐类）成为硫酸盐，称为炽灼残渣，称重，计算，以判断供试品中的炽灼残渣是否符合规定。方法中加硫酸处理是使杂质转化为稳定的硫酸盐，并帮助有机物炭化。

（二）仪器与用具

高温炉、坩埚（瓷坩埚、铂坩埚、石英坩埚等）、坩埚钳（普通坩埚钳、尖端包有铂层的铂坩埚钳）、通风柜、分析天平（感量0.1mg）。

（三）试药与试液

硫酸。

（四）操作方法

1. 空坩埚恒重

取洁净坩埚置高温炉内，将坩埚盖斜盖于坩埚上，经加热至700～800℃炽灼30～60min，停止加热，待高温炉温度冷却至约300℃，取出坩埚，置适宜的干燥器内，盖好坩埚盖，放冷至室温（一般约需60min），精密称定坩埚重量（准确至0.1mg）。再以同样条件重复操作，直至恒重，备用。

2. 称取供试品

取供试品1.0～2.0g或各品种项下规定的重量，置已炽灼至恒重的坩埚内，精密称定。

3. 炭化

将盛有供试品的坩埚置电炉上缓缓灼烧（应避免供试品受热骤然膨胀或燃烧而逸出），炽灼至供试品全部炭化呈黑色，并不再冒烟，放冷至室温（以上操作应在通风柜内进行）。

4. 灰化

除另有规定外，滴加硫酸0.5～1ml，使炭化物全部湿润，继续在电炉上加热至硫酸蒸气除尽，白烟完全消失（以上操作应在通风柜内进行）。将坩埚置高温炉内，坩埚盖斜盖于坩埚上，在700～800℃炽灼约60min，使供试品完全灰化。

5. 恒重

按操作方法1.中自"停止加热，待高温炉……"起操作，直至恒重。

（五）实验记录和结果判定

1. 实验记录

记录供试品取用量、炽灼温度、时间、坩埚及残渣的恒重数据、计算及结果等。

2. 结果判定

$$炽灼残渣 = \frac{残渣及坩埚重量 - 空坩埚重量}{供试品重量} \times 100\% \qquad (4.7)$$

计算结果按"有效数字和数值的修约及其运算"修约，使其与标准中规定限度的有效数位一致。其数值小于或等于限度值时,判为符合规定(当限度规定为≤0.1%,而实验结果符合规定时,报告数据应为"小于0.1%"或"为0.1%");其数值大于限度值时,则判为不符合规定。

（六）注意事项

(1) 炭化与灰化的前一段操作应在通风柜内进行。供试品放入高温炉前,务必完全炭化并除尽硫酸蒸气。必要时,高温炉应加装排气管道。

(2) 供试品的取用量,除另有规定外,一般为1.0～2.0g(炽灼残渣限度为0.1%～0.2%)。如有限度较高的品种,可调整供试品的取用量,使炽灼残渣的量为1～2mg。

(3) 坩埚应编码标记,盖子与坩埚应编码一致。从高温炉中取出时的温度、先后次序、在干燥器内的放冷时间以及称量顺序,均应前后一致;同一干燥器内同时放置的坩埚最好不超过4个,否则不易达到恒重。

(4) 炽灼残渣如需留作重金属检查,则供试品的取用量应为1.0g,炽灼温度必须控制在500～600℃,以防部分重金属挥发,使测定结果偏低。

(5) 如供试品中含有碱金属或氟元素时,可腐蚀瓷坩埚,则应使用铂坩埚。在高温条件下取热铂坩埚时,宜用钳头包有铂箔的坩埚钳。

实例解析

实例：葡萄糖的炽灼残渣检查

炽灼残渣：不得过0.1%(《中国药典》2010年版二部附录Ⅷ N)。

天平型号：天平FA1104；炽灼温度：700～800℃

取干净、干燥的瓷坩埚两个,700～800℃炽灼60min,放冷,称重;以同样条件继续炽灼30min,放冷,称重。数据如下：

	(1)	(2)
第一次炽灼/g	35.4308	34.6578
第二次炽灼/g	35.4307	34.6576
相差（≤0.3mg）	0.0001	0.0002

称取葡萄糖1.0g,置已炽灼至恒重的坩埚中,精密称定;置电炉上炽灼至供试品全部炭化呈黑色,放冷,滴加硫酸0.5～1ml,继续在电炉上加热至硫酸蒸气除尽,然后在700～800℃炽灼60min,放冷,称重;以同样条件继续炽灼30min,放冷,称重。数据如下：

	(1)	(2)
供试品及坩埚重/g	36.4362	35.6583
第一次炽灼/g	35.4314	35.6586
第二次炽灼/g	35.4313	35.6583
相差（≤0.3mg）	0.0001	0.0003

结果计算：

(1) 炽灼残渣 $= \dfrac{35.4313 - 35.4307}{36.4362 - 35.4307} \times 100\% = 0.060\%$

(2) 炽灼残渣 $= \dfrac{34.6583 - 34.6576}{35.6583 - 35.6576} \times 100\% = 0.070\%$

平均：0.06%

结论：符合规定（规定：不得过0.1%）。

十二、有机溶剂残留量测定法

残留溶剂是指在原料药或辅料的生产中，以及在制剂过程中使用过，但在工艺过程中未完全去除的有机溶剂。药物中常见的残留溶剂及限度参照《中国药典》2010年版二部的规定，除另有规定外，第一类、第二类、第三类溶剂的残留量应符合其规定；对其他溶剂，应根据生产工艺的特点，制定相应的限度，使其符合产品质量标准的要求。有机溶剂残留量采用气相色谱法测定。

（一）系统适用性试验

(1) 待测物的色谱峰计算，毛细管色谱柱的理论塔板数均应大于5000；填充柱的理论塔板数一般应大于1000。

(2) 色谱图中，待测物色谱峰与其相邻的色谱峰的分离度应大于1.5。

(3) 以内标法测定时，对照品溶液连续进样5次，所得待测物与内标物峰面积之比的相对标准偏差（RSD）应不大于5%；若以外标法测定，所得待测物峰面积的相对标准偏差（RSD）应不大于10%。

（二）测定方法

1. 第一法　毛细管柱顶空进样等温法

当需要检查的有机溶剂数量不多，且极性差异较小时，可采用此法。

(1) 色谱条件　柱温应根据待测溶剂及配制供试液的溶剂的沸点决定。为避免溶剂在柱内凝结，提高保留时间的重现性，柱温不宜太低，通常在40~100℃间适当选定；常以氮气为载气，流速为每分钟1.0~2.0ml；以水为溶剂时顶空瓶平衡温度为70~85℃，顶空瓶平衡时间为30~60min；进样口温度一般为150~200℃；如采用FID检测器，温度为250℃。

(2) 测定法　取对照品溶液和供试品溶液，分别连续进样不少于2次，测定待测峰的峰面积。由于静态顶空进样时，抽取的是处于气液平衡的顶空气，所以每个顶空瓶只能取样一次。

2. 第二法　毛细管柱顶空瓶进样系统程序升温法

当需要检查的有机溶剂数量较多且极性差异较大时，可采用此法。

(1) 色谱条件　如为非极性色谱系统，柱温一般先在30℃维持7min，再以8℃/min的速度升至120℃，维持15min；如为极性色谱系统，柱温一般先在60℃维持6min，再以8℃/min的升温速率升至100℃，维持20min；以氮气为载气，流速为2.0ml/min；以水为溶剂时顶空瓶平衡温度为70~85℃，顶空瓶平衡时间为30~60min；进样口温度为200℃；如采用FID检测器，温度为250℃。

(2) 测定法　取对照品溶液和供试品溶液，分别连续进样不少于2次，测定待测峰的峰面积。

3. 第三法　溶液直接进样法

主要适用于企业对生产工艺中特定的残留溶剂的控制，可采用填充柱，亦可采用适宜极性的毛细管柱。

测定法：取对照品溶液和供试品溶液，分别连续进样2~3次，每次1~21μl，测定待测峰的峰面积。

（三）结果计算

1. 限度检查

除另有规定外，按各品种项下规定的供试溶液浓度测定。以内标法测定时，供试品溶液所得被测溶剂峰面积与内标峰面积之比不得大于对照品溶液的相应比值。以外标法测定时，供试品溶液所得被测溶剂峰面积不得大于对照品溶液的相应峰面积。

2. 定量测定

按内标法或外标法计算各残留溶剂的量。

（四）注意事项

（1）测定方法的选择：在用溶液直接进样法测定时，药物本身会给系统带来干扰或严重污染，应采用顶空进样法。

（2）可参照以下情况选择内标物：二氧六环与吡啶可互为内标物，苯与甲苯可互为内标物，三氯甲烷的内标物为1,2-二氯乙烷。

第三节　药物特殊杂质检查

特殊杂质是指在药物的生产和贮藏过程中，因生产工艺或药物本身性质可能引入的杂质。特殊杂质随药物品种不同而异，一般分列在该品种正文项下。特殊杂质种类很多，有的结构尚不明确，检查方法也各不相同，主要是利用药物和杂质在物理和化学性质上的差异选择适当的方法进行检查。常用的特殊杂质检查方法一般有物理法、化学法、光谱法和色谱法。以下重点介绍薄层色谱法和高效液相色谱法。

一、薄层色谱法

药物中的一些特殊杂质（如反应的中间体、副产物、分解产物等）的结构与药物相近，性质差别小，必须分离后再检查。色谱法能利用药物与杂质在互不混溶的两相中的分配系数或其他性质的差异而被分离，故被广泛应用在杂质检查中。薄层色谱法简便易行、灵敏度高，不需要特殊设备，成本低，又有一定的分离效能，是特殊杂质检查应用最广泛的方法。常用的方法有4种。

（一）杂质对照品法

根据杂质限量，取供试品溶液和一定浓度的杂质对照品溶液，分别点样于同一硅胶（或其他吸附剂）薄层板上，展开、定位、检查，供试品中所含杂质斑点的大小，不得超过相应杂质对照斑点的大小。

本法准确度高，适用于已知杂质并能制备各杂质对照品的情况。

实例解析

实例：克霉唑中咪唑的检查

方法：取本品，加三氯甲烷制成100mg/ml的溶液，作为供试品溶液；另取咪唑对照品，加三氯甲烷制成0.5mg/ml的溶液，作为对照品溶液。按照薄层色谱法试验，吸取上述两种溶液各5μl，分别点于同一硅胶G薄层板上，以二甲苯-正丙醇-浓氨溶液（180：20：1）

为展开剂,展开后,晾干,在碘蒸气中显色。供试品溶液如显与对照品溶液相应的杂质斑点,其颜色与对照品溶液的主斑点比较,不得更深(0.5%)。

解析:杂质限量 $=\dfrac{0.5\times 5}{100\times 5}\times 100\%=0.5\%$

克霉唑中杂质已知,且易得,故采用杂质对照品法进行检查。

(二)供试品自身对照法

将供试品溶液按限量要求稀释至一定浓度作为对照品溶液,与供试品溶液分别点于同一薄层板上,展开、定位、检查,供试品溶液所显杂质斑点,不得深于对照溶液所显主斑点颜色(或荧光强度)。

本法准确度较差,适用于杂质的结构不能确定,或无杂质对照品的情况。要求供试品与所检杂质对显色剂所显的颜色应相同,显色灵敏度也应相同或相近。当供试品中有多个杂质存在时,可以配制几种限量的对照品溶液,加以比较。

实例解析

实例1:托吡卡胺中有关物质的检查

方法:取本品,加三氯甲烷制成20mg/ml的溶液,作为供试品溶液;精密量取适量,加三氯甲烷稀释制成0.2mg/ml的溶液,作为对照品溶液。吸取上述两种溶液各10μl,分别点于同一硅胶GF_{254}薄层板上,以三氯甲烷-甲醇-浓氨溶液(190:10:1)为展开剂,展开,晾干,置紫外光灯(254nm)下检视。供试品溶液如显杂质斑点,与对照品溶液的主斑点比较,不得更深。

实例2:盐酸异丙嗪中有关物质检查

方法:取供试品,加二氯甲烷制成10mg/ml的溶液,作为供试品溶液;精密量取试液适量,加二氯甲烷稀释成0.15mg/ml和0.05mg/ml的溶液,作为对照液①和②。吸取上述三种溶液各10μl,分别点于同一硅胶GF_{254}薄层板上,以己烷-丙酮-二乙胺(8.5:1:0.5)为展开剂,展开后,晾干,置紫外灯(254nm)下检视。供试品溶液如显杂质斑点,不得多于3个;其杂质斑点与对照品溶液②的主斑点比较,不得更深;如有一点超过,应不深于对照溶液①的主斑点。

分析:盐酸异丙嗪是以吩噻嗪为母核经缩合而成,本法主要检查在缩合反应时产生的N,N,β-三甲基-10H-吩噻嗪-10-乙胺异构体和吩噻嗪等以及贮存过程中可能产生的分解产物。

(三)对照药物法

用与供试品相同的药物作为对照品,此对照药物中所含待检杂质需符合限量要求,且稳定性好。取供试品溶液与对照药物溶液分别点于同一块薄层板上,展开、斑点显色、定位、检视,供试品溶液色谱中所显主斑点、其他杂质斑点与对照药物所显主斑点、其他杂质斑点进行对应比较,不得更深。

本法适用于无适合的杂质对照品,尤其是供试品所显杂质斑点颜色与主成分斑点的颜色有差异,难以判断杂质限量的情况。

实例解析

实例:门冬氨酸中其他氨基酸的检查

方法:取本品,加水微热使溶解,制成10mg/ml的供试品溶液;另取门冬氨酸对照品适量，加水制成0.05mg/ml的对照溶液。按照薄层色谱法试验，吸取上述两种溶液各5μl，分别点于同一硅胶G薄层板上，以正丙醇-水-冰醋酸（2∶2∶1）为展开剂，展开，晾干，在90℃干燥10min，喷以茚三酮的丙酮溶液（1→50），在90℃加热至显色，立即检视。供试品溶液如显杂质斑点，与对照品溶液的主斑点比较，不得更深。

（四）在一定供试品及检查条件下，不允许有杂质斑点存在

利用试验条件下显色剂对杂质的检测限来控制杂质限量。根据杂质限量，取供试品溶液点于薄层板上，展开、斑点显色、定位、检视，供试品中除主斑点外，不得显其他斑点。

实例解析

实例：阿昔洛韦中有关物质的检查

方法：取本品，加二甲基亚砜制成每1ml含10mg的溶液，照薄层色谱法试验，吸取上述溶液5μl，点于硅胶GF_{254}薄层板上，以三氯甲烷-甲醇-浓氨溶液（80∶20∶2）为展开剂，展开，晾干，置紫外光灯（254nm）下检视，除主斑点外，不得显其他斑点。

二、高效液相色谱法

采用高效液相色谱法检查杂质，不但可用于杂质限量检查，也可用于杂质的含量测定，本法在杂质检查中应用日益广泛。

（一）加校正因子的主成分自身对照法

将供试品溶液稀释成与杂质限度相当浓度的溶液，作为对照溶液，进样，调节仪器灵敏度（以噪声水平可接受为限）或进样量（以柱子不过载为限），使对照品溶液的主成分色谱峰高约达满量程的10%～25%或其峰面积能准确积分（通常，含量低于0.5%的杂质，峰面积的RSD应小于10%；含量在0.5%～2%的杂质，峰面积的RSD应小于5%；含量大于2%的杂质，峰面积的RSD应小于2%）。然后，取供试品溶液和对照溶液适量，分别进样。供试品溶液的记录时间，除另有规定外，应为主成分色谱峰保留时间的2倍。测量供试品溶液色谱图上各杂质的峰面积，分别乘以相应的校正因子后与对照溶液主成分的峰面积比较，依法计算各杂质含量。

本法适用于已知杂质在规定检测波长下的校正因子与主成分不一致的情况。

（二）不加校正因子的主成分自身对照法

将供试品溶液稀释成与杂质限度相当浓度的溶液，作为对照溶液，并调节检测灵敏度后，取供试品溶液和对照品溶液适量，分别进样。供试品溶液的记录时间除另有规定外，应为主成分保留时间的2倍。测量供试品溶液色谱图上各杂质的峰面积并与对照品溶液主成分的峰面积比较，依法计算各杂质含量或限量。

本法适用于没有杂质对照品或未建立杂质对照品时的杂质检查。

注意事项：若供试品所含的部分杂质峰未与溶剂峰完全分离，则按规定先记录色谱图Ⅰ，再记录等体积纯溶剂的色谱图Ⅱ。色谱图Ⅰ上杂质峰的总面积（含溶剂峰面积），减去色谱图Ⅱ上溶剂峰的面积，即得总杂质峰的校正面积，然后依法计算。

实例解析

实例：阿替洛尔中有关物质的检查

方法：以十八烷基硅烷键合硅胶为填充剂，以磷酸盐缓冲液（取磷酸二氢钾6.8g，加水溶解并稀释至1000ml，用磷酸调节pH值至3.0，即得）700ml，加甲醇300ml与辛烷磺酸钠1.30g，混匀，为流动相，检测波长为275nm。理论塔板数按阿替洛尔峰计算不低于2000。

取本品适量，加流动相，超声处理使溶解并稀释制成0.1mg/ml的溶液，作为供试品溶液。精密量取1ml，置100ml容量瓶中，加流动相稀释至刻度，摇匀，作为对照溶液。按照含量项下的色谱条件，取对照溶液20μl注入液相色谱仪，调节检测灵敏度，使主成分色谱峰的峰高约为满量程的20%；精密量取供试品溶液与对照品溶液各20μl，分别注入液相色谱仪，记录色谱图至主成分峰保留时间的3倍。供试品溶液色谱图中如有杂质峰，各杂质峰面积的和不得大于对照溶液主峰面积。

分析：本法采用供试品溶液的稀释液为对照，以对照液主峰的面积作为参比，来控制药物中杂质的量。

（三）内标法加校正因子测定供试品中杂质的含量

按各品种项下规定，配制含有内标的供试品溶液和杂质对照品溶液，进样分析，测定对照品和供试品中杂质和内标的峰面积，按内标法计算杂质的含量。

本法适用于有杂质对照品时的杂质检查。

（四）外标法测定供试品中某个杂质的含量

按各品种项下规定，配制杂质对照品溶液和供试品溶液，进样分析，测定对照品和供试品中杂质的峰面积，按外标法计算杂质的含量。

本法适用于有杂质对照品或杂质对照品易得时的杂质检查。

（五）面积归一化法

取供试品溶液适量，进样分析，测量各杂质峰的面积和色谱图上除溶剂峰以外的总色谱峰面积，计算各杂质峰面积及其之和占总峰面积的百分率。

由于本法测定误差大，通常只能粗略用于考察供试品中杂质含量。除另有规定外，一般不宜用于微量杂质的检查。

实例解析

实例：依托咪酯中有关物质的检查

方法：用十八烷基硅烷键合硅胶为填充剂，以甲醇-0.062%醋酸铵溶液（60:40）为流动相；检测波长为240nm，柱温为50℃。理论塔板数按依托咪酯峰计算不低于2000。依托咪酯峰和降解产物峰的分离度应符合要求。

取本品适量，加流动相溶解并稀释制成1mg/ml的溶液，作为供试品溶液；精密量取1ml，置100ml容量瓶中，用流动相稀释至刻度，摇匀，作为预试溶液。取预试溶液5μl注入液相色谱仪，调节检测灵敏度，使主成分色谱峰的峰高约为满量程的15%，再取供试品溶液5μl注入液相色谱仪，记录色谱图；量取降解产物和依托咪酯的峰面积，按归一化法计算，降解产物应不超过0.5%。

三、其他方法

（一）物理法

利用药物与特殊杂质在臭味、挥发性、溶解性、旋光性及颜色等方面的物理性质差异，对杂质直接进行检查，以控制杂质限量。

（二）化学法

利用药物与杂质之间酸碱性质的差异、杂质与一定的试剂产生沉淀或颜色、杂质与一定试剂反应产生气体、药物与杂质在氧化还原性质上的差异，对杂质直接进行检查，以控制杂质限量。

（三）分光光度法

由于药物和杂质的结构不同，对光吸收的性质就有差异，可利用杂质与药物对光选择性吸收的差异进行杂质检查。常用的方法有紫外分光光度法、比色法、红外分光光度法及原子吸收分光光度法，其中紫外分光光度法应用较多。

学习小结

本单元主要介绍药物杂质检查规则、氯化物等12类一般杂质检查方法、特殊杂质检查方法等内容。

（1）杂质普遍存在于药物中，杂质的存在影响药物的纯度、安全性和有效性。药物中杂质主要由生产过程和贮存过程引入，按来源可以分为一般杂质和特殊杂质。药物杂质检查一般不需要准确测定含量，一般又称为杂质限量检查。

（2）一般杂质检查方法收载于药典附录中，主要介绍氯化物、硫酸盐、铁盐、重金属、砷盐、干燥失重、炽灼残渣、易炭化物、水分、溶液的澄清度、溶液的颜色、有机溶剂残留量等12种一般杂质的检查方法。学习时应按检查项目重点掌握检查原理、方法及结果判定，并了解有关注意事项。

（3）特殊杂质种类繁多，检查方法各异，收载在各品种质量标准正文项下。特殊杂质检查应用较多的有薄层色谱法、高效液相色谱法和紫外-可见分光光度法等。这些仪器的结构、使用注意事项可参阅本书单元二的相关内容。

（4）薄层色谱法在药物特殊杂质检查中的应用，主要有杂质对照品法、供试品自身对照法、对照药物法和灵敏度法等。

（5）高效液相色谱法在药物特殊杂质检查中的应用，主要有加校正因子的主成分自身对照法、不加校正因子的主成分自身对照法、内标法加校正因子测定供试品中杂质的含量、外标法测定供试品中某个杂质的含量、面积归一化法等。

上述内容对应药物检验工级别，要求如下：

工种级别	所需掌握的知识内容
初级	第一节 药物杂质检查规则；第二节 药物的一般杂质检查——氯化物、硫酸盐、溶液的澄清度、溶液的颜色、干燥失重、炽灼残渣
中级	第二节 药物的一般杂质检查——铁盐、重金属、水分、易炭化物；第三节 药物特殊杂质检查
高级	第二节 药物的一般杂质检查——砷盐、有机溶剂残留量测定

习 题

一、单项选择题

1. 铁盐检查法中，所使用的显色剂是（　　）。
   A. 硫氰酸铵溶液　　　　　　　　　　B. 水杨酸钠溶液
   C. 氰化钾溶液　　　　　　　　　　　D. 过硫酸铵溶液

2. 古蔡氏检砷法中，使用醋酸铅棉花的目的是（　　）。
   A. 吸收锑化氢　　　　　　　　　　　B. 吸收砷化氢
   C. 吸收硫化氢　　　　　　　　　　　D. 吸收二氧化硫

3. 《中国药典》2010 年版古蔡氏检砷法中，加入碘化钾试液的主要作用是（　　）。
   A. 还原五价砷成砷化氢　　　　　　　B. 还原五价砷成三价的砷
   C. 还原三价砷成砷化氢　　　　　　　D. 还原硫成硫化氢

4. 在重金属的检查法中，使用的硫代乙酰胺试液的作用是（　　）。
   A. 稳定剂　　　B. 显色剂　　　C. 掩蔽剂　　　D. pH 调整剂

5. 检查某药物中的砷盐，取标准砷溶液 2ml（1ml 相当于 1μg 砷），制备标准砷斑，已知砷为 0.0001%，应取供试品的质量为（　　）。
   A. 0.02g　　　B. 0.020g　　　C. 2.0g　　　D. 1.0g

6. 重金属检查中，加入硫代乙酰胺时溶液最佳的 pH 是（　　）。
   A. 1.5　　　B. 3.5　　　C. 7.5　　　D. 9.5
   E. 11.5

7. 药物中的"杂质"是指（　　）。
   A. 盐酸普鲁卡因中的盐酸　　　　　　B. 溴酸钾中的氯化钾
   C. 阿莫西林中的结晶水　　　　　　　D. 维生素 C 注射液中的亚硫酸氢钠

8. 检查维生素 C 中的重金属时，若取样量为 0.10g，要求含重金属不得超过百万分之十，应取标准铅溶液（0.01mg Pb/ml）的体积是（　　）。
   A. 0.10ml　　　B. 0.20ml　　　C. 0.40ml　　　D. 1.0ml

9. 《中国药典》规定的一般杂质检查中不包括的项目是（　　）。
   A. 硫酸盐　　　B. 氯化物　　　C. 溶出度　　　D. 重金属

10. 易炭化物检查法用于检查药物中存在的遇硫酸易炭化或易氧化而呈色的是（　　）。
    A. 一般杂质　　　B. 特殊杂质　　　C. 无机杂质　　　D. 有机杂质

11. 用炽灼残渣项下得到的残渣检查重金属时，炽灼温度为（　　）。
    A. 500～600℃　　　B. 600～700℃　　　C. 700～800℃　　　D. 800～900℃

12. Ag-DDC 法检查砷盐时，判断结果依据是（　　）。
    A. 砷斑颜色　　　　　　　　　　　　B. Ag(DDC) 吡啶溶液的体积
    C. Ag(DDC) 吡啶吸收液的吸光度大小　D. 砷化氢气体多少

13. 采用高效液相色谱法的加校正因子的主成分自身对照法检查杂质，以（　　）为对照。
    A. 与供试品相同的药物　　　　　　　B. 供试品溶液的自身稀释液
    C. 杂质对照品溶液　　　　　　　　　D. 含有内标的杂质对照品溶液

14. 采用薄层色谱法的供试品自身对照法检查杂质，本法的特点是（　　）。

A. 准确度高，适用于杂质已知、杂质对照品易得的情况
B. 准确度较差，适用于杂质的结构不能确定，或无杂质对照品的情况
C. 准确度高，适用于杂质的结构不能确定，或无杂质对照品的情况
D. 准确度较差，适用于杂质已知、杂质对照品易得的情况

15.《中国药典》中盐酸异丙嗪中有关物质检查，采用的方法是（　　）。
A. 高效液相色谱法　　　　　　　　　　B. 气相色谱法
C. 紫外-可见分光光度法　　　　　　　D. 薄层色谱法

二、多项选择题

1. 药物中杂质限量的表示方法有（　　）。
A. ％　　　　　　　B. ‰　　　　　　　C. 万分之几
D. 百万分之几　　　E. 标示量％

2. 在氯化物检查中，加入稀硝酸的作用是（　　）。
A. 加速氯化银沉淀的生成　　　　　B. 加速碳酸银沉淀的形成
C. 避免磷酸银沉淀的形成　　　　　D. 避免氧化银沉淀的形成
E. 产生较好的乳浊

3. 重金属检查法中，所使用的显色剂是（　　）。
A. 硫化氢试液　　　B. 硫代乙酰胺试液　　　C. 硫化钠试液
D. 氰化钾试液　　　E. 硫氰酸铵试液

4. 检查重金属的方法包括（　　）。
A. 古蔡氏法　　　　B. Ag-DDC法　　　　　C. 硫代乙酰胺法
D. 硫化钠法　　　　E. 硫氰酸铵法

5.《中国药典》2010年版中溶液颜色检查法包括（　　）。
A. 色谱法　　　　　B. 色差计法　　　　　C. 红外分光光度法
D. 紫外-可见分光光度法　　　　E. 目视法

6. 药物中的杂质应为（　　）。
A. 没有治疗作用的物质　　　　　　B. 影响药物疗效的物质
C. 影响药物稳定性的物质　　　　　D. 对人体健康有害的物质
E. 药物制剂中的附加剂

7. 药物中杂质检查的作用为（　　）。
A. 控制药物的纯度　　B. 确保用药的有效、安全　　C. 确定杂质的种类
D. 测定杂质的含量　　E. 评价药物的生产工艺

8. 干燥失重测定方法为（　　）。
A. 减压干燥法　　　B. 干燥剂干燥法　　　C. 常压恒温干燥法
D. 炽灼法　　　　　E. 间接挥发重量法

9. 古蔡氏法检查砷盐时，所需要的试剂为（　　）。
A. 碘化钾试液　　　B. 锌、盐酸　　　　　C. 酸性氯化亚锡试液
D. 溴化汞试纸　　　E. 醋酸铅棉花

10. 药物在供应过程（贮藏与运输）中引进杂质的原因在于（　　）。
A. 药物的稳定性不好　　B. 水解反应　　　　　C. 分解反应
D. 氧化还原反应　　　　E. 异构化、聚合、晶型转化作用

三、判断题

1. 本身无毒副作用,也不影响药物的稳定性和疗效的物质一定不是杂质。（   ）
2. 药物检查项目中不要求检查的杂质,说明药物中不含此类杂质。（   ）
3. 凡溶于碱、不溶于稀酸的药物,可在碱性溶液中以硫化氢试液为显色剂检查重金属。（   ）
4. 一般杂质和特殊杂质检查方法都收载在《中国药典》的附录中。（   ）
5. 杂质限量指药物中允许杂质存在的最大量,通常用百分之几或百万分之几来表示。（   ）

四、计算题

1. 配制每1ml中含100μg Cl^- 的贮备液1000ml,应取纯氯化钠多少克?（已知Cl:35.45;Na:23）

2. 取葡萄糖4.0g,加水30ml溶解后,加醋酸盐缓冲溶液（pH3.5）2.0ml,依法检查重金属（《中国药典》2010年版）,含重金属不得超过百万分之五,问应取标准铅溶液（每1ml相当于10μg的Pb）多少毫升?

3. 测定某药物的干燥失重,在105℃干燥至恒重的称量瓶重18.2650g,加入样品后共重19.2816g,再在105℃干燥至恒重后重19.2765g,试计算其干燥失重?

五、综合题

盐酸左旋咪唑中2,3-二氢-6-苯基咪唑［2,1-b］噻唑盐酸盐的检查:取本品,加甲醇制成每1ml中含0.10g的溶液,作为供试品溶液;另取2,3-二氢-6-苯基咪唑［2,1-b］噻唑盐酸盐对照品,加甲醇制成每1ml中含0.50mg的溶液,作为对照品溶液。照薄层色谱法试验,吸取上述两种溶液各5μl,分别点于同一硅胶G薄层板上,用甲苯-甲醇-冰醋酸（45:8:4）为展开剂,展开后,晾干。置碘蒸气中显色。供试品溶液如显与对照品溶液相应的杂质斑点,其颜色与对照品溶液的主斑点比较,不得更深。请完成下列问题:

1. 本检查方法属于薄层色谱法中的_____法。
2. 计算2,3-二氢-6-苯基咪唑［2,1-b］噻唑盐酸盐的限量。

（罗月红）

单元五 药物的生物学检查技术

学习目的

通过学习无菌检查、微生物限度检查、热原和细菌内毒素检查、异常毒性检查、降压物质检查、抗生素微生物检定等生物检查技术，为完成相关的药品生物检查任务打下基础。

知识要求

1. 掌握微生物限度检查法、热原检查法的概念、适用范围和检查方法。
2. 熟悉无菌检查法、细菌内毒素检查法的概念、适用范围和检查方法。
3. 了解异常毒性检查、降压物质检查、抗生素微生物检定法的概念、适应范围和检查方法。

能力要求

1. 能正确选用相关仪器、试药、菌种和受试动物，做好培养基、试液的配制等准备工作。
2. 能根据药品质量标准及标准操作规程的要求，做好药物中生物检测工作，正确记录试验数据及结果并进行结果判定。
3. 能正确解释生物检测中的现象与异常情况。

药物的生物检查属生物法分析，是利用药物对生物体（整体动物、离体组织、微生物等）的作用，运用特定的实验设计与对比检定等方法来进行各种反应、试验、检查，最终评定药物有效性、安全性的一项综合性实验技术。药物有效性的测定主要是指药物生物活性和效价的测定，药物的安全性测定主要是指药物的毒性和有害物质浓度检查、无菌和微生物限度检查等。

本单元主要介绍无菌检查、微生物限度检查、热原检查、细菌内毒素检查、异常毒性检查、降压物质检查和抗生素微生物检定法等生物检查技术。

第一节 无菌检查法

无菌检查法系用于检查药典要求无菌的药品、医疗器具、原料、辅料及其他品种是否无菌的一种方法。若供试品符合无菌检查法的规定，仅表明了供试品在该检验条件下未发现微生物污染。

为保证用药安全，凡进入人体血液循环系统、肌肉、皮下组织或接触创伤、溃疡、烧伤等部位而发生作用的制品或要求无菌的材料、灭菌器具等都要进行无菌检查。

无菌检查应在环境洁净度 10000 级下的局部洁净度 100 级的单向流空气区内或隔离系统

中进行，室内温度应控制在 18~26℃，相对湿度为 45%~65%。其全过程应严格遵守无菌操作，防止微生物污染，防止污染的措施不得影响供试品中微生物的检出。单向流空气区、工作台面及环境应定期按《医药工业洁净室（区）悬浮粒子、浮游菌和沉降菌的测试方法》的现行国家标准进行洁净度验证。隔离系统应按相关的要求进行验证，其内部环境的洁净度须符合无菌检查的要求。

一、培养基

（一）培养基的制备

无菌检查所用的培养基，包括需氧菌、厌氧菌培养基（硫乙醇酸盐流体培养基）和真菌培养基（改良马丁培养基），其配方和配制过程均按《中国药典》2010年版规定的配方制备。现在一般采用商品脱水培养基，临用前按照使用说明书进行配制。

培养基配制后应采用验证合格的灭菌程序灭菌。制备好的培养基应保存在 2~25℃、避光的环境。培养基若保存于非密闭容器中，一般在3周内使用；若保存于密闭容器中，一般可在一年内使用。

（二）培养基的适用性检查

培养基适用性检查包括无菌性检查及灵敏度检查的要求，检查符合规定的培养基方可用于供试品的无菌检查。本检查可在供试品的无菌检查前或与供试品的无菌检查同时进行。

1. 无菌性检查

每批培养基随机取不少于5支（瓶），按规定温度培养14天，应无菌生长。

2. 灵敏度检查

取每管装量为12ml的硫乙醇酸盐流体培养基9支，分别接种金黄色葡萄球菌、铜绿假单胞菌、枯草芽孢杆菌、生孢梭菌各2支，每支接种量为1ml（菌数小于100 cfu），另1支不接种作为空白对照，置30~35℃培养3天。

取每管装量为9ml的改良马丁培养基5支，分别接种白色念珠菌、黑曲霉各2支，每支接种量为1ml（菌数小于100 cfu），另1支不接种作为空白对照，置23~28℃培养5天。

逐日观察结果。空白对照管应无菌生长，若加菌的培养基管均生长良好，判该培养基的灵敏度检查符合规定。

（三）培养基的用量

（1）对于采用直接接种法检查的液体样品，培养基的装量与供试品装量相关，一般供试品的接种体积不大于培养基体积的10%。

（2）对于采用直接接种法检查的固体样品（含药品及外科用辅料棉花及纱布），培养基的装量均100ml；对于缝合线、一次性医用材料及医疗器具，如果医疗器具体积较大，培养基的装量可在2000ml以上，要将其完全浸没。

（3）对于采用薄膜过滤法检查的样品，封闭式薄膜滤器的培养基装量为100ml。

二、试验菌液的制备

无菌检查所用的菌株传代次数不得超过5代（从菌种保存中心获得的冷冻干燥菌种为第0代），并采用适宜的菌种保存技术，以保证试验菌株的生物学特性。

1. 菌种种类

培养基灵敏度检查所用的阳性菌种有：金黄色葡萄球菌（*Staphylococcus aureus*

[CMCC（B）26 003]、铜绿假单胞菌（*Pseudomonas aeruginosa*）[CMCC（B）10 104]、枯草芽孢杆菌（*Bacillus subtilis*）[CMCC（B）63 501]、生孢梭菌（*Clostridium sporogenes*）[CMCC（B）64 941]、白色念珠菌（*Candida albicans*）[CMCC（F）98 001]、黑曲霉（*Aspergillus niger*）[CMCC（F）98 003]。

方法学验证所用的阳性菌种有：新增大肠埃希菌（Escherichia coli）[CMCC（B）44102]代替铜绿假单胞菌，其余菌种同培养基灵敏度检查。

2. 菌液配制方法

接种金黄色葡萄球菌、大肠埃希菌、铜绿假单胞菌、枯草芽孢杆菌的新鲜培养物至营养肉汤或营养琼脂培养基中，接种生孢梭菌的新鲜培养物至硫乙醇酸盐流体培养基中，30～35℃培养18～24h；接种白色念珠菌的新鲜培养物至改良马丁培养基或改良马丁琼脂培养基中，23～28℃培养24～48h，上述培养物用0.9%无菌氯化钠溶液制成每1ml含菌数小于100 cfu（菌落形成单位）的菌悬液。接种黑曲霉的新鲜培养物至改良马丁琼脂斜面培养基上，23～28℃培养5～7天，加入3～5ml含0.05%（体积分数）聚山梨酯80的0.9%无菌氯化钠溶液，将孢子洗脱。然后，用适宜的方法吸出孢子悬液至无菌试管内，用含0.05%（体积分数）聚山梨酯80的0.9%无菌氯化钠溶液制成每1ml含孢子数小于100 cfu的孢子悬液。

3. 保存与使用

菌悬液制备后应在2h内使用，若保存在2～8℃的菌悬液可以在24h内使用。黑曲霉也可制成稳定的孢子悬液保存在2～8℃，在验证过的贮存期内替代对应量的新鲜孢子悬液使用。

三、方法验证试验

当建立产品的无菌检查法时，应进行方法的验证，以证明所采用的方法适合于该产品的无菌检查。若该产品的组分或原检验条件发生改变时，检查方法应重新验证。验证时，按"供试品的无菌检查"的规定及下列要求进行操作。对每一试验菌应逐一进行验证。

1. 薄膜过滤法

取每种培养基规定接种的供试品总量按薄膜过滤法过滤，冲洗，在最后一次的冲洗液中加入小于100 cfu的试验菌，过滤。取出滤膜接种至硫乙醇酸盐流体培养基或改良马丁培养基中，或将培养基加至滤筒内。另取一装有同体积培养基的容器，加入等量试验菌，作为对照。置规定温度培养3～5天，各试验菌同法操作。

2. 直接接种法

取符合直接接种法培养基用量要求的硫乙醇酸盐流体培养基8管，分别接入小于100 cfu的金黄色葡萄球菌、大肠埃希菌、枯草芽孢杆菌、生孢梭菌各2管；取符合直接接种法培养基用量要求的改良马丁培养基4管，分别接入小于100 cfu的白色念珠菌、黑曲霉各2管。其中1管接入每支培养基规定量的供试品量，另1管作为对照，置规定的温度培养3～5天。

3. 结果判断

与对照管比较，如含供试品各容器中的试验菌均生长良好，则说明供试品的该检验量在该检验条件下无抑菌作用或其抑菌作用可以忽略不计，照此检查方法和检查条件进行供试品的无菌检查。

如含供试品的任一容器中的试验菌生长微弱、缓慢或不生长，则说明供试品的该检验量在该检验条件下有抑菌作用,可采用增加冲洗量、或增加培养基的用量、或使用中和剂或灭活剂更换滤膜品种等方法,消除供试品的抑菌作用,并重新进行方法验证试验。

验证试验也可与供试品的无菌检查同时进行。

四、供试品的无菌检查

(一) 检验数量

检验数量是指一次试验所用供试品最小包装容器的数量。除另有规定外,出厂产品、上市产品监督检验按《中国药典》2010年版规定抽取。一般情况下,供试品无菌检查若采用薄膜过滤法,应增加1/2的最小检验数量作阳性对照用;若采用直接接种法,应增加供试品1支(或瓶)作阳性对照用。

(二) 检验量

检验量是指一次试验所用的供试品总量(g或ml)。除另有规定外,供试品检查的接种量、培养基用量和取供试品数均应按《中国药典》2010年版规定进行操作。采用直接接种法时,若每支(瓶)供试品的装量按规定足够接种两份培养基,则应分别接种硫乙醇酸盐流体培养基和改良马丁培养基。采用薄膜过滤法时,检验量应不少于直接接种法的总接种量,只要供试品特性允许,应将所有容器内的全部内容物过滤。

(三) 阳性对照

应根据供试品特性选择阳性对照菌:无抑菌作用及抗革兰阳性菌的供试品,以金黄色葡萄球菌为对照菌;以抗革兰阴性菌为主的供试品,以大肠埃希菌为对照菌;抗厌氧菌的供试品,以生孢梭菌为对照菌;抗真菌的供试品,以白色念珠菌为对照菌。阳性对照试验的菌液制备同培养基灵敏度检查方法验证试验,加菌量小于100cfu,供试品用量同供试品无菌检查每份培养基接种的样品量。阳性对照管培养48～72h应生长良好。

(四) 阴性对照

供试品无菌检查时,应取相应溶剂和稀释液、冲洗液同法操作,作为阴性对照。阴性对照不得有菌生长。

(五) 检查方法

无菌检查法包括薄膜过滤法和直接接种法。只要供试品性状允许,应采用薄膜过滤法。供试品无菌检查所采用的检查方法和检验条件应与验证的方法相同。

1. 薄膜过滤法

薄膜过滤法应优先采用封闭式薄膜过滤器,也可使用一般薄膜过滤器。无菌检查用的滤膜孔径应不大于$0.45\mu m$。直径约为50mm。根据供试品及其溶剂的特性选择滤膜材质。抗生素供试品应选择低吸附的滤器及滤膜。滤器及滤膜使用前应采用适宜的方法灭菌。使用时,应保证滤膜在过滤前后的完整性。

水溶性供试液过滤前先将少量的冲洗液过滤以润湿滤膜。油类供试品,其滤膜和过滤器在使用前应充分干燥。为发挥滤膜的最大过滤效率,应注意保持供试品溶液及冲洗液覆盖整个滤膜表面。供试液经薄膜过滤后,若需要用冲洗液冲洗滤膜,每张滤膜每次冲洗量一般为100ml,总冲洗量不得超过1000ml,以避免滤膜上的微生物受损伤。

(1) 水溶液供试品 取规定量,直接过滤,或混合至含适量稀释液的无菌容器内,混匀,立即过滤。如供试品具有抑菌作用或含防腐剂,须用冲洗液冲洗滤膜,冲洗次数一般不少于三次,所用的冲洗量、冲洗方法同"三、方法验证试验"。冲洗后,如用封闭式薄膜过滤器,分别将100ml硫乙醇酸盐流体培养基及改良马丁培养基加入相应的滤筒内。如采用一般薄膜过滤器，取出滤膜，将其分成3等份，分别置于含50ml硫乙醇酸盐流体培养基及改良马丁培养基容器中，其中一份做阳性对照用。

（2）可溶于水的固体制剂供试品　取规定量，加适宜的稀释液溶解或按标签说明复溶，然后照水溶液供试品项下的方法操作。

（3）非水溶性制剂供试品　取规定量，直接过滤；或混合溶于含聚山梨酯80或其他适宜乳化剂的稀释液中，充分混合，立即过滤。用含0.1%～1%聚山梨酯80的冲洗液冲洗滤膜至少3次。滤膜于含或不含聚山梨酯80的培养基中培养。培养基接种照水溶液供试品项下的方法操作。

（4）可溶于十四烷酸异丙酯的膏剂和黏性油剂供试品　取规定量，混合至适量的无菌十四烷酸异丙酯中，剧烈振摇，使供试品充分溶解，如果需要可适当加热，但温度不得超过44℃，趁热迅速过滤。对仍然无法过滤的供试品，于含有适量的无菌十四烷酸异丙酯的供试液中加入不少于100ml的稀释液，充分振摇萃取，静置，取下层水相作为供试液过滤。过滤后滤膜冲洗及接种培养基照非水溶性制剂供试品项下的方法操作。

（5）无菌气（喷）雾剂供试品　取规定量，将各容器置至少－20℃的冰室冷冻约1h。以无菌操作迅速在容器上端钻一小孔，释放抛射剂后再无菌开启容器，并将供试液转移至无菌容器中，然后照水溶液供试品或非水溶性制剂供试品项下的方法操作。

（6）装有药物的注射器供试品　取规定量，排出注射器中的内容物，若需要可吸入稀释液或标签所示的溶剂溶解，直接过滤，或混合至含适量稀释液的无菌容器内，混匀，立即过滤。然后按水溶液供试品项下方法操作。同时应采用直接接种法进行包装中所配带的无菌针头的无菌检查。

2. 直接接种法

直接接种法即取规定量供试品分别接种至各含硫乙醇酸盐流体培养基和改良马丁培养基的容器中。除另有规定外，每个容器中培养基的用量应符合接种的供试品体积不得大于培养基体积的10%，同时，硫乙醇酸盐流体培养基每管装量不少于15ml，改良马丁培养基每管装量不少于10ml。培养基的用量和高度同"三、方法验证试验"。

（1）混悬液等非澄清水溶液供试品　取规定量，接种至各管培养基中。

（2）固体制剂供试品　取规定量直接接种至各管培养基中。或加入适宜的稀释剂溶剂溶解，或按标签说明复溶后，取规定量接种至各管培养基中。

（3）非水溶性制剂供试品　取规定量，混合，加入适量的聚山梨酯80或其他适宜的乳化剂及稀释剂使其乳化，接种至各管培养基中。或直接接种至含聚山梨酯80或其他适宜乳化剂的各管培养基中。

（六）培养及观察

上述含培养基的容器按规定的温度培养14天。培养期间应逐日观察并记录是否有菌生长。如在加入供试品后或在培养过程中，培养基出现混浊，培养14天后，不能从外观上判断有无微生物生长，可取该培养液适量转种至同种新鲜培养基中，细菌培养2天，真菌培养3天，观察接种的同种新鲜培养基是否再出现混浊；或取培养液涂片，染色，镜检，判断是否有菌。

（七）结果判断

若供试品管均澄清，或虽显混浊但经确证无菌生长，判供试品符合规定；若供试品管中任何一管显混浊并确证有菌生长，判供试品不符合规定，除非能充分证明试验结果无效，即生长的微生物非供试品所含。

当符合下列至少一个条件时方可判试验结果无效：

（1）无菌检查试验所用的设备及环境的微生物监控结果不符合无菌检查法的要求；

（2）回顾无菌试验过程，发现有可能引起微生物污染的因素；

（3）阴性对照管有菌生长；

（4）供试品管中生长的微生物经鉴定后，确证是因无菌试验中所使用的物品和（或）无菌操作技术不当引起的。

试验若经确认无效，应重试。重试时，重新取同量供试品，依法检查，若无菌生长，判供试品符合规定；若有菌生长，判供试品不符合规定。

五、注意事项

（1）无菌检查应在10000级洁净区中100级环境下操作，定期监测无菌室洁净度，如测定尘埃粒子数、沉降菌数或浮游菌数，均应符合规定。

（2）无菌检查用具如滤器、注射器、剪刀、镊子等，使用前均须经灭菌处理。

（3）操作人员应经过专业培训，严格遵守无菌操作。

（4）试验菌、对照菌不得污染杂菌，否则应纯化或重新打开冷冻管。

第二节　微生物限度检查法

常规口服制剂及外用制剂，不必要求达到无菌状态，但为了保证药物的卫生质量，须对其中微生物进行限度控制。微生物限度检查法系检查非规定灭菌制剂及其原料、辅料受微生物污染程度的方法。检查项目包括细菌数、霉菌数、酵母菌数及控制菌检查。

微生物限度检查环境与无菌检查要求一致。除另有规定外，本检查法中细菌及控制菌培养温度为30～35℃；霉菌、酵母菌培养温度为23～28℃。

检验结果以1g、1ml、10g、10ml、10cm^{2}为单位报告，特殊品种可以最小包装单位报告。

一、检查前准备

（一）培养基的制备

微生物限度检查所用到的培养基种类很多，如细菌计算用的营养琼脂培养基，霉菌及酵母菌培养用的玫瑰红钠琼脂培养基等。其配方和配制过程均按《中国药典》2010年版规定的配方制备。现在一般采用商品脱水培养基，临用前按照使用说明书进行配制即可。

（二）菌液的制备

微生物限度检查所用的菌株传代次数不得超过5代（从菌种保存中心获得的冷冻干燥菌种为第0代），并采用适宜的菌种保存技术，以保证试验菌株的生物学特性。

1. 菌种种类

细菌、霉菌及酵母菌计数方法学验证所用的对照菌有：大肠埃希菌（*Escherichia coli*）［CMCC（B）4 4102］、金黄色葡萄球菌（*Staphylococcus aureus*）［CMCC（B）26 003］、枯草芽孢杆菌（*Bacillus subtilis*）［CMCC（B）63 501］、白色念珠菌（*Candida albicans*）［CMCC（F）98 001］、黑曲霉（*Aspergillus niger*）［CMCC（F）98 003］。

控制菌检查常用到的阳性对照菌有：大肠埃希菌、金黄色葡萄球菌、白色念珠菌、乙型副伤寒沙门菌（Salmonella paratyphi B）［CMCC（B）50 094］、铜绿假单胞菌（Pseudomonas aeruginosa）［CMCC（B）10 104］、生孢梭菌（Clostridium sporogenes）［CMCC（B）64 941］。

2. 菌液配制方法

接种金黄色葡萄球菌、大肠埃希菌、铜绿假单胞菌、枯草芽孢杆菌、乙型副伤寒沙门菌的新鲜培养物至营养肉汤或营养琼脂培养基中，接种生孢梭菌的新鲜培养物至硫乙醇酸盐流体培养基中，30～35℃培养18～24h；接种白色念珠菌的新鲜培养物至改良马丁培养基或改良马丁琼脂培养基中，23～28℃培养24～48h，上述培养物用0.9%无菌氯化钠溶液制成每1ml含菌数小于100 cfu（菌落形成单位）的菌悬液。接种黑曲霉的新鲜培养物至改良马丁琼脂斜面培养基上，23～28℃培养5～7天，加入3～5ml含0.05%（体积分数）聚山梨酯80的0.9%无菌氯化钠溶液，将孢子洗脱。然后，用适宜的方法吸出孢子悬液至无菌试管内，用含0.05%（体积分数）聚山梨酯80的0.9%无菌氯化钠溶液制成每1ml含孢子数小于100 cfu的孢子悬液。

3. 保存与使用

菌悬液制备后应在2h内使用，若保存在2～8℃的菌悬液可以在24h内使用。黑曲霉也可制成稳定的孢子悬液保存在2～8℃，在验证过的贮存期内替代对应量的新鲜孢子悬液使用。

（三）供试液的制备

除另有规定外，一般供试品的检验量为10g或10ml；膜剂为100cm^2；贵重药品、微量包装药品的检验量可以酌减。要求检查沙门菌的供试品，其检验量应增加20g或20ml。检验时，应从2个以上最小包装单位中抽取供试品，膜剂还不得少于4片。一般应随机抽取不少于检验用量（两个以上最小包装单位）的3倍量供试品。

1. 供试品原液的制备

除另有规定处，常用的供试液的制备方法如下。

（1）液体供试品　取供试品10ml，加pH7.0无菌氯化钠-蛋白胨缓冲液至100ml，混匀，作为1：10的供试液。油剂可加入适量的无菌聚山梨酯80使供试品分散均匀。水溶性液体制剂也可用混合的供试品原液作为供试液。

（2）固体、半固体或黏稠性供试品　取供试品10g，加pH7.0无菌氯化钠-蛋白胨缓冲液至100ml，用匀浆仪或其他适宜的方法混匀，作为1：10的供试液。必要时加适量的无菌聚山梨酯80，并置水浴中适当加温使供试品分散均匀。

（3）需用特殊供试液制备方法的供试品　具体参照《中国药典》2010年版进行处理，制成1：10的供试液。

2. 供试品液的稀释

按10倍递增稀释法，取2～3支灭菌试管，分别加入9ml稀释剂，并取1支1ml灭菌吸管吸取1：10均匀供试液1ml，加入已装有9ml稀释剂的试管内，摇匀即得1：100的供试液。根据供试品的污染情况，同法将供试品液稀释成1：10^3、1：10^{4}等稀释级。

二、细菌、霉菌及酵母菌计数

细菌、霉菌及酵母菌一般同时进行测定，是检测药品卫生质量的重要指标。《中国药典》

2010年版收载的计数方法为平板计数法,即先使细菌分散、定位,增生可见菌落后计算。其菌落是由一个或多个菌细胞形成的,因此菌落数也可称为菌落形成单位(colony forming units,cfu)。

(一)方法验证试验

由于某些供试品具有抗菌活性,在建立测定方法或原测定法的检验条件发生改变时,可能影响检验结果的准确性,必须对供试品的抑菌活性及测定方法的可靠性进行验证。对各试验菌的回收率应逐一进行验证。

验证试验至少应进行3次独立的平行试验,并分别计算各试验菌每次试验的回收率。验证试验可与供试品的细菌、霉菌及酵母菌计数同时进行。

1. 试验组

平皿法计数时,取试验可能用的最低稀释级供试品液1ml和50~100cfu试验菌,分别注入平皿中,立即倾入琼脂培养基,每株试验菌平行制备2个平皿,按平皿法测定其菌数。薄膜过滤法计数时,取规定量试验可能用的最低稀释级供试液,滤过,冲洗,在最后一次的冲洗液中加入50~100cfu试验菌,滤过,按薄膜过滤法测定其菌数。

2. 菌液组

测定所加的试验菌数。

3. 供试品对照组

取规定量供试液,按菌落计数方法测定供试品本底菌数。

4. 稀释剂对照组

供试品制备需要分散、乳化、中和、离心或薄膜过滤等特殊处理时,应增加稀释剂对照组,以考察供试液在制备过程中微生物受影响的程度。试验时,可用相应的稀释液代替供试品,加入试验菌,使最终菌浓度为每1ml供试液含50~100cfu试验菌,按试验组同法操作。

5. 结果判断

按公式(5.1)、式(5.2)计算回收率。

$$供试品组菌回收率=\frac{供试品组平均菌落数-空白组平均菌落数}{菌液组平均菌落数}\times 100\% \quad (5.1)$$

$$对照组菌回收率=\frac{对照组平均菌落数}{菌液组平均菌落数}\times 100\% \quad (5.2)$$

对照组的菌回收率均不低于70%。若供试品组的菌回收率均不低于70%,则可按该供试品制备方法和菌落计数法测定供试品的细菌、真菌和酵母菌数;若任一试验中供试品组的菌回收率低于70%,应建立新方法,消除供试品的抑菌活性,并重新验证。

(二)检查方法

包括平皿法和薄膜过滤法。检查时,按已验证的计数方法进行供试品的细菌、真菌及酵母菌数的测定。

1. 平皿法

采用平皿法进行菌落测定时,应取适宜的连续2~3个稀释级的供试液。

(1)供试品检查 取供试品1ml,置直径90mm的无菌平皿中,注入15~20ml温度不超过45℃的熔化的营养琼脂培养基(细菌计数用)或玫瑰红钠琼脂培养基(真菌和酵母菌计数用),混匀,凝固,倒置培养。每稀释级每种培养基至少制备2个平板。

含蜂蜜、王浆的液体制剂,用玫瑰红钠琼脂培养基测定真菌数,用酵母浸出粉胨葡萄糖琼脂培养基测定酵母菌数，合并计数。

（2）阴性对照试验　取试验用的稀释液1ml，置无菌平皿中，注入培养基，凝固，倒置培养。每种计数的培养基各制备2个平板，均不得有菌生长。

（3）培养与计数　除另有规定外，细菌应放入30～35℃培养箱中培养3天，霉菌和真菌应放入25～28℃培养箱中培养5天，逐日观察菌落生长情况，点计菌落数，必要时，可适当延长培养时间至7天进行菌落计数并报告。菌落蔓延生长成片的平板不宜计数。点计菌落数后，计算各稀释级供试液的平均菌落数，按菌数报告规则报告菌数。若同稀释级两个平板的菌落平均数不少于15，则两个平板的菌落数不能相差1倍及以上。

（4）菌数报告规则

① 宜选取细菌、酵母菌平均菌落数在30～300之间，真菌平均菌落数在30～100之间的稀释级，作为菌数报告（取两位有效数字）的依据。

② 当仅有1个稀释级的菌落数符合上述规定，以该级的平均菌落数乘以稀释倍数的值报告菌数。

③ 当同时有2个稀释级的菌落数符合上述规定时，以最高的平均菌落数乘以稀释倍数值的值报告菌数。

④ 如各稀释级的平板均无菌落生长，仅最低稀释级的平板有菌落生长，但平均菌数小于1时，以小于1乘以最低稀释倍数报告菌数。

实例解析

实例：菌落数报告

菌数报告规则示例	各稀释液(供试液1ml/皿)平均菌落计数/cfu				菌数报告数/(cfu/g,ml,10cm²)
	原液	1：10	1：100	1：1000	
1		64	8	2	640
2		420	64	8	6400
3		不可计	420	64	64000
4		0	0.5	0	<100
5		0	0	0	<100
6		0	0	0	<10
7	0	0	0	0	<1

2. 薄膜过滤法

薄膜过滤的滤膜孔径不大于0.45μm，直径一般为50mm。选择滤膜材质时应保证供试品及其溶剂不影响微生物的充分截留。滤器及滤膜使用前应采用适宜的方法灭菌。使用时，应保证滤膜在过滤前后的完整性。水溶性供试品液过滤前后应先将少量冲洗液过滤以润湿滤膜；油类供试品，其滤膜和过滤器在使用前应充分干燥。为发挥滤膜的最大过滤效率，应注意保持供试品溶液及冲洗液覆盖整个滤膜表面。供试液经薄膜过滤后，若需要用冲洗液冲洗滤膜，每张滤膜每次冲洗量为100ml。每张滤膜的总冲洗量不宜过大，以避免滤膜上的微生物受损伤。

（1）供试品检查　取相当于每张滤膜含1g或1ml的供试品的供试液，加至适量的稀释液中，混匀，滤过。若供试品每1g或1ml含菌数较多时，可取适宜稀释级的供试液1ml，滤过。用pH7.0无菌氯化钠-蛋白胨缓冲液或其他适宜的冲洗液冲洗滤膜，冲洗方法和冲洗量同方法验证试验。冲洗后取出滤膜，菌面朝上贴于营养琼脂培养基或玫瑰红钠培养基或酵母浸出粉胨葡萄糖琼脂培养基平板上培养。每种培养基至少制备1张滤膜。

（2）阴性对照试验　取试验用的稀释液1ml，照上述薄膜过滤法操作，作为阴性对照，阴性对照不得有菌生长。

（3）培养和计数　培养条件和计数方法同平皿法，每片滤膜上的菌落数应不超过100个。

（4）菌数报告规则　以相当于1g、1ml或10cm^2供试品的菌落数报告菌数；或滤膜上无菌落生长，以<1报告菌数（每张滤膜过滤1g、1ml或10cm^2供试品），或<1乘以最低稀释倍数的值报告菌数。

三、控制菌检查

控制菌检查是用于检查某些特定微生物（控制菌或其他致病菌），规定按一次检出结果为准，不再复试。《中国药典》2010年版收载大肠埃希菌、大肠菌群、沙门菌、金黄色葡萄球菌、铜绿假单胞菌、梭菌、白色念珠菌等7种控制菌的检查方法。以下主要介绍前5种的检查方法。

（一）概述

1. 大肠埃希菌

即大肠杆菌，为肠杆菌科埃希菌属细菌，是人和温血动物肠道内的栖居菌，随粪便排出体外，在药品中检出大肠埃希菌，表明该样品受到人和温血动物粪便污染，服用后可能被肠道病原体感染。大肠埃希菌除普通菌外尚有致病性大肠埃希菌，可引起婴幼儿、成人暴发性腹泻。为保证人体健康，口服药品必须检查大肠埃希菌。

《中国药典》2010年版采用MUG-Indole大肠埃希菌检查法，它可以快速检出大肠埃希菌。该方法是利用目标菌所共用的限定酶作用底物产生的分解产物具有颜色或荧光，以此作为指示系统来鉴定目标菌。

2. 大肠菌群

大肠菌群是指37℃生长时能发酵乳糖，在24h内产酸产气的革兰阴性无芽孢杆菌。符合上述定义的细菌除大肠埃希菌属的多数菌外，还包括肠杆菌科的肠杆菌属、枸橼酸菌属、克雷伯菌属的多数菌。大肠菌群包括了正常人、畜肠道内需氧的大多数革兰阴性菌。以大肠菌群作为卫生指示菌比控制大肠埃希菌具有广泛的卫生学意义，检查方法简便。

3. 沙门菌

沙门菌为肠杆菌科沙门菌属细菌，广泛分布于自然界，是人、畜共患的肠道病原菌，常引起伤寒、肠炎、肠热症和食物中毒，危害人类健康。沙门菌可通过人、畜、禽的粪便或带菌者直接或间接地污染药品生产各个环节，特别是以动物、脏器为来源的药物，污染概率更高。《中国药典》2010年版规定，含动物组织来源的制剂（包括提取物）不得检出沙门菌。

4. 金黄色葡萄球菌

金黄色葡萄球菌为葡萄球菌属细菌，在自然界分布甚广，空气、土壤、水和日常用具，人的皮肤、鼻咽腔、痰液、毛囊等常可发现，故在生产各环节极易污染药品。同时，它也是葡萄球菌中致病力最强的一种，能引起局部及全身化脓性炎症，严重时可导致败血症，故外用药品及一般滴眼剂、眼膏剂、软膏剂等规定不得检出。

5. 铜绿假单胞菌

铜绿假单胞菌为假单胞菌属细菌，又称绿脓杆菌。本菌对人类有致病力。烧伤、烫伤、眼科疾患和其他外伤，常因铜绿假单胞菌引起继发感染，是常见的化脓性感染菌，可造成眼角膜溃疡、失明，引起败血症等严重疾患。《中国药典》2010年版规定，眼科制剂和外用药品不得检出铜绿假单胞菌。

（二）方法验证

当建立药品的微生物限度检查法时，应进行控制菌检查方法的验证，以确认所采用的方法适合于该药品的控制菌检查。若药品的组分或原检验条件发生改变可能影响检验结果时，检查方法应重新验证。

验证时，依各品种项下微生物限度标准中规定检查的控制菌选择相应验证的菌株，验证大肠菌群检查法时，应采用大肠埃希菌作为验证菌株。验证试验按供试液的制备和控制菌检查法的规定及下列要求进行。

1. 菌种及菌液制备

同控制菌检查用培养基的适用性检查。

2. 验证方法

（1）试验组　取规定量供试液及10～100cfu试验菌加入增菌培养基中，依相应控制菌检查法进行检查。当采用薄膜过滤法时，取规定量供试液，过滤，冲洗，试验菌应加在最后一次冲洗液中，过滤后，注入增菌培养基或取出滤膜接入增菌培养基中。

（2）阴性菌对照组　设立阴性菌对照组是为了验证该控制菌检查方法的专属性，方法同试验组。验证大肠埃希菌、大肠菌群、沙门菌检查法时的阴性对照菌采用金黄色葡萄球菌；验证铜绿假单胞菌、金黄色葡萄球菌、梭菌检查法时的阴性对照菌采用大肠埃希菌。阴性对照菌不得检出。

（3）结果判断　按此供试液制备法和控制菌检查法进行供试品的该控制菌检查，若试验组未检出试验菌，应采用培养基稀释法、薄膜过滤法、中和法等方法或联合使用这些方法消除供试品的抑菌活性，并重新进行方法验证。

验证试验也可与供试品的控制菌检查同时进行。

（三）检查方法

供试品的控制菌检查应按已验证的方法进行，还应同时进行阳性对照试验和阴性对照试验。

阳性对照试验：阳性对照试验的加菌量为10～100cfu，方法同供试品的控制菌检查。阳性对照试验应检出相应的控制菌。

阴性对照试验：取稀释液10ml照相应控制菌检查法检查，作为阴性对照。阴性对照应无菌生长。

1. 大肠埃希菌

取供试液10ml（相当于供试品1g、1ml、10cm^2），直接或处理后接种至适量（不少于100ml）的胆盐乳糖培养基中，培养18～24h，必要时可延长至48h。

取上述培养物0.2ml，接种至含5ml MUG培养基的试管内，培养，于5h、24h在366nm紫外线下观察，同时用未接种的MUG培养基作本底对照。若管内培养物呈现荧光，为MUG阳性；不呈现荧光，为MUG阴性。观察后，沿培养管的管壁加入数滴靛基质试液，液面呈玫瑰红色，为靛基质阳性；呈试剂本色，为靛基质阴性。本底对照应为MUG阴性和靛基质阴性。

如 MUG 阳性、靛基质阳性，判供试品检出大肠埃希菌；如 MUG 阴性、靛基质阴性，判供试品未检出大肠埃希菌；如 MUG 阳性、靛基质阴性，或 MUG 阴性、靛基质阳性，则应取胆盐乳糖培养基的培养物划线接种于曙红亚甲蓝琼脂培养基或麦康凯琼脂培养基的平板上，培养 18～24h。

若平板上无菌落生长，或生长的菌落与表 5.1 所列的菌落形态特征不符，判供试品未检出大肠埃希菌。若平板上生长的菌落与表 5.1 所列的菌落形态特征相符或疑似，应进行分离、纯化、染色镜检和适宜的生化鉴定试验，确认是否为大肠埃希菌。

表 5.1 大肠埃希菌菌落形态特征

培养基	菌落形态
曙红亚甲蓝琼脂	呈紫黑色、浅紫色、蓝紫色或粉红色，菌落中心呈深紫色或无明显暗色中心，圆形，稍凸起，边缘整齐，表面光滑，湿润，常有金属光泽
麦康凯琼脂	鲜桃红色或微红色，菌落中心呈深桃红色，圆形，扁平，边缘整齐，表面光滑，湿润

2. 大肠菌群

取含适量（不少于 10ml）的乳糖胆盐发酵培养基管 3 支，分别加入 1∶10 的供试液 1ml（含供试品 0.1g 或 0.1ml）、1∶100 的供试液 1ml（含供试品 0.01g 或 0.01ml）、1∶1000 的供试液 1ml（含供试品 0.001g 或 0.001ml），另取 1 支乳糖胆盐发酵培养基管加入稀释液 1ml 作为阴性对照管，培养 18～24h。

乳糖胆盐发酵管若无菌生长，或有菌生长但不产酸产气，判该管未检出大肠菌群；若产酸产气，应将发酵管中的培养物分别划线接种于曙红亚甲蓝琼脂培养基或麦康凯琼脂培养基的平板上，培养 18～24h。

若平板上无菌落生长，或生长的菌落与表 5.2 所列的菌落形态特征不符或为非革兰阴性无芽孢杆菌，判该管未检出大肠菌群；若平板上生长的菌落与表 5.2 所列的菌落形态特征相符或疑似，且为革兰阴性无芽孢杆菌，应进行确证试验。

表 5.2 大肠菌群菌落形态特征

培养基	菌落形态
曙红亚甲蓝琼脂	呈紫黑色、紫红色、红色或粉红色，圆形，扁平或稍凸起，边缘整齐，表面光滑，湿润
麦康凯琼脂	鲜桃红色或粉红色，圆形，扁平或稍凸起，边缘整齐，表面光滑，湿润

确证试验：从上述分离平板上挑选 4～5 个疑似菌落，分别接种于乳糖胆盐发酵管中，培养 24～48h。若产酸产气，判该乳糖胆盐发酵管检出大肠菌群，否则判未检出大肠菌群。

根据大肠菌群的检出管数，按表 5.3 报告 1g 或 1ml 供试品中的大肠菌群数。

表 5.3 可能的大肠菌群数

各供试品量的检出结果			可能的大肠菌群数 N /(个/g 或 ml)
0.1g 或 0.1ml	0.01g 或 0.01ml	0.001g 或 0.001ml	
+	+	+	$>10^3$
+	+	−	$10^2 < N < 10^3$
+	−	−	$10 < N < 10^2$
−	−	−	<10

注：+ 代表检出大肠菌群；− 代表未检出大肠菌群。

3. 沙门菌

取供试品 10g 或 10ml，直接或处理后接种至适量（不少于 200ml）的营养肉汤培养基中，用匀浆仪或其他适宜方法混匀，培养 18～24h。

取上述培养物 1ml，接种于 10ml 四硫磺酸钠亮绿培养基中，培养 18～24h 后，分别划线接种于胆盐硫乳琼脂（或沙门、志贺菌属琼脂）培养基和麦康凯琼脂（或曙红亚甲蓝琼脂）培养基的平板上，培养 18～24h（必要时延长至 40～48h）。若平板上无菌落生长，或生长的菌落不同于表 5.4 所列的特征，判供试品未检出沙门菌。

若平板上生长的菌落与表 5.4 所列的菌落形态特征相符或疑似，用接种针挑选 2～3 个菌落分别于三糖铁琼脂培养基高层斜面上进行斜面和高层穿刺接种，培养 18～24h，如斜面未见红色、底层未见黄色，或斜面黄色、底层无黑色，判供试品未检出沙门菌。否则，应取三糖铁琼脂培养基斜面的培养物进行适宜的生化试验和血清凝集鉴定试验，确认是否为沙门菌。

表 5.4 沙门菌菌落形态特征

培养基	菌落形态
胆盐硫乳琼脂	无色至浅橙色，半透明，菌落中心带黑色或全部黑色或无黑色
沙门、志贺菌属琼脂	无色至淡红色，半透明或不透明，菌落中心有时带黑褐色
曙红亚甲蓝琼脂	无色至浅橙色，透明或半透明，光滑湿润的圆形菌落
麦康凯琼脂	无色至浅橙色，透明或半透明，菌落中心有时为暗色

4. 铜绿假单胞菌

取供试液 10ml（相当于供试品 1g、1ml、10cm^2），直接或处理后接种至适量（不少于 100ml）的胆盐乳糖培养基中，培养 18～24h。取上述培养物，划线接种于溴化十六烷基三甲铵琼脂培养基的平板上，培养 18～24h。

铜绿假单胞菌典型菌落呈扁平、无定形、周边扩散、表面湿润、灰白色、周围时有蓝绿色素扩散。如平板上无菌落生长或生长的菌落与上述菌落形态特征不符，判供试品未检出铜绿假单胞菌。如平板生长的菌落与上述菌落形态特征相符或疑似，应挑选 2～3 个菌落，分别接种于营养琼脂培养基斜面上，培养 18～24h。取斜面培养物进行革兰染色、镜检及氧化酶试验。

氧化酶试验：取洁净滤纸片置于平皿内，用无菌玻棒取斜面培养物涂于滤纸片上，滴加新配制的 1% 二盐酸二甲基对苯二胺试液，在 30s 内若培养物呈粉红色并逐渐变为紫红色为氧化酶试验阳性，否则为阴性。

若斜面培养物为非革兰阴性无芽孢杆菌或氧化酶试验阴性，均判供试品未检出铜绿假单胞菌。否则，应进行绿脓菌素试验。

绿脓菌素试验：取斜面培养物接种于 PDP 琼脂培养基斜面上，培养 24h，加三氯甲烷 3～5ml 至培养管中，搅碎培养基并充分振摇。静置片刻，将三氯甲烷相移至另一试管中，加入 1mol/L 盐酸试液约 1ml，振摇后，静置片刻，观察。若盐酸溶液呈粉红色，为绿脓菌素试验阳性，否则为阴性。同时用未接种的 PDP 琼脂培养基斜面同法作阴性对照，阴性对照试验应呈阴性。

若上述疑似菌为革兰阴性杆菌、氧化酶试验阳性及绿脓菌素试验阳性，判供试品检出铜绿假单胞菌。若上述疑似菌为革兰阴性杆菌、氧化酶试验阳性及绿脓菌素试验阴性，应继续进行适宜的鉴定试验，确认是否为铜绿假单胞菌。

5. 金黄色葡萄球菌

取供试液 10ml（相当于供试品 1g、1ml、10cm^2），直接或处理后接种至适量（不少于100ml）的亚硝酸钠（钾）肉汤（或营养肉汤）培养基中，培养 18~24h，必要时可延长至 48h。取上述培养物，划线接种于卵黄氯化钠琼脂培养基或甘露醇氯化钠琼脂培养基的平板上，培养 24~72h。若平板上无菌落生长或生长的菌落不同于表 5.5 所列特征，判供试品未检出金黄色葡萄球菌。

表 5.5　金黄色葡萄球菌菌落形态特征

培养基	菌落形态
甘露醇氯化钠琼脂	金黄色,圆形凸起,边缘整齐,外围有黄色环,菌落直径 0.7~1mm
卵黄氯化钠琼脂	金黄色,圆形凸起,边缘整齐,外围有卵磷脂分解的乳浊圈,菌落直径 1~2mm

若平板上生长的菌落与表 5.5 所列的菌落特征相符或疑似，应挑选 2~3 个菌落，分别接种于营养琼脂培养基斜面上，培养 18~24h。取营养琼脂培养基的培养物进行革兰染色，并接种于营养肉汤培养基中，培养 18~24h，做血浆凝固酶试验。

血浆凝固酶试验：取灭菌小试管 3 支，各加入血浆和无菌水混合液（1∶1）0.5ml，再分别加入可疑菌株的营养肉汤培养物（或由营养琼脂培养基斜面培养物制备的浓菌悬液）0.5ml、金黄色葡萄球菌营养肉汤培养物（或由营养琼脂培养基斜面培养物制备的浓菌悬液）0.5ml、营养肉汤或 0.9% 无菌氯化钠溶液 0.5ml，即为试验管、阳性对照管和阴性对照管。将 3 管同时培养，3h 后开始观察直至 24h。阴性对照管的血浆应流动自如；阳性对照管的血浆应凝固；若试验管的血浆凝固者为血浆凝固酶试验阳性，否则为阴性。如阳性对照管或阴性对照管不符合规定时，应另制备血浆，重新试验。

若上述疑似菌为非革兰阳性球菌、血浆凝固酶试验阴性，判供试品未检出金黄色葡萄球菌。

四、结果判断

（1）各类剂型的微生物限度标准详见《中国药典》2010 年版附录。

（2）供试品检出控制菌或其他致病菌时，按一次检出结果为准，不再复试。

（3）供试品的细菌数、霉菌和酵母菌数其中任何一项不符合该品种项下的规定，应从同一批样品中随机抽样，独立复试两次，以 3 次结果的平均值报告菌数。

（4）眼用制剂检出霉菌和酵母菌数时，须以两次复试结果均不得长菌，方可判供试品的霉菌和酵母菌数符合该品种项下的规定。

（5）若供试品的细菌数、霉菌和酵母菌数、控制菌三项检验结果均符合该品种项下的规定，判供试品符合规定；若其中任何一项不符合该品种项下的规定，判供试品不符合规定。

第三节　其他生物检查技术

一、热原检查法

热原是微生物的代谢产物，是一类能引起恒温动物和人体体温异常升高的致热物质。热原进入机体血液循环系统后，可激活机体的单核细胞、巨噬细胞等，使之释放出一种内源性热原质，作用于机体体温调节中枢引起发热等一系列不良反应，必须对其进行严格控制。

《中国药典》2010年版热原检查法采用的是家兔检查法。即将一定量的供试品静脉注入家兔体内，在规定时间内，观察家兔体温升高的情况，以判定供试品所含热原是否符合规定。给家兔注射一定量的热原后，一般15～30min体温开始上升，70～120min达到最高峰。检查结果的准确性和一致性取决于试验动物的状况、实验室条件和操作的规范性。

《中国药典》2010年版规定，除另有规定外，静脉注射剂、冲洗剂等需要进行热原检查。

（一）试验动物

供热原检查的试验动物为家兔，其品种大致有青紫蓝灰兔、日本大耳白兔、新西兰白兔等3种。应符合以下要求。

1. 应健康合格

体重1.7～3.0kg以上，雌兔应无孕。预测体温前7天即应用同一饲料饲养，在此期间内，体重应不减轻，精神、食欲、排泄等不得有异常现象。

2. 新兔预选

未曾用于热原检查的家兔；或供试品判定为符合规定，但组内升温达0.6℃的家兔；或3周内未曾使用的家兔，均应在检查供试品前3～7天内预测体温，进行挑选。挑选试验的条件与检查供试品时相同，仅不注射药液，每隔30min测量体温1次，共测8次，8次体温均在38.0～39.6℃的范围内，且最高与最低体温相差不超过0.4℃的家兔，可供3周内热原检查用。

3. 家兔的重复使用

（1）供试品判定为符合规定的家兔，至少应休息48h方可再供热原检查用。

（2）供试品判定为需要复试的家兔，应暂作休息处理，如复试合格，其中升温达0.6℃及以上的家兔应休息2周以上，重新测温挑选后使用。

（3）如供试品判定为不符合规定，则组内全部家兔不再使用。

（二）试验前准备

在做热原检查前1～2天，供试用家兔应尽可能处于同一温度的环境中，实验室和饲养室的温度相差不得大于3℃，且应控制在17～25℃。在试验全部过程中，实验室温度变化不得大于3℃，应防止动物骚动并避免噪声干扰。

家兔在试验前至少2h开始停止给食并置于宽松适宜的装置中，直至试验完毕。测量家兔体温应使用精密度为±0.1℃的测温装置。测温探头或肛温计插入肛门的深度和时间各兔应相同，深度一般约6cm，时间不得少于1.5min，每隔30min测量体温1次，一般测量2次，两次体温之差不得超过0.2℃，以此两次体温的平均值作为该兔的正常体温。当日使用的家兔，正常体温应在38.0～39.6℃的范围内，且同组各兔间正常体温之差不得超过1℃。

（三）检查法

取适用的家兔3只，测定其正常体温后15min以内，自耳缘静脉缓缓注入规定剂量并温热至约38℃的供试品溶液，然后每隔30min测量体温1次，共测6次，以6次体温中最高的一次减去正常体温，即为该兔体温的升高温度。

（四）结果判断

1. 判断复试

3只家兔中有1只体温升高0.6℃或0.6℃以上，或3只家兔，但体温升高的总和达1.3℃或1.3℃以上，应另取5只家兔复试。

2. 判断合格

(1) 初试的 3 只家兔中，体温升高均低于 0.6℃，并且 3 只家兔体温升高总和低于 1.3℃。

(2) 复试的 5 只家兔中，体温升高 0.6℃ 或 0.6℃ 以上的家兔不超过 1 只，并且初试、复试合并 8 只家兔的体温升高总和为 3.5℃ 或 3.5℃ 以下。

3. 判断不符合规定

(1) 在初试的 3 只家兔中，体温升高 0.6℃ 或 0.6℃ 以上的家兔超过 1 只。

(2) 在复试的 5 只家兔中，体温升高 0.6℃ 或 0.6℃ 以上的家兔超过 1 只。

(3) 在初试、复试合并 8 只家兔的体温升高总和超过 3.5℃。

当家兔升温为负值时，均以 0℃ 计。

(五) 注意事项

(1) 热原实验室内外应保持安静，避免强烈直射的日光或灯光及其他刺激。室温应17～28℃，且在全部实验过程中，室温变化不得大于 3℃。

(2) 注射时，有的供试品要注意速度应缓慢，如三磷酸腺苷二钠等，否则，易造成家兔死亡。

(3) 建议尽量使用热原测温仪测温，因为其感温探头在整个测温过程中都置于兔肛门内，兔比较安静，所测体温较准确。

(4) 注射时，1 批供试品使用 1 支注射剂，不得混用，以免造成交叉污染。

(5) 试验中使用的一切和供试品接触的用具均应清洗干净并采用适宜的方法除去热原。耐热用具如玻璃和金属制品等可置烘箱内于 250℃ 加热 30min，可使热原彻底破坏。

(6) 试验过程要及时填写兔卡及原始记录。

二、细菌内毒素检查法

细菌内毒素是革兰阴性菌所产生的一种外源性致热原，它进入机体可激活中性粒细胞等，使之释放出一种内源性热原质，作用于体温调节中枢引起体温升高，引起发热等一系列不良反应，必须严格加以控制。

细菌内毒素检查法又称为鲎试剂法，是利用鲎试剂与细菌内毒素发生凝集反应，来检测或量化药品中由革兰阴性菌产生的细菌内毒素，以判断供试品中细菌内毒素的限量是否符合规定的一种方法。此法以其快速、灵敏、经济、重现性好等特点得到了日益广泛的应用，并有取代传统的热原检查法的发展趋势。

《中国药典》2010 年版细菌内毒素检查法项下收载了凝胶法和光度测定法两种方法，其中光度测定法又包括浊度法和显色基质法。供试品检测时，可使用其中任何一种方法进行试验。当测定结果有争议时，除另有规定外，以凝胶法结果为准。

《中国药典》2010 年版规定，除另有规定外，静脉注射剂、冲洗剂等需要进行细菌内毒素或热原检查。

(一) 试验试剂

1. 细菌内毒素国家标准品

系自大肠埃希菌提取精制而成，用于标定、复核、仲裁鲎试剂灵敏度和标定细菌内毒素工作标准品的效价。细菌内毒素的量用内毒素单位（EU）表示。

2. 鲎试剂

必须具有国家颁发的批准文号。在进行干扰试验或供试品检查前，所在实验室要进行灵敏度复核。

3. 检查用水

应选择内毒素含量小于 0.015EU/ml（用于凝胶法）或 0.005EU/ml（用于光度测定法）且对内毒素试验无干扰作用的灭菌注射用水。

（二）检查前的准备工作

1. 器皿清洗

试验所用的器皿需经处理，以去除可能存在的外源性内毒素。常用的方法是在250℃干烤至少45min，也可采用其他确证不干扰细菌内毒素检查的适宜方法。若使用塑料器械，如微孔板和与微量加样器配套的吸头等，应选用标明无内毒素并且对试验无干扰的器械。试验操作过程应防止微生物的污染。

2. 供试品溶液的制备

某些供试品需进行复溶、稀释或在水性溶液中浸提制成供试品溶液。一般要求供试品溶液的pH值在6.0～8.0的范围内。对于过酸、过碱或本身有缓冲能力的供试品，需调节被测溶液（或其稀释液）的pH值，可使用酸、碱溶液适宜的缓冲液调节pH值。酸或碱溶液须用细菌内毒素检查用水在已去除内毒素的容器中配制。缓冲液必须经过验证不含内毒素和干扰因子。

3. 内毒素限值的确定

药典或国家标准中有规定的，按各品种标准项下规定的限值。如未规定，药品、生物制品的细菌内毒素限值（L）一般按以下公式确定：

$$L = K/M \tag{5.3}$$

式中，L 为供试品的细菌内毒素限值，以 EU/ml、EU/mg 或 EU/U（活性单位）表示；K 为人每千克体重每小时最大可接受的内毒素剂量，以 EU/(kg·h) 表示，注射剂 $K=5$EU/(kg·h)，放射性药品注射剂 $K=2.5$EU/(kg·h)，鞘内用注射剂 $K=0.2$EU/(kg·h)；M 为人用每千克体重每小时的最大供试品剂量，以 ml/(kg·h)、mg/(kg·h)、U/(kg·h) 表示，人均体重按60kg计算，注射时间若不足1h，按1h计算。

按人用剂量计算限值时，如遇特殊情况，可根据生产和临床用药实际情况做必要调整，但需说明理由。

4. 确定最大有效稀释倍数（MVD）

最大有效稀释倍数是指在试验中供试品溶液被允许稀释的最大倍数，在不超过此稀释倍数的浓度下进行内毒素限值的检测。用以下公式来确定MVD：

$$\text{MVD} = cL/\lambda \tag{5.4}$$

式中，L 为供试品的细菌内毒素限值；c 为供试品溶液的浓度，当 L 以 EU/ml 表示时，则 c 等于1.0ml/ml，当 L 以 EU/mg 或 EU/U 表示时，c 的单位需为 mg/ml 或 U/ml；如供试品为注射用无菌粉末或原料药，则 MVD 取1，可计算供试品的最小有效稀释浓度 $c=\lambda/L$；λ 为在凝胶法中鲎试剂的标示灵敏度（EU/ml），或是在光度测定法中所使用的标准曲线上最低的内毒素浓度。

（三）操作方法——凝胶法

凝胶法系通过鲎试剂与内毒素产生凝集反应的原理来检测或半定量内毒素的方法，是经典的细菌内毒素检查方法。

1. 鲎试剂灵敏度复核试验

在本检查法规定的条件下，使鲎试剂产生凝集的内毒素的最低浓度即为鲎试剂的标示灵敏度，用 EU/ml 表示。当使用新批号的鲎试剂或试验条件发生了任何可能影响检验结果的改变时，应进行鲎试剂灵敏度复核试验。

根据鲎试剂灵敏度的标示值（λ），将细菌内毒素标准品用水溶解，在旋涡混合器上混匀 15min，然后稀释制成 2λ、λ、0.5λ 和 0.25λ 四个浓度的内毒素标准溶液，每稀释一步均应在旋涡混合器上混匀 30s（详细配制方法可见标准品使用说明书）。

取 0.1ml/支规格的鲎试剂原安瓿 18 支，每支加入 0.1ml 检查用水使溶解，应使内容物充分溶解，并避免出现气泡。若鲎试剂的规格不是 0.1ml/支时，取若干支按其标示量加入检查用水复溶，充分溶解后将鲎试剂溶液混合在一起，然后每 0.1ml 分装到 10mm×75mm 凝集管中，至少分装 18 支管备用。

将上述 18 支管分成 5 列，其中 4 列 4 支管，1 列 2 支管。前 4 列每列依次加入 0.1ml 2λ、λ、0.5λ 和 0.25λ 的内毒素标准溶液，第 5 列 2 支管分别加入 0.1ml 检查用水。加样结束后，将试管中溶液轻轻混匀后，封闭管口，垂直放入 37℃±1℃ 的恒温器中，保温 60min±2min。

将试管从恒温器中轻轻取出，缓缓倒转 180°，若管内形成凝胶，并且凝胶不变形、不从管壁滑脱者为阳性（＋）；未形成凝胶或形成的凝胶不坚实、变形并从管壁滑脱者为阴性（－）。保温和拿取试管过程应避免受到振动造成假阴性结果。当最大浓度 2λ 管均为阳性，最低浓度 0.25λ 管均为阴性，阴性对照管为阴性，试验方为有效。按下式计算反应终点浓度的几何平均值，即为鲎试剂灵敏度的测定值（$λ_c$）。

$$λ_c = \lg^{-1}(\sum X/4) \tag{5.5}$$

式中，X 为反应终点浓度的对数值（lg）。反应终点浓度是指系列递减的内毒素浓度中最后一个呈阳性结果的浓度。

当 $λ_c$ 在 0.5λ～2λ（包括 0.5λ 和 2λ）时，方可用于细菌内毒素检查，并以标示灵敏度 λ 为该批鲎试剂的灵敏度。

实例解析

实例：鲎试剂的灵敏度复核

试验方法：见《中国药典》2010 年版二部附录 XI E。

试验数据：

鲎试剂标示灵敏度为 0.125EU/ml。

重复管数	内毒素浓度/(EU/ml)					反应终点浓度/(EU/ml)
	0.25	0.125	0.0625	0.031	NC	
1	＋	＋	－	－	－	0.125
2	＋	－	－	－	－	0.25
3	＋	＋	＋	－	－	0.0625
4	＋	＋	＋	－	－	0.0625

注："NC"代表空白管，工管分别注入 0.1ml 注射用水。

$$λ_c = \lg^{-1}[(\lg 0.125 + \lg 0.25 + \lg 0.0625 + \lg 0.0625)/4]$$
$$= 0.105 \text{ (EU/ml)}$$

结果：$λ_c$ 在 0.5λ～2λ 范围内，符合规定。以标示灵敏度 0.125EU/ml 为该批鲎试剂的灵敏度。

2. 干扰试验

干扰试验是为了确定供试品在稀释倍数或浓度下对内毒素和鲎试剂的反应不存在干扰作用,为能否使用细菌内毒素检查法提供依据。当进行新药的内毒素检查试验前,或无细菌内毒素检查项的品种建立内毒素检查法时,须进行干扰试验;当鲎试剂、供试品的配方、生产工艺改变或试验环境中发生了任何有可能影响试验结果的变化时,须重新进行干扰试验。在进行干扰试验时,建议用较低灵敏度(如 0.5EU/ml 或 0.25EU/ml)的鲎试剂,可以尽量避免供试品所含的内毒素对干扰试验造成的阳性影响。

(1) 按表5.6制备溶液A、B、C和D,使用的供试品溶液应为未检验出内毒素且不超过最大有效稀释倍数(MVD)的溶液,按鲎试剂灵敏度复核试验项下操作。

表5.6 凝胶法干扰试验溶液的制备

编号	内毒素浓度/配制内毒素的溶液	稀释用液	稀释倍数	所含内毒素的浓度	平行管数
A	无/供试品溶液	—	—	—	2
B	2λ/供试品溶液	供试品溶液	1	2λ	4
			2	1λ	4
			4	0.5λ	4
			8	0.25λ	4
C	2λ/检查用水	检查用水	1	2λ	4
			2	1λ	4
			4	0.5λ	4
			8	0.25λ	4
D	无/检查用水	—	—	—	2

注:A 为供试品溶液;B 为干扰试验系列;C 为鲎试剂标示灵敏度的对照系列;D 为阴性对照。

(2) 只有当溶液A和阴性对照溶液D的所有平行管都为阴性,并且系列溶液C的结果在鲎试剂灵敏度复核范围内时,试验方为有效。

(3) 按下式计算系列溶液C和B的反应终点浓度的几何平均值(E_s 和 E_t)。

$$E_s = \lg^{-1}(\sum X_s/4) \tag{5.6}$$

$$E_t = \lg^{-1}(\sum X_t/4) \tag{5.7}$$

式中,X_s、X_t 分别为系列溶液C和溶液B的反应终点浓度的对数值(lg)。

当 E_s 在 $0.5\lambda \sim 2\lambda$(包括 0.5λ 和 2λ)及 E_t 在 $0.5E_s \sim 2E_s$(包括 $0.5E_s$ 和 $2E_s$)时,认为供试品在该浓度下无干扰作用。若供试品溶液在小于MVD的稀释倍数下对试验有干扰,应将供试品溶液进行不超过MVD的进一步稀释,再重复干扰试验。

3. 供试品细菌内毒素检查

按表5.7制备溶液A、B、C和D。使用稀释倍数为MVD并且已经排除干扰的供试品溶液来制备溶液A和B,按鲎试剂灵敏度复核试验项下操作。在37℃±1℃水浴或恒温器中保温 60min±2min 后观察结果。

表5.7 凝胶限量试验溶液的制备

编号	组别	内毒素浓度/配制内毒素的溶液	平行管数
A	供试品组	无/供试品溶液	2
B	供试品阳性对照组	2λ/供试品溶液	2
C	阳性对照组	2λ/检查用水	2
D	阴性对照组	无/检查用水	2

（四）结果判定

（1）阴性对照管均为阴性，供试品阳性对照管均为阳性，阳性对照管均为阳性，试验有效。

（2）供试品的两个平行管均为阴性，判供试品符合规定。

（3）供试品的两个平行管均为阳性，判供试品不符合规定。

（4）供试品的两个平行管中的一管为阳性，另一管为阴性，需进行复试。复试时，供试品需做4支平行管，若所有平行管均为阴性，判供试品符合规定；否则判供试品不符合规定。

（五）注意事项

（1）实验前，须用肥皂洗手，用75％乙醇棉球消毒。

（2）试验操作过程应在清洁环境中进行，防止微生物的污染。

（3）由于凝集反应是不可逆的，所以在反应过程中及观察结果时应注意不要使试管受到振动，以免使凝胶破碎产生假阴性结果。

（4）在进行灵敏度复核、干扰试验和供试品细菌内毒素检查时，各个实验中要求的对照应同时进行，并在实验有效的情况下才能进行计算和判断。

实例解析

实例：葡萄糖注射液细菌内毒素检查

试验方法：见《中国药典》2010年版二部附录ⅪE。

试验数据：

内毒素限值$L=0.5EU/ml$，所用鲎试剂的灵敏度为$0.125EU/ml$。

$$MVD=0.5/0.125=4$$

将样品进行4倍稀释，并进行检查，结果如下：

供试品	供试品阳性对照	阳性对照	阴性对照
－ －	＋＋	＋＋	－ －

结果是否有效：有效

结果：该批葡萄糖注射液内毒素含量小于0.5EU/ml。

结论：符合规定。

三、异常毒性检查法

药物的异常毒性主要是由于生物制品、生化药品、抗生素等在生产过程中所用的原材料比较复杂，使产品容易混进杂质而产生的，并非药物本身所具有的毒性。异常毒性检查法是将一定剂量的供试品溶液注入小鼠体内或口服给药，在规定时间内观察小鼠出现的死亡情况，以判定供试品是否符合规定的一种方法，目的是保证用药安全。

（一）试验动物

异常毒性检查的试验动物为小鼠。供试用的小鼠应健康合格，体重17～20g，在试验前及试验的观察期内，均应按正常饲养条件饲养。做过本试验的小鼠不得重复使用。

（二）检查方法

1. 供试品溶液的配制

除另有规定外，用氯化钠注射液按各品种项下规定的浓度制成供试品溶液。

2. 检查法

除另有规定外，取上述小鼠5只，按各品种项下规定的给药途径，每只小鼠分别给予供试品溶液0.5ml。给药途径分为以下几种。

静脉注射：将供试品溶液注入小鼠尾静脉，应在4~5s内匀速注射完毕。规定缓慢注射的品种可延长至30s。

腹腔注射：将供试品溶液注入小鼠腹腔。

皮下注射：将供试品溶液注入小鼠腹部或背部两侧皮下。

口服给药：将供试品溶液通过适宜的导管，灌入小鼠胃中。

（三）结果判断

除另有规定外，全部小鼠在给药后48h内不得有死亡；如有死亡时，应另取体重18~19g的小鼠10只复试，全部小鼠在48h内不得有死亡。上述情况判定符合规定，否则为不符合规定。

（四）注意事项

(1) 试验前应先称取小鼠体重，分笼放好，按体重尽可能平均分配。

(2) 静脉注射时，要匀速给药。

(3) 采用不同给药方式时，均应注意如药液外溢较多时，小鼠应废弃。

四、降压物质检查法

降压物质系指某些药品中含有能导致血压下降的杂质，包括组胺、类组胺或其他能导致血压下降的物质。以动物脏器或组织为原料的生化产品或微生物发酵提取所得的药物易形成组胺，如抗生素、氨基酸、多肽等。组胺类物质可以使血管扩张，毛细管渗透性增强，血压下降以及其他平滑肌收缩，注入人体后可导致面部潮红、脉搏加速和血压下降等不良反应，因此在药品检查中应进行降压物质检查并控制其限度。

降压物质检查法系比较组胺对照品（S）与供试品（T）引起麻醉猫血压下降的程度，以判定供试品中所含降压物质的限度是否符合规定的方法。

（一）试验动物

降压物质检查的试验动物为猫。应选择健康无伤、体重2kg以上的猫，雌雄均可，雌者无孕。

（二）检查方法

1. 动物的麻醉与手术

用适宜的麻醉剂（如巴比妥类）将检查用猫麻醉后，固定于保温手术台上，分离气管，必要时插入插管以使呼吸畅通，或可进行人工呼吸。在一侧颈动脉插入连接测压计的动脉套管，管内充满适宜的抗凝剂溶液，以记录血压，也可用其他适当仪器记录血压。在一侧股静脉内插入静脉插管，供注射药液用。试验中应注意保持动物体温。全部手术完毕后，将测压计调节到与动物血压相当的高度（一般为13.3~16.0kPa），开启动脉夹，待血压稳定后，即可进行药液注射。

2. 动物灵敏度测定

待血压平稳后，从股静脉依次注入一组磷酸组胺对照品稀释液（0.5μg/ml），注射剂量按每1kg体重0.05μg、0.10μg、0.15μg折算，每次注入后立即注射5~6ml氯化钠注射液，每次注射应在前一次反应恢复稳定以后进行，且相邻两次注射的间隔时间应尽量保持一致

（一般为 3~5min）。如此重复 2~3 组。

如果 0.10μg/kg 的剂量所致血压下降均超过 2.67kPa，同时相应各剂量所致的平均值有差别，可认为该动物的灵敏度符合规定。

3. 供试品测定

（1）供试品溶液的制备　按品种项下规定的限值，且供试品溶液与标准品稀释液的注入体积应相等，制备适当浓度的供试品溶液。

（2）测定　取对照品稀释液按动物体重每 1kg 注射组胺 0.1μg 的剂量（d_S），供试品溶液按品种项下规定的剂量（d_T），照下列次序注射一组 4 个剂量：d_S、d_T、d_T、d_S。然后以第一与第三、第二与第四剂量所致的反应分别比较。

（三）结果判定

（1）如 d_T 所致的反应值均不大于 d_S 所致反应值的一半，则判定供试品的降压物质检查符合规定。

（2）如 d_T 所致的反应值大于 d_S 所致反应值的一半，则应按上述次序继续注射一组 4 个剂量，并按相同方法分别比较两组内各对 d_S、d_T 剂量所致的反应值；如 d_T 所致的反应值均不大于 d_S 所致的反应值，则判定符合规定。

（3）如 d_T 所致的反应值均大于 d_S 所致的反应值，则判定供试品的降压物质检查不符合规定。

（4）如 d_T 有一个反应值大于 d_S 所致的反应值，应另取动物复试。如复试的结果仍有 d_T 所致的反应值大于 d_S 所致的反应值，则判定不符合规定。

（四）注意事项

（1）麻醉是降压物质检查的关键，要掌握好麻醉部位与剂量。

（2）试验中应注意保持猫的体温。

（3）一只猫一般可以做两次降压物质检查，每一次如猫的健康状况良好，缝合后 2 个月以上，可供第二次试验用。

（4）如需在同一只动物上测定多个样品时，需再经灵敏度检查，如仍符合规定，可进行试验，以此类推。

五、抗生素微生物检定法

抗生素微生物检定系在适宜条件下，通过检测抗生素对微生物的抑制作用，计算抗生素活性（效价）的方法。《中国药典》2010 年版收载了管碟琼脂扩散法和浊度法两种方法，管碟法的检定法又分为二剂量法和三剂量法。以下重点介绍管碟琼脂扩散法的二剂量法。

管碟法系利用抗生素在琼脂培养基内成球面形扩散，形成含一定浓度抗生素球形区，抑制了试验菌的繁殖而呈现出透明的抑菌圈。此法系根据抗生素在一定浓度范围内，对数剂量与抑菌圈直径（面积）呈直线关系而设计，通过检测抗生素对微生物的抑制作用，比较标准品与供试品产生抑菌圈的大小，计算出供试品的效价。

抗生素效价以"单位（U）"或"微克（μg）"表示。

（一）培养基的制备

《中国药典》2010 年版二部附录抗生素微生物检定法项下收载了 13 种不同处方的培养基及其制备方法，可按规定进行配制。目前市场有干燥的培养基供应，使用方便，临用前按照使用说明书进行配制，但应注意核对培养基的 pH，必要时需调节 pH，使其符合规定。

使用前应115℃蒸汽灭菌30min备用。

（二）试验菌准备

检定用标准菌种，由中国药品生物制品检定所提供，为冷冻干燥菌种，用前需经复苏。《中国药典》2010年版二部附录抗生素微生物检定法项下规定的检定菌有枯草芽孢杆菌［CMCC（B）63 501］、短小芽孢杆菌［CMCC（B）63 202］、金黄色葡萄球菌［CMCC（B）26 003］、藤黄微球菌［CMCC（B）28 001］、大肠埃希菌［CMCC（B）44 103］、啤酒酵母菌［ATCC 9763］、肺炎克雷伯杆菌［CMCC（B）46 117］及支气管炎博德特菌［CMCC（B）58 403］等。

1. 菌种复苏

取冻干菌种管，灭菌1ml毛细滴管、双碟、镊子、营养肉汤培养基、营养琼脂斜面，移入接种室操作台或超净工作台。将冻干菌种管外壁用碘酒擦拭消毒，稍干，用75%乙醇棉球擦净，放在灭菌双碟内，待干。点燃酒精灯，将菌种管的封口一端在火焰上烧灼红热，用灭菌毛细滴管吸取营养肉汤培养基，滴在上述灼热的菌种管封口端，使其炸裂。取灭菌镊子，在酒精灯火焰上方，将炸裂的管口打开，放入灭菌双碟内，另取1支灭菌毛细滴管，在火焰旁吸取营养肉汤少许，加至菌种管底部，将冻干菌块搅动使其溶解，随即吸出管内菌液，分别接种至营养琼脂斜面及营养肉汤内，并将毛细滴管及菌种管投入消毒液内，将已接种的营养肉汤及营养琼脂斜面置35～37℃培养22～24h。取出培养物，仔细观察菌苔形态，有无杂菌，并进行革兰染色镜检，挑选典型菌落转接3代即可使用。如菌落不典型时，可进行平板分离单菌落。

2. 菌种保存与传代

将上述菌种斜面作为工作用菌种斜面，置冰箱中保存，每月传代一次，挑选生长好、无杂菌、呈典型菌落的斜面替换原有菌种斜面作为工作用菌种斜面，并保存。

3. 菌悬液的制备

详见《中国药典》2010年版二部附录ⅪA。

（三）检定操作

1. 检验用溶液的制备

（1）标准品溶液的配制　标准品的使用和保存，应照标准品说明书的规定。

① 标准贮备液的配制　用分析天平精密称取标准品适量（不少于20mg），根据标示的效价单位加入稀释液制成浓度为1000U/ml的浓溶液，作为贮备液，存于冰箱保存。

称样量按下式计算：

$$W=\frac{Vc}{P} \qquad (5.8)$$

式中，W为需称取的标准品的重量，mg；V为溶解标准品制成浓溶液所用容量瓶的体积，ml；c为标准品浓溶液的浓度，U/ml；P为标准品的纯度或效价单位，U/mg。

② 稀释　依据品种检验方法的规定，取标准贮备液，稀释成滴碟所用的最终高低两浓度，作为标准品溶液。

（2）供试品溶液的配制　依据品种检验方法的规定，稀释成滴碟所用的最终高低两浓度，作为供试品溶液。具体操作方法同标准品溶液的配制。

2. 双碟的制备

在超净工作台上，用灭菌大口吸管（20ml）吸取已熔化（水浴或微波炉熔化）的培养基20ml注入双碟内，作为培养基的底层，等凝固后更换干燥的陶瓦盖覆盖，放置20～30min，备用。取出试验用菌悬液，按已试验的适当菌量（能得清晰的抑菌圈为度。二剂量法标准品溶液的高浓度所致的抑菌圈直径在18～22mm，三剂量法标准品溶液的中心浓度所致的抑菌圈直径在15～18mm），用灭菌吸管吸取菌悬液加入已熔化并保温在水浴中（一般细菌48～50℃，芽孢可至60℃）的培养基内，摇匀作为菌层用。用灭菌大口5ml吸管，吸取菌层培养基5ml，使均匀摊布在底层培养基上，置水平台上待凝固，用陶瓦盖覆盖，放置20～30min，备用。

3. 放置钢管

用钢管放置器，或其他方法将钢管一致、平稳地放入培养基上，钢管放妥后，应使双碟静置5～10min，使钢管在琼脂内稍下沉稳定后，再开始滴加抗生素溶液。二剂量法每个双碟需放置4个小钢管。

4. 滴碟与培养

取按上述方法制备的双碟不少于4个（一般为5～10个），用毛细滴管或定量加样器滴加供试品溶液和对照品溶液，在滴加之前须用滴加液洗2～3次。在双碟的4个钢管中以对角线滴加标准品与供试品溶液的高、低两种浓度的溶液，滴加顺序为SH→TH→SL→TL，也可用SL→TL→TH→SH（S代表标准品，T代表供试品，H代表高浓度，L代表低浓度），滴加溶液至钢管口平满，注意滴加溶液间隔不可过长，因溶液的扩散时间不同影响测定结果。

滴加完毕，用陶瓦盖覆盖双碟，平稳置于双碟托盘内，双碟叠放不可超过3个，避免受热不均而影响抑菌圈大小，以水平位置平稳移入35～37℃恒温培养室，培养至所需时间。

5. 抑菌圈测量

将培养好的双碟取出，打开陶瓦盖，将钢管倒入消毒液中，换上玻璃盖。使用游标卡尺、幻灯或抑菌圈测量仪测量抑菌圈大小。

（四）结果计算及判断

1. 结果计算

二剂量法的计算公式见式（5.9）。

$$P = \lg^{-1}\left[\frac{T_2 + T_1 - S_2 - S_1}{T_2 + S_2 - T_1 - S_1} \times I\right] \times 100\% \tag{5.9}$$

式中，P为供试品效价相当于标示值或估计效价的百分数；S_2为标准品高浓度溶液所致抑菌圈直径（面积）的总和；S_1为标准品低浓度溶液所致抑菌圈直径（面积）的总和；T_2为供试品高浓度溶液所致抑菌圈直径（面积）的总和；T_1为供试品低浓度溶液所致抑菌圈直径（面积）的总和；I为高、低剂量之比的对数值，2：1时，$I=0.301$；4：1时，$I=0.602$。

供试品的效价（P_T）可由公式（5.10）计算。

$$P_T(U/mg) = P \times 估计效价(A_T)(U/mg) \tag{5.10}$$

2. 可靠性测试

（1）可靠性测试　运用统计学理论，通过方差分析做F测验，以判断试验假设是否有效。可靠性测验结果分析及要求包括：试品间（$P>0.05$）；回归（$P<0.01$）；偏离平行（$P>0.05$）；剂间（$P<0.01$）；碟间（$P>0.05$）。

符合上述规定，才能认为试验结果可靠，方可进行可信限率和效价计算。

(2) 可信限率　除另有规定外，管碟法的可信限率不得大于5%。

上述各项均符合者，试验结果才能成立。

3. 结果判断

本法计算所得效价，如低于估计效价的90%或高于估计效价的110%时，则应调整其估计效价，予以重试。

实例解析

实例：乳糖酸红霉素效价测定及计算结果

试验方法：管碟法之二剂量法。

试验数据：

碟数	抑菌圈面积			
	S_2	S_1	T_2	T_1
1	1571	1276	1581	1268
2	1481	1199	1523	1173
3	1523	1302	1497	1263
4	1518	1214	1533	1226
5	1573	1237	1543	1268
6	1546	1219	1580	1224
7	1495	1260	1526	1240
8	1530	1237	1548	1263
9	1605	1256	1593	1293
10	1649	1272	1608	1320
Σ	15491	12472	15532	12528

估计效价 $(A_T) = 603 \text{U/mg}$　剂距 $(I) = 0.301$

$$P = \lg^{-1}\left[\frac{15532+12528-15491-12472}{15491+15532-12472-12528} \times 0.301\right] \times 100\% = 101.1\%$$

$$效价(P_T) = 101.1\% \times 603 \text{U/mg} = 609.8 \text{U/mg}$$

（五）注意事项

(1) 玻璃仪器和其他器具需用专用洗液或其他清洗液中浸泡过夜，冲洗，沥干，置150~160℃干热灭菌2h或高压121℃蒸汽灭菌30min，备用。

(2) 实验中样品的称量、稀释、培养基倒平板等操作要严格无菌操作。

(3) 制备平板时，放置培养皿的超净台的台面必须水平，滴好的双碟培养时摆放也应保持水平。

(4) 滴加钢管时应尽量使每个钢管的液体一致，不要溅至钢管外，并尽量缩短滴碟时间。

(5) 操作环境和用具均应避免抗生素的污染。

(6) 双碟在37℃下培养约16h。时间太短会造成抑菌圈模糊，太长则会使菌株对抗生素的敏感性下降，在抑菌圈边缘的菌继续生长，使得抑菌圈变小。

(7) 对照品和供试品溶液每步稀释量取量不得少于2ml，稀释步骤一般不超过3步。

学习小结

本单元主要介绍了无菌、微生物限度、热原、细菌内毒素、异常毒性、降压物质等药物的安全性检查方法，还介绍了抗生素的生物检定等药物的有效性测定方法。总之，药物的生物测定技术涉及的理论知识较复杂，在实际工作中更侧重要求具有较强的动手能力和严谨的工作态度，要通过实际操作来强化理解相关概念和检查方法。

（1）药品的无菌检查是药品生物检定的重要内容，它是将待检的药品按无菌的原则与要求接种到培养基中观察有无微生物生长，以判断药品有无菌的一种方法。所采用的方法包括薄膜过滤法和直接接种法。

（2）非无菌制剂要求进行微生物限度检查，不同剂型对于微生物限度有不同要求。包括细菌、真菌和酵母菌测定以及控制菌（大肠埃希菌、大肠菌群、沙门菌、铜绿假单胞菌、金黄色葡萄球菌、梭菌等）的检查。细菌、真菌、酵母菌测定采用平板法或薄膜法进行，并要求对试验方法进行方法学验证，消除供试品抑菌活性方可采用。大肠埃希菌等一般要经过预处理、增菌后纯化培养再进行生化鉴定等一系列试验来完成。

（3）热原检查法采用家兔作为受试动物，将一定剂量的供试品静脉注入后，在规定时间观察家兔体温升高的情况。细菌内毒素检查是利用鲎试剂与细菌内毒素产生凝集反应的机理，以判断供试品中细菌内毒素的限量是否符合规定的一种方法。内毒素的量用内毒素单位（EU）表示。

（4）异常毒性检查并非药物本身所具有的毒性。系将一定剂量的供试品溶液注入小鼠体内或口服给药，在规定时间内观察小鼠出现的死亡情况，以判定供试品是否符合规定的一种方法。

（5）降压物质检查法系比较组胺对照品（S）与供试品（T）引起麻醉猫血压下降的程度，以判定供试品中所含降压物质的限度是否符合规定的方向。

（6）抗生素微生物检定系在适宜条件下，通过检测抗生素对微生物的抑制作用，计算抗生素活性（效价）的方法。《中国药典》2010年版收载了管碟琼脂扩散法和浊度法两种方法。在试验过程中应避免抗生素的污染。

上述内容对应药物检验工级别，要求如下：

工种级别	所需掌握的知识内容
初级	第二节 微生物限度检查法——一、检查前准备；二、细菌、霉菌及酵母菌计数
中级	第二节 微生物限度检查法——三、控制菌检查；第三节 其他生物检查技术——一、热原检查法；二、细菌内毒素检查法
高级	第一节 无菌检查法；第三节 其他生物检查技术——三、异常毒性检查法；四、降压物质检查法；五、抗生素微生物检定法

习 题

一、单项选择题

1. 降压物质检查选用（   ）作为试验动物。

A. 小鼠　　　　B. 家兔　　　　C. 猫　　　　D. 大鼠　　　　E. 狗

2. 家兔体温应使用精确度为（　　）的肛温计（或其他同样精确的测温装置）测量体温。
   A. ±0.1℃　　　B. ±0.2℃　　　C. ±0.25℃　　　D. ±0.3℃

3. 若3只家兔体温升温均低于0.60℃并且3只家兔升温总和不超过1.40℃时，属于（　　）情况。
   A. 应重新测量　　　B. 应复试一次　　　C. 应复试两次　　　D. 合格

4. 细菌内毒素的量用内毒素单位（　　）表示。
   A. μg　　　B. mg　　　C. EU　　　D. ml

5. 无菌检查所用菌种的菌株传代次数不得超过（　　）代。
   A. 3　　　B. 4　　　C. 5　　　D. 6　　　E. 2

6. 鲎试剂灵敏度复核试验时，若最大浓度（　　）管均为阳性，最低浓度（　　）管均为阴性，阴性对照管为阴性，试验方为有效。
   A. 1λ　0.5λ　　　B. 1.5λ　0.3λ　　　C. 2λ　0.25λ　　　D. 2.5λ　0.4λ

7. 无菌检查应在环境洁净度（　　）以下的局部洁净度（　　）级单向流空气区域内进行，其全过程应严格遵守无菌操作，防止微生物污染。
   A. 10000　100　　　B. 9000　150　　　C. 11000　125　　　D. 9900　100

8. 微生物限度检查的霉菌及酵母菌培养温度为（　　）。
   A. 30～35℃　　　B. 25～28℃　　　C. 25～35℃　　　D. 30～40℃

9. 微生物限度检查的细菌培养温度为（　　）。
   A. 30～35℃　　　B. 20～25℃　　　C. 25～35℃　　　D. 30～40℃

10. 如供试品液MUG阳性，靛基质试验（　　），判检出大肠埃希菌；MUG阴性，靛基质试验（　　），判未检出大肠埃希菌。
    A. 阴性　阴性　　　B. 阳性　阴性　　　C. 阳性　阳性　　　D. 阴性　阳性

11. 金黄色葡萄球菌检查时，将纯培养物接种到甘露醇发酵培养基中，经37℃培养18～24h，如能发酵产酸，使培养基由（　　）变成浅橙黄色，试验为阳性。
    A. 红色　　　B. 绿色　　　C. 淡红色　　　D. 蓝色

12. 分离沙门菌通常采用（　　）培养基。
    A. 马丁　　　B. 伊红美蓝琼脂　　　C. 葡萄糖　　　D. 肉汤

13. 异常毒性检查应取小鼠（　　）只。
    A. 4　　　B. 5　　　C. 6　　　D. 7

14. 药厂常规微生物限度检查的控制菌是（　　）。
    A. 大肠埃希菌　　　　　　　　B. 沙门菌
    C. 铜绿假单胞菌　　　　　　　D. 金黄色葡萄球菌

15. 细菌内毒素主要是由（　　）所产的外源性致热原。
    A. 革兰阴性菌　　　B. 革兰阳性菌　　　C. 霉菌　　　D. 酵母菌

二、多项选择题

1. 家兔热原试验中，有下列（　　）情况之一者，需要复试一次。
   A. 3只家兔中1只体温升高0.60℃或0.60℃以上
   B. 3只家兔中1只体温升高0.70℃或0.70℃以上
   C. 3只家兔升温总和超过1.40℃
   D. 3只家兔升温总和超过2.40℃

E. 3只家兔中2只体温升高0.70℃或0.70℃以上
2. 鲎试剂生物活性在pH6.0～8.0时酶活性稳定，当pH（　　）时，酶活性受到抑制。因此，在鲎试验时，供试品溶液的pH应调节为6.0～8.0。
   A. ≤4　　　　B. ≤3　　　　C. ≥9　　　　D. ≥10　　　　E. ≥11
3. 细菌内毒素检查包括两种方法，即（　　）。
   A. 凝胶法　　　　　　B. 光度测定法　　　　　　C. 浊度法
   D. 显色基质　　　　　E. 菌落计数法
4. 细菌内毒素国家标准系自大肠埃希菌提取精制而成，用于标定、复核、仲裁（　　）的效价。
   A. 鲎试剂灵敏度　　　B. 内毒素限值　　　　　　C. 细菌内毒素工作标准品
   D. 标示度　　　　　　E. 鲎试剂准确度
5. 无菌检验所用的培养基，包括（　　）培养基，其配方和配制过程，均需按药典规定的配方加以配制，并经培养基灵敏度检查合格后才能使用。
   A. 需氧菌　　　　　　B. 厌氧菌　　　　　　　　C. 真菌
   D. 大肠埃希菌　　　　E. 葡萄球菌
6. 《中国药典》2010年版抗生素微生物检定法项下，收载有（　　）等方法。
   A. 管碟琼脂扩散法　　B. 浊度法　　　　　　　　C. 鲎试剂法
   D. 革兰染色法　　　　E. 平皿法
7. 细菌内毒素检查法实际上是一种较为特殊的检查方法，《中国药典》2010年版规定当（　　）时需进行细菌内毒素的干扰试验。
   A. 鲎试剂改变　　　　B. 供试品的配方改变　　　C. 生产工艺改变
   D. 试验环境变化　　　E. 操作条件变化
8. 控制菌的检测中一般外用药和眼科制剂不得检出（　　）。
   A. 金黄色葡萄球菌　　B. 破伤风杆菌　　　　　　C. 铜绿假单胞菌
   D. 蔗糖　　　　　　　E. 大肠埃希菌

三、简答题

1. 分析家兔检查法与细菌内毒素检查法的优缺点。
2. 为什么要对鲎试剂进行灵敏度复核试验？
3. 以某一药品为例，简述如何进行无菌试验？

(李晓璐)

单元六　药物制剂检查技术

> **学习目的**
>
> 通过学习主要剂型的常规检测项目，重量差异及装量差异检查、崩解时限检查、溶出度检查、含量均匀度检查、释放度检查、最低装量检查法、粒度检查法、澄明度检查等制剂检查项目的检查方法、结果处理和注意事项，为完成药物制剂检查任务奠定知识与技能基础。
>
> **知识要求**
>
> 1. 掌握重量差异及装量差异、崩解时限、溶出度、含量均匀度等项目的概念、检查目的、适应范围、检查方法和结果处理方法。
> 2. 熟悉释放度、最低装量、粒度、澄明度等项目的概念、检查目的、适应范围、检查方法和结果处理方法。
> 3. 了解主要剂型（片剂、注射剂、胶囊剂、丸剂、颗粒剂）的常规检测项目。
>
> **能力要求**
>
> 1. 能正确选用相关仪器及试药，做好试液的配制等准备工作。
> 2. 能根据药品质量标准及标准操作规程的要求，完成主要剂型的常规检查项目，正确记录试验数据及结果并进行结果判定。
> 3. 能正确解释制剂检查中出现的现象与异常情况。

第一节　主要剂型及其常规检测项目

临床上使用的药物一般都不是原料药，而是通过一定的生产工艺把药物制成适当的剂型，如片剂、丸剂、胶囊剂、颗粒剂、注射剂、软膏剂、酊剂、栓剂等，以满足临床用药的要求。制剂的质量检测与原料药一样，也包括性状、鉴别、检查及含量测定等项目。其鉴别和含量测定都与主药的性质相关，还应考虑辅料和处方中其他有效成分的干扰，检查项中除了检查制剂生产和贮存过程中产生的特殊杂质外，还需检查各剂型相关的项目。各剂型常规检查项目收载在《中国药典》2010年版附录"制剂通则"项下，剂型不同，常规检查的项目也各不相同。

一、主要剂型介绍

（一）片剂

片剂是指药物与适宜的辅料混匀压制而成的圆片状或异形片状的固体制剂。片剂以口服普通片（也包括糖衣片、薄膜衣片）为主，另有含片、舌下片、口腔贴片、咀嚼片、分散片、可溶片、泡腾片、阴道片、阴道泡腾片、缓释片、控释片与肠溶片（包括肠溶衣片和结肠定位肠溶衣片）等。

（二）注射剂

注射剂是指把药物与适宜的溶剂或分散介质制成的供注入人体内的溶液、乳状液或混悬液，以及供临用前配制或稀释成溶液或混悬液的粉末或浓溶液的无菌制剂。注射剂分为注射液（其中供静脉滴注用的大体积注射液也称静脉输液）、注射用无菌粉末、注射用浓溶液。

（三）胶囊剂

胶囊剂是指药物或加有辅料充填于空心胶囊或密封于软质囊材中的固体制剂。胶囊剂分为硬胶囊（通称为胶囊）、软胶囊（胶丸）、缓释胶囊、控释胶囊和肠溶胶囊，主要供口服用。

（四）丸剂

丸剂是指药物与适宜的辅料以适当方法制成的球状或类球状固体制剂，包括滴丸、糖丸、小丸等，主要供口服用。

滴丸是指固体或液体药物与适宜的基质加热熔融后溶解、乳化或混悬于基质中，再滴入互不相溶、互不作用的冷凝介质中，由于表面张力的作用使液滴收缩成球状而制成的制剂。

糖丸是指以适宜大小的糖粒或基丸为核心，用糖粉和其他辅料的混合物作为撒粉材料，选用适宜的黏合剂或润湿剂制丸，并将主药以适宜的方法分次包裹在糖丸中而制成的制剂。

小丸是指将药物与适宜的辅料均匀混合，选用适宜的黏合剂或润湿剂用适当方法制成的球状或类球状固体制剂。小丸粒径应为 0.5～3.5mm。

根据药物的性质、使用与贮藏的要求，供口服的滴丸或小丸可包糖衣或薄膜衣。

中药丸剂是指饮片细粉或提取物加适宜的黏合剂或其他辅料制成的球形或类球形制剂，分为蜜丸、水蜜丸、水丸、糊丸、蜡丸和浓缩丸等类型。

（五）颗粒剂

颗粒剂是指药物与适宜的辅料制成具有一定粒度的干燥颗粒状制剂。分为可溶颗粒（通称颗粒）、混悬颗粒、泡腾颗粒、肠溶颗粒、缓释颗粒和控释颗粒等，供口服用。

二、主要剂型的常规检测项目

各类制剂必须按照《中国药典》附录"制剂通则"项下规定对制剂质量进行控制与检测，且必须符合要求。本节介绍片剂、注射剂、胶囊剂、丸剂和颗粒剂等 5 类常用剂型的常规检查项目。

（一）片剂

对片剂的质量要求除外观应完整光洁、色泽均匀，有适宜的硬度和耐磨性，以及该品种标准规定的检验项目外，还应检查该剂型常规检测项目。

1. 重量差异

各类片剂检查。凡规定检查含量均匀度的片剂，一般不再进行重量差异的检查。

2. 崩解时限

各类片剂（包括口服普通片、薄膜衣片、糖衣片、肠溶片、泡腾片、含片、舌下片及可溶片）。凡规定检查溶出度、释放度或融变时限或分散均匀性的片剂以及咀嚼片，不再进行崩解时限检查。

3. 融变时限

阴道片检查。

4. 发泡量

阴道泡腾片检查。

5. 分散均匀性

分散片检查。

6. 微生物限度

口腔贴片、阴道片、阴道泡腾片和外用可溶片等局部用片剂应检查。

（二）注射剂

注射剂除该品种标准规定的检验项目外，还应检查该剂型常规检测项目。

1. 装量

注射液检查。

2. 装量差异

注射用无菌粉末检查。

3. 可见异物

溶液型注射液、溶液型注射用无菌粉末及注射用浓溶液检查。

4. 无菌

所有类型注射剂检查。

5. "热原"或"细菌内毒素"

静脉用注射剂检查。

6. 不溶性微粒

溶液型静脉用注射液、溶液型静脉注射用粉末及注射用浓溶液检查。

7. 渗透压摩尔浓度

静脉输液（供静脉滴注用的大体积注射液）及椎管注射用注射液检查。

8. 粒度

混悬型注射液检查。除另有规定外，药物粒度应控制在 $15\mu m$ 以下，含 $15\sim20\mu m$（间有个别 $20\sim50\mu m$）者，不应超过 10%，若有可见沉淀，振摇时应容易分散均匀。

（三）胶囊剂

对胶囊剂的质量要求，除外观应整洁，不得有黏结、变形、渗漏或囊壳破裂现象，并应无异臭，以及该品种项下规定的检验项目外，还应检查该剂型常规项目。

1. 装量差异

各类胶囊剂检查（凡规定检查含量均匀度的胶囊剂可不进行此项检查）。

2. 崩解时限

各类胶囊剂检查（凡规定检查溶出度或释放度的胶囊剂，可不进行此项检查）。

（四）丸剂

对丸剂的质量要求，外观应大小均匀、色泽一致，无粘连现象，以及各品种项下规定的检验项目。对中药丸剂的质量要求，外观应圆整均匀、色泽一致，蜜丸细腻滋润、软硬适中，蜡丸表面光滑无裂纹、丸内无蜡点和颗粒，以及各品种项下规定的检查项目。此外还应检查该剂型常规检测项目。

1. 重量差异

各类丸剂检查（凡进行含量均匀度检查的丸剂，不再进行此项检查）。

2. 溶散时限

中药丸剂除大蜜丸及研碎、嚼碎或用开水、黄酒等分散后服用的丸剂不检查溶散时限外，其他丸剂均应进行溶散时限检查。

西药丸剂除另有规定外，滴丸检查此项。

3. 水分

中药丸剂检测水分，但蜡丸、包糖衣及薄膜衣后不检查水分。

4. 装量差异或装量

单剂量包装的中药丸剂检测装量差异，多剂量包装的中药丸剂检测装量。

5. 微生物限度

中药丸剂检查。

（五）颗粒剂

对颗粒剂的质量要求，除应色泽一致，无吸潮、结块、潮解等现象，以及该品种项下规定的检验项目外，还应检查该剂型常规检测项目。

1. 粒度

各类颗粒剂均需检查，照粒度和粒度分布测定法［《中国药典》2010年版二部附录Ⅸ E 第二法（2）］双筛分法检查。

2. 干燥失重

各类颗粒剂均需检查。

3. 装量差异

单剂量包装颗粒剂检查此项。如已规定检查含量均匀度的，不再进行装量差异的检查。

4. 装量

多剂量包装的颗粒剂检查此项。

5. 溶化性

可溶颗粒和泡腾颗粒检查此项。混悬颗粒或已规定检查溶出度或释放度的颗粒剂，可不进行溶化性检查。

以上5种剂型的检查项下常规检查项目见表6.1。

表6.1 常用制剂的常规检查项目（《中国药典》2010年版二部）

剂型	常规检查项目	特殊剂型附加的常规检查项目
片剂	重量差异，崩解时限	融变时限(阴道片)，发泡量(阴道泡腾片)，分散均匀性(分散片)，微生物限度(口腔贴片、阴道片、阴道泡腾片、外用可溶片)
注射剂	装量差异或装量，可见异物，无菌检查	热原或细菌内毒素(静脉注射剂)，不溶性微粒(溶液型静脉用注射液、溶液型静脉注射用粉末及注射用浓溶液)，粒度(混悬型注射液)
胶囊剂	装量差异，崩解时限	释放度(缓释胶囊、控释胶囊、肠溶胶囊)
丸剂	重量差异，溶散时限	—
颗粒剂	粒度，干燥失重，装量差异或装量	溶化性(可溶颗粒和泡腾颗粒)

第二节 药物制剂的检查技术

一、重量差异及装量差异检查

重量、装量差异是指药物制剂以称量法测得每片（粒、瓶）的重（装）量与平均重（装）量或标示重（装）量之间的差异程度。检查目的是为了保证用药剂量的准确，控制制剂单体主药含量的均匀度。所以凡规定检查含量均匀度的制剂，不再检查重量、装量差异。

（一）重量差异检查

重量差异检查主要用于片剂、栓剂、丸剂、膜剂、单剂量包装的干混悬剂以及眼、耳、鼻用的固体制剂，测定方法基本一样，主要区别是供试品数量和重量差异限度不同，见表6.2。下面以片剂为例对重量差异检查方法进行介绍。

表6.2 主要剂型重量（装量）差异限度

剂型	供试品数量	平均重量（装量）	重量（装量）差异限度
片剂	20	0.3g 以下	±7.5%
		0.3g 或 0.3g 以上	±5%
栓剂	10	1.0g 以下至 1.0g	±10%
		1.0g 以上或 3.0g	±7.5%
		3.0g 以上	±5%
丸剂	20	0.03g 以下至 0.03g	±15%
		0.03g 以上或 0.30g	±10%
		0.30g 以上	±7.5%
膜剂	20	0.02g 以下至 0.02g	±15%
		0.02g 以上或 0.20g	±10%
		0.20g 以上	±7.5%
注射用无菌粉末/植入剂	5	0.05g 以下至 0.05g	±15%
		0.05g 以上至 0.15g	±10%
		0.15g 以上至 0.50g	±7%
		0.50g 以上	±5%
胶囊剂/粉雾剂	20	0.3g 以下	±10%
		0.3g 或 0.3g 以上	±7.5%
颗粒剂	10	1.0g 以下至 1.0g	±10%
		1.0g 以上至 1.5g	±8%
		1.5g 以上至 6.0g	±7%
		6.0g 以上	±5%
散剂	10	0.1g 以下至 0.1g	±15%
		0.1g 以上至 0.5g	±10%
		0.5g 以上至 1.5g	±8%
		1.5g 以上至 6.0g	±7%
		6.0g 以上	±5%

1. 仪器与用具

分析天平（0.1mg）、扁形称量瓶、弯头或平头手术镊。

2. 操作方法

（1）取空称量瓶置分析天平上，回零，取供试品20片，置此称量瓶中，精密称定。记录重量（m）。此重量除以20，得平均重量（$\bar{m}$）。保留3位有效数字。

（2）从已称定总重量的供试品中，依次用弯头镊子取出1片，分别精密称定重量，得各片重量（m_i）并记录。

3. 结果与判定

按规定的重量差异限度，求出允许片重范围（$\bar{m} \pm \bar{m} \times$ 重量差异限度），修约至2位有效数字。将称得的各片重量进行比较。遇超出允许重量范围且处于边缘者，应计算重量差异限度，再依据规定的重量差异限度做判断。

$$重量差异限度 = \frac{m_i - \bar{m}}{\bar{m}} \times 100\% \tag{6.1}$$

（1）每片（粒）重量均未超出允许片重范围；

（2）与平均重量相比较（凡无含量测定的供试品，每片重量应与标示重量相比较），均未超出重量差异限度；

（3）超出重量差异限度的供试品不多于2片，并没有1片超出限度1倍。

以上情况均判为"符合规定"，否则判为"不符合规定"。

4. 注意事项

（1）在称量前后，均应仔细查对供试品数量。称量过程中，应避免用手直接接触供试品。已取出的供试品，不得再放回供试品原包装容器内。

（2）遇有检出超出重量差异限度的供试品，宜另器保存。供必要时的复核用。

（3）糖衣片应在包衣前检查片芯的重量差异，符合规定后方可包衣。包衣后不再检查重量差异。

（4）薄膜衣片在包衣后也应检查重量差异。

实例解析

实例：二羟丙茶碱片（规格0.2g）的重量差异检查。

测定数据：20片总重4.0356g，每片重量测定数据如下：

0.2102	0.1999	0.1999	0.2036	0.2015
0.2105	0.1989	0.2015	0.1999	0.1985
0.1978	0.1998	0.2011	0.2115	0.1899
0.2101	0.2000	0.2012	0.1812*	0.2136

解析：

平均片重为 4.0356/20 = 0.20178（g），修约为 0.202（g）；

允许片重范围：0.202±0.202×7.5%，即 0.19～0.22（g）。

上述20片重量，有1片超出允许的重量范围，需检查其超出的幅度有多大，（0.1812 − 0.202）/0.202×100% = −10.3%，超出限度2.8%

结果判定：该20片药片中有1片超出允许的重量范围，但该片未超出限度1倍，所以判为符合规定。

（二）装量差异检查

装量差异检查用于注射剂中的无菌粉末、胶囊剂、单剂量瓶装或安瓿装植入剂、胶囊型或泡囊型粉雾剂、单剂量喷雾剂以及单剂量包装的散剂、颗粒剂。测定方法基本一样，主要区别是供试品数量和装量差异限度不同，见表6.2。下面以注射用无菌粉末为例对装量差异检查方法进行介绍。

1. 仪器与试剂

分析天平（0.1mg）、水、乙醇。

2. 操作方法

（1）取供试品5瓶（支），除去瓶签（纸标签可用水润湿后除去纸屑；直接印在玻璃上的油印标签可用有机溶剂擦除字迹），容器外壁用乙醇擦净，置干燥器中1~2h，待干燥后，除去铝盖，分别编号，依次放于固定位置。

（2）轻叩橡胶塞或安瓿颈部，使上面附着的粉末全部落下，小心开启容器，分别迅速精密称定每瓶（支）重量（m_i'），倒出内容物，容器用水、乙醇洗净，依次放回原来的位置。在适当条件干燥后，依次分别精密称定每个容器的重量（m_i''），即可求出每1瓶（支）的装量（$m_i'-m_i''$）和平均装量（$\overline{m}$）。

（3）复试。初试中，如有1瓶（支）的装量超出装量差异限度的规定，应另取10瓶（支）按上述方法复试。

3. 结果判定

按规定的装量差异限度，求出允许装量范围（$\overline{m}\pm\overline{m}\times$装量差异限度）。将称得的各瓶（支）装量进行比较。遇超出允许装量范围且处于边缘者，应计算装量差异限度［式（6.1）］，再依据规定的装量差异限度做判断。

（1）每瓶（支）装量均未超出允许装量范围；

（2）其装量差异均未超出规定限度；

（3）初试结果如果只有1瓶（支）装量差异超出装量差异限度，应另取10瓶（支）复试，复试结果每瓶（支）装量均未超出允许装量范围。

以上情况均判为"符合规定"，否则判为"不符合规定"。

4. 注意事项

（1）开启安瓿装供试品时，应注意避免玻璃屑落入瓶中或药粉溅失；开启橡胶塞铝盖玻璃瓶装供试品时，应先稍稍打开胶塞，使内外气压平衡，再盖上胶塞称重。

（2）用水、乙醇洗涤空瓶时，注意不要洗去瓶身上的编号，以免影响称量结果，并且将空瓶与原橡胶塞（或折下的瓶颈）配对放于原固定位置。

（3）空容器的干燥，一般可于60~70℃加热1~2h，也可在干燥器中干燥较长时间。

（4）称量空瓶时注意瓶身与橡胶塞（或折下的瓶颈）的配对。

二、崩解时限检查

崩解时限是指口服固体制剂在规定条件下，全部崩解溶散或成碎粒，除不溶性包衣材料或破碎的胶囊壳外，全部通过筛网所需要时间限度。崩解时限检查主要用于易溶性药物的检查，难溶性药物应检查溶出度或释放度。

本法适用于片剂、胶囊剂，以及滴丸剂的溶散时限检查，凡规定检查溶出度、释放度或融变时限的制剂，不再进行崩解时限检查。

（一）仪器与用具

崩解仪、烧杯 1000ml、温度计（分度值 1℃）。

（二）试药与试液

纯化水、人工胃液（供软胶囊剂和以明胶为基质的滴丸剂检查用）、人工肠液（供肠溶胶囊剂检查用）、磷酸盐缓冲液（pH6.8）、盐酸溶液。

（三）操作方法

基本方法：将吊篮通过上端的不锈钢轴悬挂于金属支架上，浸入 1000ml 烧杯中，并调节吊篮位置使其下降时筛网距烧杯底 25mm，烧杯内盛有温度为 37℃±1℃ 的水（或规定的溶液），调节液面高度使吊篮上升时筛网在液面下 15 mm 处。除另有规定外，取供试品 6 片（粒、丸），分别置上述吊篮的玻璃管中，每管各加 1 片（粒、丸），立即启动崩解仪进行检查。

各类剂型检查方法基本一致，主要是崩解介质和崩解时限规定不一致，具体见表 6.3。

表 6.3 各类剂型崩解时限检查方法

剂型	操作方法	介质	崩解时限/min
普通片	基本方法	水	15
薄膜衣片	基本方法	水或盐酸	30
糖衣片	基本方法	水	60
肠溶衣片	先按基本方法在盐酸溶液（9→1000）中检查 2h，不得有裂缝、崩解或软化等现象。再将吊篮取出，用少量水洗涤后，每管各加挡板 1 块，再按基本方法在磷酸盐缓冲液（pH6.8）中进行检查	盐酸溶液（9→1000）和磷酸盐缓冲液（pH6.8）	60
含片	基本方法	水	10
舌下片	基本方法	水	5
可溶片	水温 15~25℃	水	3
泡腾片	先取 1 片检查泡腾和溶化情况合格后，再按基本方法检查	水	5
硬胶囊	基本方法，如漂浮可加挡板	水	30
软胶囊	基本方法，如漂浮可加挡板	水或人工胃液	60
肠溶胶囊	同肠溶衣片	同肠溶衣片	60
滴丸	基本方法	水或人工胃液	30
包衣滴丸	基本方法	水或人工胃液	60

（四）结果与判定

（1）供试品 6 片（粒），每片（粒）均能在规定的时限内全部崩解（溶散），判为符合规定。如有少量不能通过筛网，但已软化或轻质上浮且无硬芯者，可判符合规定。

（2）初试结果，到规定时限后如有 1 片不能完全崩解（溶散），应另取 6 片复试，各片在规定时限内均能全部崩解（溶散），仍判为符合规定。

（3）初试结果中如有 2 片（粒）或 2 片（粒）以上不能完全崩解（溶散），或在复试结果中有 1 片（粒）或 1 片（粒）以上不能完全崩解（溶散），即判为不符合规定。

（4）肠溶衣片（胶囊）在盐酸溶液中检查时，如发现裂缝、崩解或软化，即判为不符合规定。

（五）注意事项

（1）在测试过程中，烧杯内的水温（或介质温度）应保持在 37℃±1℃。

（2）每测试一次后，应清洗吊篮的玻璃内壁及筛网、挡板等，并重新更换水或规定的介质，并在水浴中保温至规定温度，才可进行下一次的测定。

（3）测试时需要加挡板，应使挡板 V 形槽朝正方向。

三、溶出度测定

溶出度是指活性药物成分从片剂、胶囊剂或颗粒剂等固体制剂在规定条件下溶出的速率和程度。溶出度是一种模拟口服固体制剂在胃肠道中崩解和溶出的体外简易试验方法，采用适宜的试验条件获得的溶出度测试结果与药物在体内产生药效的真实情况具有一定的平行关系，是评价药物口服固体制剂质量的一个重要指标。

除另有规定外，凡检查溶出度的制剂，不再进行崩解时限的检查。

《中国药典》2010 年版收载三种溶出度测定方法，第一法为篮法，第二法为桨法，第三法为小杯法。第一法使用转篮搅拌，供试品置于转篮中；第二法使用搅拌桨搅拌，供试品置于溶出杯中；第三法小杯法使用的溶出介质较少，主要适用于含量很小的药品溶出度测定。三种方法的操作步骤和数据处理方法基本一致，现主要介绍第一法。

（一）仪器与用具

溶出度仪（主要由电动机、恒温装置、篮体、篮轴、搅拌桨、溶出杯及杯盖等组成，按仪器说明书正确使用）、取样器（5ml、10ml、15ml、20ml 等合适的注射器及取样针头）、过滤器（孔径不得大于 0.8μm）。

（二）溶出介质

按各药品项下的规定选用溶出介质。

（三）操作方法

1. 测定前准备

（1）溶出度仪调试　应按说明对仪器装置进行必要的调试。并使转篮底部距溶出杯的内底部 25mm±2mm。

（2）溶出介质的制备　溶出介质要求经脱气处理。可采用的脱气方法：取溶出介质，在缓慢搅拌下加热至约 41℃，并在真空条件下不断搅拌 5min 以上，或采用煮沸、超声、抽滤等其他有效的除气方法。如果溶出介质为缓冲液，当需要调节 pH 值时，一般调节 pH 值至规定 pH 值±0.05 之内。

（3）加入溶出介质并预热　将该品种项下所规定的溶出介质经脱气，并按规定量置于各溶出杯中（实际量取的体积与规定体积的偏差应不超过±1%），开启仪器的预制温度，一般应根据室温情况，可稍高于 37℃，以使溶出杯中溶出介质的温度保持在 37℃±0.5℃，并应使用 0.1 分度的温度计，逐一在溶出杯中测量，6 个溶出杯之间的差异应在 0.5℃之内。

2. 供试品的溶出

取供试品 6 片（粒、袋），分别投入 6 个干燥的转篮内，将转篮降入溶出杯中，注意供试品表面上不要有气泡，按各品种项下规定的转速启动仪器，计时；至规定的取样时间（实际取样时间与规定时间的差异不得过±2%），在规定取样点（应在转篮的顶端至液面的中点,并距溶出杯内壁不小于10mm处)吸取溶出液适量,立即用适当的微孔滤膜滤过,自取样至滤过应在30s内完成。

3. 溶出度的测定

取澄清滤液,照品种项下规定的方法测定,计算每片(粒、袋)的溶出量。

(四)记录与计算

1. 原始记录应记录以下实验内容

(1)所用方法,溶出介质及加入量,转速,温度,取样时间。

(2)取样体积、滤材。

(3)溶出度测定方法

① 紫外-可见分光光度法或荧光分光光度法应记录测定波长与吸光度或荧光强度,用对照品时,应记录称取量与稀释倍数。

② 高效液相色谱法应记录色谱条件与峰面积,对照品的称取量与稀释倍数。

(4)溶出量计算值6个、平均值1个。

2. 溶出量计算

溶出量以相当于标示量的百分数表示(%),即每片(粒、袋)实际溶出量相当于标示量的百分数,计算公式见式(6.2)。实际溶出量的计算方法可参照"单元七 药物含量测定技术"。

$$溶出量 = \frac{实际溶出量}{标示量} \times 100\% \tag{6.2}$$

(五)结果判定

符合下述条件之一者,可判为符合规定:

(1)6片(粒、袋)中,每片(粒、袋)的溶出量按标示量计算,均不低于规定限度(Q);

(2)6片(粒、袋)中有1~2片(粒、袋)低于规定限度Q,但不低于$Q-10\%$,且其平均溶出量不低于规定限度Q;

(3)6片(粒、袋)中有1~2片(粒、袋)低于规定限度Q,其中仅有1片(粒、袋)低于$Q-10\%$,且不低于$Q-20\%$,且其平均溶出量不低于规定限度Q时,应另取6片(粒、袋)复试;初、复试的12片(粒、袋)中有1~3片(粒、袋)低于规定限度Q,其中仅有1片(粒、袋)低于$Q-10\%$,且不低于$Q-20\%$,且其平均溶出量不低于规定限度Q。

除另有规定外,判为不符合规定者,举例如下:

(1)6片(粒、袋)中有1片(粒、袋)低于$Q-20\%$;

(2)6片(粒、袋)中有2片(粒、袋)低于$Q-10\%$;

(3)6片(粒、袋)中有3片(粒、袋)低于规定限度Q;

(4)6片(粒、袋)中平均溶出量低于规定限度Q;

(5)初、复试的12片(粒、袋)中有4片(粒、袋)低于规定限度Q;

(6)初、复试的12片(粒、袋)中有2片(粒、袋)低于$Q-10\%$;

(7)初、复试的12片(粒、袋)中有1片(粒、袋)低于$Q-20\%$;

(8)初、复试的12片(粒、袋)中平均溶出量低于规定限度Q。

以上结果判断中所示的10%、20%是指相对于标示量的百分率(%)。

(六)注意事项

(1)为使溶出度测定结果准确、可靠,应定期利用溶出度校正片对溶出度仪进行校正。

（2）在达到该品种规定的溶出时间时，应在仪器开动的情况下取样。自6杯中完成取样，时间一般应控制在1min以内。

（3）测定时，除另有规定外，每个溶出杯中只允许投入供试品1片（粒、袋），不得多投，并应注意投入杯底中心位置。

（4）溶出介质必须经脱气处理，气体的存在可产生干扰，尤其对第一法（篮法）的测定结果。尚应注意测定时如转篮放置不当，也会产生气体附在转篮的下面，形成气泡致使片剂浮在上面，使溶出度大幅度下降。

（5）实验结束后，应用水冲洗篮轴、篮体或搅拌桨。转篮必要时可用水或其他溶剂超声处理、洗净、晾干后妥善存放。转轴不用时，应垂直挂置或放于有软垫的盒中，不得平卧在桌面上，以免变形。

（6）空胶囊的干扰试验：进行胶囊剂溶出度检查时，应取6粒胶囊，尽可能完全地除尽内容物（起草质量标准时最好是用未使用的同批号胶囊壳），置同一容器中用该品种项下规定体积的溶出介质溶解空胶囊壳，并按规定的分析方法测定，作必要的校正。如校正值不大于标示量的2%，可忽略不计；如校正值低于标示量的25%，可进行校正；如校正值大于标示量的25%，试验无效。

实例解析

实例：卡马西平片溶出度检查（规格：0.1g）。

测定方法：取本品，照溶出度测定法第二法，以稀盐酸24ml加水至1000ml为溶出介质，转速为150r/min，依法操作。经60min时，取溶液10ml滤过，精密量取续滤液1ml，加溶出介质稀释至10ml，照紫外-可见分光光度法，在285nm的波长处测定吸光度，按$C_{15}H_{12}N_2O$的吸收系数（$E_{1cm}^{1\%}$）为518计算每片的溶出量。限度为标示量的65%，应符合规定。

检查记录：卡马西平片，规格W：0.1g

所用方法：桨法

溶出介质及加入量：稀盐酸（24→1000）1000ml

转速：150r/min　　温度：37℃±0.5℃　　取样时间：60min

取样体积：10ml　　滤材：0.8μm微孔滤膜

测定方法：紫外-可见分光光度法

测定波长：285nm　　稀释倍数S：900×10

吸光度A：0.412、0.438、0.421、0.451、0.452、0.451

$$溶出量 = \frac{AS}{E_{1cm}^{1\%} \times 100 \times W} \times 100\%$$

依次将6个A值代入上式，计算每片百分溶出量分别为：71.6%、76.1%、73.1%、78.3%、78.5%、78.3%，平均溶出量为：76.0%

结论：符合规定。

实例解析

实例：卡托普利片溶出度检查（规格：12.5mg）。

测定方法：照溶出度测定法（《中国药典》2010年版附录Ⅹ C第三法），以水250ml为溶出介质，转速为75r/min，依法操作，经20min（如为糖衣片，经45min），取溶液滤过，取续滤液作为供试品溶液；另精密称取卡托普利对照品适量，加水溶解并定量稀释制成与供试品溶液相同浓度的对照品溶液。照卡托普利二硫化物检查项下的色谱条件，精密吸取上述两种溶液各 $20\mu l$，分别注入液相色谱仪，依法测定，计算每片的溶出量。限度为标示量的 80%，应符合规定。

实验数据：

供试品的标示规格 W：12.5mg　　稀释倍数 S：250

6 片峰面积 A：98251、96541、97259、96412、93198、95984

对照品的称取量 W_r：12.5mg　　稀释倍数 S_r：250

对照品溶液峰面积 A_r：115962

$$溶出量 = \frac{AW_rS}{A_rWS_r} \times 100\%$$

依次将 6 个 A 值代入上式，计算每片百分溶出量分别为：84.7%、83.3%、83.9%、83.1%、80.4%、82.8%，平均溶出量为：83.0%

结论：符合规定。

四、含量均匀度检查

含量均匀度是指小剂量或单剂量的固体制剂、半固体制剂和非均相液体制剂的每片（个）含量符合标示量的程度。在生产过程中，某些小剂量的剂型由于工艺或设备的原因，可引起含量均匀度的差异。本检查法的目的在于控制每片（个）含量的均一性，以保证用药剂量的准确。凡检查含量均匀度的制剂，一般不再检查重（装）量差异。

除另有规定外，片剂、硬胶囊剂或注射用无菌粉末，每片（个）标示量不大于 25mg 或主药含量不大于每片（个）重量 25% 者；内容物为非均一溶液的软胶囊、单剂量包装的口服混悬液、透皮贴剂、吸入剂和栓剂，均应检查含量均匀度。复方制剂仅检查符合上述条件的组分。

（一）仪器及试药

按各品种质量标准项下的规定。

（二）操作方法

除另有规定外，随机抽取供试品初试 10 片（个），照各品种项下规定的方法，分别测定每片（个）的响应值（如吸光度或峰面积等）或含量。如需要复试，另取 20 片（个），同法操作。

（三）记录与计算

(1) 记录所用检测方法，所用仪器型号（或编号），以及每片（个）测得的响应值等数值。

(2) 根据测定的响应值，分别计算出每片（个）以标示量为 100 的相对含量 X，求其均值 $\overline{X}$ 和标准差 S 以及标示量与均值之差的绝对值 $A(A=|100-\overline{X}|)$。

(3) 当含量测定方法与含量均匀度检查所用方法不同时，而且含量均匀度未能从响应值求出每片（个）含量情况下，需用系数校正法求得每片（个）以标示量为 100 的相对含量 X。

① 取供试品 10 片（个），照该品种含量均匀度项下规定的方法，分别测定，得仪器测定的响应值 Y（可为吸光度或峰面积等），求其平均值 $\overline{Y}$。

② 另由含量测定法测得以标示量为 100 的含量 X_A，由 X_A 除以响应值的均值，得比例系数 K（$K=X_A/Y$）。

③ 将上述响应值 Y 与 K 相乘,求得每片(个)以标示量为 100 的相对含量(%)X ($X=KY$),同上法求 $\overline{X}$、S 以及 A。

(四)结果与判定

(1) 若 $A+1.80S \leqslant 15.0$,即判为符合规定。

(2) 若 $A+S>15.0$,即判为不符合规定。

(3) 若 $A+1.80S>15.0$,且 $A+S \leqslant 15.0$,则应另取 20 片(个)复试。根据初试、复试结果,计算 30 片(个)的均值、标准差 S、标示量与均值之差的绝对值 A。如 $A+1.45S \leqslant 15.0$,即判为符合规定;若 $A+1.45S>15.0$,则判为不符合规定。

(4) 含量均匀度的限度应符合各品种项下的规定。如该品种项下规定含量均匀度的限度为 $\pm 20\%$ 或其他数值时,应将上述各判断式中的 15.0 改为 20.0 或其他相应的数值,但各判断式中的系数不变。

(5) 除另有规定外,单剂量包装的口服混悬剂,内充混悬物的软胶囊剂,胶囊型或泡囊型,粉雾剂,单剂量包装的眼用、耳用、鼻用混悬剂,固体或半固体制剂,其限度均应为 $\pm 20\%$;透皮贴剂、栓剂的限度应为 $\pm 25\%$。

(五)注意事项

(1) 供试品的主药必须溶解完全,必要时可用乳钵研磨或超声处理,促使溶解,并定量转移至容量瓶中。

(2) 用紫外-可见分光光度法测定含量均匀度时,所用溶剂需一次配够。当用量较大时,即使是同批号的溶剂,也应混合均匀后使用。

(3) 测定时如溶液不澄清,可离心后取澄清液测定。

(4) 每片(个)以标示量为 100 的相对含量 X 和标准差 S 以及标示量与均值之差的绝对值 A 均应保留至小数点后 2 位。判断式 ($A+1.80S$ 或 $A+S$ 或 $A+1.45S$)的计算结果应修约至小数点后 1 位。

实例解析

实例:马来酸氯苯那敏片含量均匀度测定(规格:4mg)

方法:取本品 1 片,置 200ml 容量瓶中,加水约 50ml,振摇使崩解后,加稀盐酸 2ml,用水稀释至刻度,摇匀,静置,滤过,取续滤液,照紫外-可见分光光度法,在 264nm 波长处测定吸光度,按 $C_{16}H_{19}ClN_2 \cdot C_4H_4O_4$ 的吸收系数 ($E_{1cm}^{1\%}$) 为 217 计算含量,应符合规定(测定方法与含量测定方法相同)。

仪器型号:紫外分光光度计 751 型　　测定波长:264nm

测定值:0.425　0.429　0.421　0.425　0.425
　　　　0.429　0.428　0.426　0.422　0.428

结果计算:每片含量分别为

　　　　97.92%　98.84%　97.00%　97.92%　97.92%
　　　　98.84%　98.61%　98.15%　97.23%　98.61%

平均含量 $\overline{X}$ 为:98.10;标准差 $S=0.6396 \approx 0.64$;$A=|100-\overline{X}|=1.90$

$A+1.80S=1.90+1.80 \times 0.64=3.1<15.0$

结论:符合规定。

五、释放度测定

释放度测定是指测定药物从缓释制剂、控释制剂、肠溶制剂及透皮贴剂等在规定条件下释放的速率和程度。其与溶出度一样，模拟体内消化道条件，用规定的仪器，在规定的温度、介质、搅拌速率等条件下，对制剂进行药物释放速率试验，用以监测产品的生产工艺，以达到控制产品质量的目的。

《中国药典》2010 年版释放度测定收载了三种测定方法：第一法用于缓释制剂或控释制剂，第二法用于肠溶制剂，第三法用于透皮贴剂。其中第二法项下又收载了方法 1 和方法 2 供选择。

凡检查释放度的制剂，不再进行崩解时限检查。

（一）仪器与用具

第一法与第二法均采用溶出度测定法项下的仪器装置。用于透皮贴剂的第三法，其搅拌桨同溶出杯按溶出度测定法第二法（桨法），但另用网碟组成其桨碟装置。

（二）释放介质

按各药品项下的规定选用释放介质。

（三）操作方法

释放度的操作方法和注意事项与溶出度测定基本一致，主要是取样点和释放量要求规定有区别。

1. 第一法（用于缓释制剂或控释制剂）

照各品种中"释放度"项下方法测定，在规定取样时间点（至少采用三个时间点）取样，并及时补充相同体积、相同温度的溶出介质。照各品种项下规定的方法测定，计算每片（粒）的释放量和 6 片（粒）的平均释放量。

2. 第二法（用于肠溶制剂）

该法又分为方法 1 和方法 2，按各品种正文项下的规定选择。

（1）方法 1

① 酸中释放量测定　除另有规定外，量取 0.1mol/L 盐酸溶液 750ml 为释放介质，按各品种项下规定的转速启动仪器，2h 后在规定取样点取样测定，计算每片（粒）的酸中释放量。

② 缓冲液中释放量测定　于上述酸液中加入 0.2mol/L 磷酸钠溶液 250ml（必要时用 2mol/L 盐酸溶液或 2mol/L 氢氧化钠溶液调节 pH 值至 6.8），继续运转 45min，或按各品种项下规定的时间，在规定取样点取样测定，计算每片（粒）的缓冲液中释放量。

（2）方法 2

① 酸中释放量测定　除另有规定外，在每个容器中注入 0.1mol/L 盐酸液 900ml，照上述方法 1 酸中释放量测定项下进行测定。

② 缓冲液中释放量测定　除另有规定外，在每个容器中注入磷酸盐缓冲液（pH6.8）900ml，照上述方法 1 缓冲液中释放量测定项下进行测定。

3. 第三法（用于透皮贴剂）

将释放介质加入溶出杯内，加温至 32℃±0.5℃，使搅拌桨的下端距上层网碟的距离为 25mm±2mm，将透皮贴剂固定于两层碟片的中央，释放面向上，再将网碟置于溶出杯下部，并使贴剂与桨叶底部平行，开始搅拌并计时；取样位置在介质液面与桨叶上端之间的正中，离杯内壁不得少于 10mm。取样后应立即补充同温度、同体积的空白释放介质。照各品种项下规定的方法测定，计算每片的释放量和 6 片的平均释放量。

（四）结果与判定

1. 第一法和第三法

除另有规定外，符合下述条件之一者，可判为符合规定：

（1）6片（粒）中，每片（粒）每个时间点测得的释放量按标示量计算，均不超出规定范围；

（2）6片（粒）中，每个时间点测得的释放量，如有1～2片（粒）超出规定范围，但未超出规定范围10%，且每个时间点测得的平均释放量未超出规定范围；

（3）6片（粒）中，每个时间点测得的释放量，如有1～2片（粒）超出规定范围，其中仅有1片（粒）超出规定范围10%，但未超出规定范围20%，且其平均释放量未超出规定范围，应另取6片（粒）复试；初试、复试的12片（粒）中，每个时间点测得的释放量，如有1～3片（粒）超出规定范围，其中仅有1片（粒）超出规定范围10%，但未超出规定范围20%，且其平均释放量未超出规定范围。

以上结果判断中所示超出规定范围的10%、20%是指相对于标示量的百分率（%），其中超出规定范围10%是指各时间点测得的释放量不低于低限的10%（$Q-10\%$），或不超过高限的10%（$Q+10\%$）；各时间点测得的释放量应包括最终时间测得的释放量。

2. 第二法

除另有规定外，判为符合规定者如下：

（1）酸中释放量

① 6片（粒）中的每片（粒）释放量均应不大于标示量的10%；

② 6片（粒）中有1～2片（粒）大于10%，但其平均释放量不大于10%。

（2）缓冲液中释放量

① 6片（粒）中的每片（粒）释放量按标示量计算应不低于规定限度（Q），除另有规定外，限度（Q）应为标示量的70%；

② 6片（粒）中仅有1～2片（粒）低于规定限度，但不低于$Q-10\%$，且其平均释放量不低于规定限度；

③ 6片（粒）中如有1～2片（粒）低于规定限度Q，其中仅有1片（粒）低于$Q-10\%$，但不低于$Q-20\%$，且其平均释放量不低于规定限度Q时，应另取6片（粒）复试；初试、复试的12片（粒）中，如有1～3片（粒）低于规定限度Q，其中仅有1片（粒）低于$Q-10\%$，但不低于$Q-20\%$，且其平均释放量不低于规定限度。

（五）注意事项

同溶出度测定。

六、最低装量检查法

最低装量检查适用于固体、半固体或液体制剂。凡放射性药品及制剂通则中规定检查重（装）量差异的剂型不再进行最低装量检查。

（一）仪器及用具

（1）天平　感量1mg、10mg或0.1g。

（2）注射器（量入式，含7号针头）　规格1ml、2ml，定期检定合格。

（3）量筒（量入式）　规格5ml、10ml、25ml、50ml、100ml、250ml及500ml，定期检定合格。

（二）操作方法

1. 重量法（适用于标示装量以重量计者）

除另有规定外，取供试品5个（50g以上者3个），除去外盖和标签，容器外壁用适宜的方法清洁并干燥，分别精密称定重量（m_i'），除去内容物，容器用适宜的溶剂洗净并干燥，再分别精密称定空容器的重量（m_i''），求出每个容器内容物的装量（$m_i'-m_i''$）与平均装量（$\overline{m}$），取三位有效数字。

2. 容量法（适用于标示装量以容量计者）

除另有规定外，取供试品5个（50ml以上者3个），开启时注意避免损失。标示装量2ml以上者，将内容物倾入预经量入式标化的干燥量具中（量具的大小应使待测体积至少占其额定体积的40%），黏稠液体倾出后，将容器倒置15min，尽量倾净；标示装量2ml及2ml以下者，用干燥并预经量入式标化的注射器抽尽内容物。读出每个容器内容物的装量（m_i），并求其平均装量（$\overline{m}$）。

（三）结果与判定

（1）记录室温、标示装量、仪器及其规格、每个容器内容物读数（ml），或每个供试品重量及其自身空容器重量及每个容器装量。

（2）每个容器装量之和除以5（或3），即得平均装量。

（3）按标示装量计算出平均装量与每个容器装量相当于标示装量的百分率，结果取3位有效数字。

（4）将试验结果与表6.4中规定比较。

① 每个容器的装量百分率不少于允许最低装量百分率，且平均装量百分率不少于标示装量百分率。

② 仅有一个容器的装量不符合规定，则另取5个[50g（ml）以上者3个]复试，复试结果全部符合规定。

以上情况均判为"符合规定"，否则判为"不符合规定"。

表6.4　最低装量检查规定

标示装量	注射液及注射用浓溶液		口服及外用固体、半固体、液体；黏稠液体	
	平均装量	每个容器装量	平均装量	每个容器装量
20g(ml)以下	—	—	不少于标示装量	不少于标示装量的93%
20～50g(ml)	—	—	不少于标示装量	不少于标示装量的95%
50g(ml)以上	不少于标示装量	不少于标示装量的97%	不少于标示装量	不少于标示装量的97%

实例解析

例：最低装量检查记录（重量法）

供试品品名		标示装量	
室温		天平型号	

　　　　　　　　　　1　　2　　3　　4　　5

瓶＋内容物重量（g）：

空瓶重量（g）：

内容物重量（g）：　　　　　　　　　　　　　平均值：
相当于标示装量的百分率（%）：
结论：

（四）注意事项
（1）开启瓶盖时，应注意避免损失。
（2）每个供试品的两次称量中，应注意编号顺序和容器的对号。
（3）所用注射器或量筒必须洁净、干燥并经定期检查；其最大刻度值应与供试品的标示装量一致，或使待测体积至少占其额定体积的40%。
（4）供试品如为混悬液，应充分摇匀后再做装量检查。
（5）呈负压或真空状态的供试品，应在称重前释放真空，恢复常压后再做装量检查。

七、粒度与粒度分布测定

粒度是指颗粒的粗细程度，本法用于测定原料药和药物制剂粒子的大小或粒度分布。《中国药典》附录收载有三种不同的测定方法。第一法（显微镜法）和第二法（筛分法）用于药物制剂的粒子大小或限度，第三法（光散射法）用于测定原料药或药物制剂的粒度分布。在药物制剂中由于剂型不同，所采用的粒度测定方法也有区别，其中第二法适合于散剂、颗粒剂的粒度测定，而第一法适用于混悬型眼用制剂、混悬型软膏剂、混悬型凝胶剂等制剂的粒度检查。以下重点介绍第二法（筛分法）。

筛分法一般分为手动筛分法、机械筛分法与空气喷射筛分法。其中手动筛分法和机械筛分法适用于测定大部分粒径大于 $75\mu m$ 的样品，空气喷射筛分法适用于测定粒径小于 $75\mu m$ 的样品。

（一）仪器与用具
（1）天平　根据称样量选用适当的天平。
（2）振动筛分仪　用于机械筛分法。
（3）喷射筛分仪　用于空气喷射筛分法。
（4）药筛　各品种项下规定的药筛号，并备有筛盖和密合的接收容器，用前应干燥。用于手动筛分法。

（二）操作方法
1. 手动筛分法
（1）单筛分法　取各品种项下规定量的供试品，称定重量，置规定号的药筛中（筛下配有密合的接收容器），筛上加盖，按水平方向旋转振摇至少3min，并不时在垂直方向轻叩筛。取筛下的颗粒及粉末，称定重量，计算其所占比例（%）。
（2）双筛分法　除另有规定外，取单剂量包装的5包（瓶）或多剂量包装的1包（瓶），称定重量，置该剂型或品种项下规定的上层小号筛中（下层大号筛下配有密合的接收容器），筛上加盖，保持水平状态过筛，左右往返、边筛动边拍打3min。取不能通过小号筛和能通过大号筛的颗粒及粉末，称定重量，计算其所占比例（%）。

2. 机械筛分法
除另有规定外，取直径为200mm规定号的药筛和接收容器，称定重量，根据供试品的容积密度，称取供试品25～100g，置上层（孔径最大的）药筛中（下层筛下配有密合的接收容器），筛上加盖。设定振动方式和振动频率，振动5min。取各药筛与接收容器，称定重量，根据筛分前后的重量差异计算各药筛上和接收容器内颗粒及粉末所占比例（%）。

3. 空气喷射筛分法

每次筛分时使用一个药筛。如需测定颗粒大小分布，应从孔径最小的药筛开始顺序进行。除另有规定外，取直径为200mm规定号的药筛，称定重量，根据供试品的容积密度，称取供试品25～100g，置药筛中，筛上加盖。设定压力，喷射5min。取药筛，称定重量，根据筛分前后的重量差异计算药筛上颗粒及粉末所占比例（%）。

（三）结果与判定

（1）记录筛号、称量数据、仪器参数、计算结果。

（2）重复实验操作直至连续两次筛分后，各药筛上遗留颗粒及粉末重量的差异不超过前次遗留颗粒及粉末重量的5%或两次重量的差值不大于0.1g；若某一药筛上遗留颗粒及粉末的重量小于供试品取样量的5%，则该药筛连续两次的重量差异不超过20%。可作为结果的判定。

（3）将测定结果与标准规定的范围进行比较，判断是否符合规定。

（四）注意事项

（1）实验时需注意环境湿度，防止样品吸水或失水，除另有规定外，一般控制相对湿度在45%左右为佳。对易产生静电的样品，可加入不多于0.5%的胶质二氧化硅和（或）氧化铝等抗静电剂，以减小静电作用产生的影响。

（2）取样前，样品应混合均匀，这对粒度分析结果的准确性至关重要。

（3）手动筛分时，应注意过筛幅度、频率、时间和振动力度对结果的影响

实例解析

实例：板蓝根颗粒的粒度检查（单剂量包装，每袋10g）。

测定方法：采用双筛分法测定，其不能通过一号筛和能通过五号筛颗粒的量不得超过供试量15%。

仪器与用具：一号筛和五号筛（并备有筛盖和密合的接收容器，用前干燥）；天平：感量10mg。

记录与计算：

1. 实验环境的相对湿度50%。
2. 称量数据（取三位有效数字）：

	5袋颗粒总重	不能通过一号筛和能通过五号筛的颗粒和粉末
第一次	51.2g	4.36g
第二次	50.8g	4.51g

3. 根据不能通过一号筛和能通过五号筛的颗粒的称量，除以供试品的取用量，计算百分率（取两位有效数字），即：

$$4.36 \div 51.2 \times 100\% = 8.5\%$$

$$4.51 \div 50.8 \times 100\% = 8.9\%（两次结果差在5\%限度内）$$

结果与判定：符合规定。

八、可见异物检查法

可见异物是指存在于注射剂、眼用液体制剂中，在规定条件下目视可以观测到的不溶性

物质，其粒径或长度通常大于50μm。凡作为注射和滴眼用的药品，如果带有纤毛、黑点或颗粒等异物，注射和滴眼使用后会引起严重的不良反应，导致临床使用不安全，故需对上述可见异物进行严格控制。

《中国药典》2010年版可见异物检查法下收载了灯检法和光散射法两种方法。一般常用灯检法，灯检法不适用的品种，如用深色透明容器包装或液体色泽较深（一般深于各标准比色液7号）的品种可选用光散射法。以下重点介绍灯检法。

（一）仪器与用具

澄明度检查仪、超净工作台、洁净玻璃瓶、洁净橡胶塞、操作箱、打孔器、注水器及小刷子。

（二）检查条件

1. 环境

实验室检测时应避免引入可见异物。当制备注射用无菌粉末和无菌原料药供试品溶液时，或供试品溶液的容器不适于检测（如不透明、不规则形状容器等），需转移至适宜容器中时，均应在100级的洁净环境（如层流净化台）中进行。

灯检操作应在暗室中进行。

2. 检查人员条件

远距离和近距离视力测验，均应为4.9或4.9以上（矫正后视力应为5.0或5.0以上）；应无色盲。

3. 检视距离

检查人员调节位置，使供试品位于眼部的明视距离处（指供试品至人眼的清晰观测距离，通常为25cm）。

（三）操作方法

1. 液体供试品的检查方法

除另有规定外，除去容器标签，擦净容器外壁。手持容器颈部（装量在10ml及10ml以下的供试品每次可手持2支）轻轻旋转和翻转容器，使药液中存在的可见异物悬浮（注意不使药液产生气泡），并分别在黑色和白色背景下，目视检查，重复3次，总时限为20s。液体制剂中如有结晶析出，可参照药品使用说明书中溶解结晶方式先进行处理，再进行可见异物检查。

2. 固体供试品的检查方法

除另有规定外，应在100级的洁净环境（如层流净化台）中用适宜的溶剂及适当的方法使药粉全部溶解后，按1.项下的方法检查。配带有专用溶剂的注射用无菌粉末，应先将专用溶剂按溶液型制剂检查合格后，再用以溶解注射用无菌粉末。溶解供试品所选用的适宜溶剂应无可见异物。如为水溶性药物，一般使用不溶性微粒检查用水进行溶解制备，或按各品种项下规定的其他溶剂进行溶解制备。溶剂量应确保药物溶解完全并便于观察。固体供试品溶解所用的适当方法应与其制剂使用说明书中注明的临床使用前处理的方式相同。

（四）结果与判定

记录光照度，检查供试品的数量、异物存在情况。

检查结果按以下规定进行判定。

(1) 各类注射剂、眼用液体制剂在静置一定时间后轻轻旋转时均不得检出烟雾状微粒柱，且不得检出金属屑、玻璃屑、长度或最大粒径超过2mm的纤维和块状物等明显可见异物。

(2) 微细可见异物（如点状物、2mm 以下的短纤维和块状物等）如有检出，除另有规定外，应符合下述规定。

① 溶液型静脉用注射液、注射用浓溶液：20 支（瓶）供试品中，均不得检出明显可见异物。如也未检出微细可见异物，判为符合规定。如检出微细可见异物的供试品仅有 1 支（瓶），另取 20 支（瓶）同法复试，均未检出可见异物，判为符合规定；如仍有 1 支（瓶）或以上供试品检出可见异物，判为不符合规定。

② 溶液型非静脉用注射液：20 支（瓶）供试品中，均不得检出明显可见异物。如也未检出微细可见异物，判为符合规定。如检出微细可见异物超过 2 支（瓶），判为不符合规定。如不超过 2 支（瓶），则另取 20 支（瓶）同法复试，初试、复试的 40 支（瓶）供试品中，检出微细可见异物的供试品不超过 2 支（瓶），判为符合规定，否则判为不符合规定。

实例解析

实例：某非静脉注射液可见异物检查。

检查方法：灯检法。

20 支初试检查结果如下：

检验项目	烟雾状微粒柱	金属屑	玻璃屑	长纤维	块状物	微细可见异物
检验结果	0	0	0	0	0	1
结论	复检					

20 支供试品复试检查结果如下：

检验项目	烟雾状微粒柱	金属屑	玻璃屑	长纤维	块状物	微细可见异物
检验结果	0	0	0	0	0	1
结论	符合规定					

结果判定：符合规定。

③ 溶液型滴眼剂：20 支（瓶）供试品中，均不得检出明显可见异物。如同时也未检出微细可见异物，判为符合规定。如检出微细可见异物超过 3 支（瓶），判为不符合规定。如不超过 3 支（瓶），则另取 20 支（瓶）同法复试，初试、复试的 40 支（瓶）供试品中，检出微细可见异物的供试品不超过 3 支（瓶），判为符合规定，否则判为不符合规定。

④ 混悬型、乳状液型注射液及滴眼液：20 支（瓶）供试品中，均不得检出金属屑、玻璃屑、色块（与药品颜色明显不同的固体物质）、纤维等明显可见异物。

⑤ 临用前配制的溶液型和混悬型滴眼剂：除另有规定外，应符合相应的可见异物规定。

⑥ 注射用无菌粉末：5 支（瓶）供试品中，均不得检出明显可见异物。如检出微细可见异物，每支（瓶）供试品中检出微细可见异物的数量应符合表 6.5 的规定；如仅有 1 支（瓶）不符合规定，另取 10 支（瓶）同法复试，均符合表 6.5 的规定，判为符合规定；如仍有 1 支（瓶）或以上供试品不符合表 6.5 的规定，判为不符合规定。配带有专用溶剂的注射用无菌粉末，专用溶剂应符合相应的溶液型注射液的规定。

表 6.5　注射用无菌粉末可见异物限度

类别		可见异物限度
化学药		≤2 个
生化药、抗生素药和中药	≥2g	≤10 个
	<2g	≤8 个

⑦ 无菌原料药：5 份供试品中，均不得检出明显可见异物。如检出微细可见异物，每份供试品中检出微细可见异物的数量应符合表 6.6 的规定；如仅有 1 份不符合规定，另取 10 份同法复试，均符合表 6.6 的规定，判为符合规定；如仍有 1 份或以上供试品不符合表 6.6 的规定，判为不符合规定。

表 6.6　无菌原料药可见异物限度

类别	可见异物限度
化学药	≤2 个
生化药、抗生素药和中药	≤5 个

⑧ 既可静脉用也可非静脉用的注射剂应执行静脉用注射剂的标准。

学习小结

药物制剂质量标准的检查项下内容除了检查在生产和贮存过程中产生的特殊杂质外，还主要检查是否符合各制剂的有关要求。本单元主要介绍了主要剂型的定义、分类及常规检查项目，重量差异等 8 种检查项目的检查方法、结果处理和注意事项等内容。

(1) 对于每类剂型来说，常规的检查项目一般不在标准中具体提及，所以在进行成品检验的时候，除了标准中提到的检验项目外，特别注意"其他"项下包含的检验项目。

(2) 重量（装量）差异以称量法测得每片（粒、瓶）的重（装）量与平均重（装）量或标示重（装）量之间的差异程度，测定方法较简单，须注意取样数量及限度的规定。

(3) 最低装量检查系采用重量法或容量法来测定制剂中药物的重量或体积，以保证其不少于规定的限量。凡规定检查重量（装量）差异的制剂不再检查最低装量。

(4) 含量均匀度测定是为了控制小剂量制剂或非均相制剂的用药准确性，采用合适的含量测定方法测定每片（个）含量符合标示量的程度。一般检查含量均匀度的制剂不再检查重量（装量）差异。

(5) 崩解时限、溶出度和释放度均是评价口服固体药物体外崩解和溶出情况的方法，所用仪器和适应范围有所区别。崩解时限测定采用崩解仪，测定药物全部崩解溶散或成碎粒的时间，适合于易溶性固体制剂。溶出度和释放度测定均采用溶出仪，测定药物有效成分在规定条件下溶出的速度和程度，不同的是释放度用于测定缓释制剂、控释制剂、肠溶制剂和透皮贴剂。

(6) 粒度和粒度分布测定主要用于原料药和药物制剂粒子的大小或粒度分布。药典收载了显微镜法、筛分法和光散射等三种方法。其中筛分法主要用于散剂和颗粒剂的粒度测定，应用最为广泛。

(7) 可见异物检查系采用灯检和光散射的方法检查存在于注射剂、眼用液体制剂中，在规定条件下目视可以观测到的不溶性物质，以保证用药的安全性。其中灯检法用到澄明度测定仪。

上述内容对应药物检验工级别，要求如下：

工种级别	所需掌握的知识内容
初级	第一节 主要剂型及其常规检测项目；第二节 药物制剂的检查技术——一、重量差异及装量差异检查；二、崩解时限检查
中级	第二节 药物制剂的检查技术——三、溶出度测定；六、最低装量检查法；七、粒度与粒度分布测定
高级	第二节 药物制剂的检查技术——四、含量均匀度检查；五、释放度测定；八、可见异物检查法

习 题

一、单项选择题

1. 药品检验工作程序（　　）。
   A. 性状、检查、含量测定、检验报告
   B. 鉴别、检查、含量测定、原始记录
   C. 取样、检验（性状、鉴别、检查、含量测定）、记录与报告
   D. 取样、鉴别、检查、含量测定
   E. 性状、鉴别、含量测定、报告

2. 对于制剂的检查，下列说法中正确的是（　　）。
   A. 口腔贴片进行崩解时限检查
   B. 注射剂一般检查包括装量差异检查
   C. 咀嚼片进行崩解时限检查
   D. 防腐剂的检查属于注射剂一般检查的范围
   E. 胶囊剂除另有规定外，进行重量差异检查

3. 注射剂的一般检查不包括（　　）。
   A. 注射液的装量差异
   B. 注射液的澄明度检查
   C. 注射液的无菌检查
   D. 热原检查
   E. 注射液中防腐剂使用量的检查

4. 软膏剂的一般检查中不包括（　　）。
   A. 粒度检查　　B. 装量检查　　C. 微生物限度　　D. 无菌检查　　E. 崩解时限

5. 0.3g 或者 0.3g 以上的片剂的重量差异限度为（　　）
   A. ±7.5%　　B. ±5.0%　　C. 5.0%　　D. ±7.0%　　E. ±0.5%

6. 凡检查含量均匀度的制剂不再检查（　　）。
   A. 崩解时限　　B. 重（装）量差异　C. 溶出度　　D. 主药含量　　E. 释放度

7. 下列说法不正确的是（　　）。
   A. 凡规定检查溶出度的制剂，不再进行崩解时限检查
   B. 凡规定检查释放度的制剂，不再进行崩解时限检查
   C. 凡规定检查融变时限的制剂，不再进行崩解时限检查
   D. 凡规定检查重量差异的制剂，不再进行崩解时限检查
   E. 凡规定检查含量均匀度的制剂，不再进行重量差异时限检查

8. 片剂重量差异限度检查法中应取药片（　　）。
   A. 6片　　　　B. 10片　　　　C. 15片　　　　D. 20片
9. 含量均匀度检查主要针对（　　）。
   A. 小剂量的片剂　　　　　　B. 大剂量的片剂
   C. 所有片剂　　　　　　　　D. 难溶性药物片剂
   E. 以上均不对
10. 下列关于溶出度的叙述错误的是（　　）。
    A. 溶出度检查主要适用于难溶性药物
    B. 溶出度检查法分为转篮法、桨法和小杯法
    C. 溶出度检查法规定的温度为37℃
    D. 凡检查溶出度的片剂，不再进行崩解时限检查
    E. 溶出度与体内的生物利用度直接相关

二、填空题

1. 片剂是指_____与_____混匀压制而成的圆片状或异形片状的固体制剂。
2. 注射剂分为_____、_____、_____。
3. 颗粒剂的常规检测项目包括：_____、_____、_____、_____、_____。
4. 溶出度系指活性药物成分从片剂、胶囊剂或颗粒剂等固体制剂在规定条件下溶出的_____和_____。
5. 溶出度测定前，应对仪器装置进行必要的调试，第一法使转篮底部距溶出杯的内底部_____mm；第二法使桨叶底部距溶出杯的内底部_____mm；第三法使桨叶底部距溶出杯的内底部_____mm。

三、判断题

1. 片剂重量差异检查中，超出重量差异限度的供试品2片（粒），但均未超出限度1倍，判为符合规定。（　　）
2. 糖衣片、薄膜衣片均应在包衣前检查片芯的重量差异，符合规定后方可包衣。包衣后不再检查重量差异。（　　）
3. 注射剂中不溶性微粒检查要求每1ml中含25μm的微粒不得超过2粒。（　　）
4. 片剂含量均匀度检查要求得10（个）片的均值、标准差以及标示量（为100）与均值之差的绝对值A。（　　）
5. 糖衣片与肠溶衣片的重量差异检查应在包衣后进行。（　　）
6. 肠溶衣片、薄膜衣片、糖衣片规定的崩解时限相同。（　　）
7. 凡规定检查溶出度、释放度或融变时限的制剂，不再进行崩解时限检查。（　　）
8. 凡规定检查含量均匀度的片剂，不再进行重量差异检查。（　　）
9. 崩解时限检查时如有1片不能完全崩解，应另取6片复试，均应符合规定。（　　）
10. 片剂崩解时限检查时温度均为37℃±1℃。（　　）
11. 在达到该品种规定的溶出时间时，应在仪器开动的情况下取样。自6杯中完成取样，时间一般应在1min以内。（　　）

四、配伍题

[1-3题]
A. 15min　　　B. 1h　　　C. 30min　　　D. 1.5h　　　E. 5min

1. 糖衣片应在盐酸溶液中在（　　）内崩解。

2. 泡腾片在水中应在（　　）内崩解。
3. 薄膜衣片应在盐酸溶液中在（　　）内崩解。
[4-6题]
A. 10　　　　　　B. 20　　　　　　C. 30
4. 片剂重量差异检查应取供试品（　　）个。
5. 软胶囊剂装量差异检查应取供试品（　　）个。
6. 栓剂重量差异检查应取供试品（　　）个。

五、计算题
1. 某片剂含量均匀度检查，要求限度为15%。检查每片含量分别为：
　　　　　　87.92%　88.84%　87.00%　87.92%　87.92%
　　　　　　88.84%　78.61%　88.15%　87.23%　83.61%
请判断该片剂含量均匀度是否符合规定。
2. 某片剂溶出度检查，要求限度为80%。检查每片含量分别为：
　　　　　　87.92%　88.84%　77.00%　87.92%　87.92%　68.84%
请判断该片剂溶出度是否符合规定。

六、问答题
1. 什么叫重量差异？重量差异与装量差异相比较有哪些不同？
2. 溶出度检查时如何确定取样位置？
3. 什么叫含量均匀度？
4. 简述颗粒剂的粒度检查方法。

（崔淑莲）

单元七 药物含量测定技术

> **学习目的**
>
> 通过学习药物含量测定规则,容量分析法、紫外-可见分光光度法、高效液相色谱法和气相色谱法测定原料药及其制剂的含量等内容,为完成药物含量测定任务打下基础。
>
> **知识要求**
>
> 1. 掌握容量分析法中各类滴定方法和紫外-可见分光光度法用于药物含量测定的原理、计算方法。
> 2. 熟悉高效液相色谱法和气相色谱法用于药物含量测定的原理、计算方法。
> 3. 了解重量法、氮测定法、氧瓶燃烧法的适应范围和测定原理。
>
> **能力要求**
>
> 1. 能正确选用相关仪器及试药,做好试液的配制等准备工作。
> 2. 能根据药品质量标准及标准操作规程的要求,完成原料药及制剂的含量测定工作,正确记录试验数据及结果并进行结果判定。
> 3. 能正确操作各类含量测定仪器。
> 4. 能正确解释含量检测中的现象与异常情况。

第一节 概 述

药物的含量测定是根据药物质量标准中规定的方法,对药物中有效成分的含量进行测定,以保证药物的质量。药物含量测定是药物质量检验的关键环节之一,其结果是评价药物质量的重要指标之一。《中国药典》2010年版收载的含量测定方法包括化学测定法、仪器测定法及生物测定法等。药物含量的表示有两种方法,即原料药以百分含量表示,制剂以标示量的百分含量表示。

一、含量测定规则

为保证药物含量测定过程正确无误及测量结果准确可信,需在测定过程中遵循如下规则。

(1) 药品含量测定的方法应选择国家药品标准规定方法。反应必须进行完全,且无副反应发生;反应速率不能太慢;反应的影响因素要少,有较好的重现性。如未采用药典规定的含量测定方法,应有比较实验数据,根据实验结果掌握使用,仲裁时以药典方法为准。

(2) 药物含量测定过程中所用的计量器具,如分析天平、移液管、滴定管、容量瓶等均应符合国家质量监督检验检疫总局的规定,并经过检定合格或校正。实验用的试药,应根据规定选用不同等级并符合国家标准或相关部门的试剂标准;试液、缓冲液、指示液和滴定液等均应符合药典规定或按药典的方法进行配制。

(3) 称取或量取药品的量时,均以阿拉伯数字表示,其精确度可根据数值的有效数位来确定,如规定称取"0.1g",系指称取重量可为 0.06~0.14g;称取"2g",系指称取重量可为 1.5~2.5g;称取"2.0g",系指称取重量可为 1.95~2.05g;称取"2.00g",系指称取重量可为 1.995~2.005g。规定"精密称定"时,系指称取重量应准确至所取重量的千分之一;规定"称定"时,系指称取重量应准确至所取重量的百分之一;规定"精密量取"时,系指量取体积的准确度应符合国家标准中对该体积移液管的精密度要求;规定"量取"时,系指可用量筒或按照量取体积的有效数位选用量具。如规定取用量为"约"若干时,系指取用量不得超过规定量的±10%。

(4) 如果供试品是挥发性吸湿性的物质,就必须用密封性好的容器进行供试品称量操作。

(5) 在测定过程中如果存在干扰离子,必须采取一定的消除方法或掩蔽方法,且采取的方法不得对测定结果产生影响。

(6) 容量反应必须有合适的方法指示终点。

(7) 药品含量测定必须在同等条件下平行测定两份,其结果应在允许的相对偏差之内,以算术平均值测定结果;如一份合格、一份不合格,不得计算平均含量,应重新测定。

(8) 实验结果在运算过程中,可比规定的有效数字多保留一位,而后根据有效数字的修约规则进舍至规定有效数位。

(9) 重量法中之恒重系指供试品连续两次炽灼或干燥后的质量之差不得超过 0.3mg。干燥至恒重的第二次以及以后各次称重均应在规定条件下继续干燥 1h 后进行;炽灼至恒重的第二次称重应在继续炽灼 30min 后进行。

(10) 重量法计算换算因素时要注意使被测组分化学式与称重化学式中的原子数目相等。

二、含量计算通式

药物含量可按下列通式进行计算,具体可按不同含量测定方法和不同剂型进行变化。

$$原料药含量 = \frac{实测的供试品量(g)}{供试品量(g) \times (1 - 水分或干燥失重百分数)} \times 100\% \tag{7.1}$$

$$制剂含量 = \frac{实测的供试品量(g)}{供试品标示量(g)} \times 100\% \tag{7.2}$$

第二节 容量分析法

滴定分析法又称为容量分析法,是采用滴定的方式,将一种已知准确浓度的溶液(称为标准溶液)滴加到被测物质的溶液中(或者将被测物质的溶液滴加到标准溶液中),直到所滴加的标准溶液与被测物质按一定的化学计量关系定量反应为止,然后根据标准溶液的浓度和用量,计算出被测物质的含量。

通常将标准溶液通过滴定管滴加到被测物质溶液中的过程称为滴定。滴加的标准溶液与待测组分按一定的化学计量关系恰好定量反应完全的这一点，称为化学计量点（简称计量点，sp）。在滴定中，一般利用指示剂颜色的变化等方法来判断化学计量点的到达，指示剂颜色发生突变而终止滴定的这一点称为滴定终点（简称终点，ep）。滴定终点与化学计量点不一定恰好吻合，由此造成的误差称为终点误差或滴定误差。

滴定分析法是化学分析中重要的分析方法，主要用于常量组分分析，其应用十分广泛。它具有较高的准确度，一般情况下，测定的相对误差小于 0.2%，常作为标准方法使用，且操作简便、快捷。

一、滴定度、浓度因数及其计算

（一）基本概念

1. 滴定度（T）

滴定度系指每 1ml 滴定液相当于被测物质的质量，它是根据滴定液中的溶质与被测物质之间的反应式求得的。滴定度在药物化学含量测定中经常被使用，药典中一般都直接给出滴定度，并用 mg 来表示。如维生素 C 含量测定中规定：1ml 碘滴定液（0.05mol/L）相当于 8.806mg 的无水碳酸钠。

2. 浓度因数（F）

在药典中给出的滴定度都是滴定液的名义浓度，而在实际操作中不可能恰好配成名义浓度，而且也没有必要。因此实际配制浓度与名义浓度的比值称为浓度因数，常用"F"表示。

3. 稀释度（N）

为了增加测定结果的准确度，有时含量测定时称取被测物质后，要经过一步或几步稀释再用于最后测定，稀释的倍数称为稀释度。

（二）计算公式

1. 直接滴定法

本法是用滴定液直接滴定被测药物，又可分为无需空白试验校正和需空白试验校正两种。其含量测定计算公式见式（7.3）～式（7.5）。

$$\text{原料药含量} = \frac{V_{样} FT}{m_S(1-\text{水分或干燥失重百分数})N} \times 100\%$$

$$= \frac{(V_{样}-V_{空白})FT}{m_S(1-\text{水分或干燥失重百分数})N} \times 100\% \quad (7.3)$$

$$\text{液体制剂含量} = \frac{V_{样} FT}{V_S W_{标} N} \times 100\%$$

$$= \frac{(V_{样}-V_{空白})FT}{V_S W_{标} N} \times 100\% \quad (7.4)$$

$$\text{固体制剂含量} = \frac{V_{样} FTW_{平均}}{m_S W_{标} N} \times 100\%$$

$$= \frac{(V_{样}-V_{空白})FTW_{平均}}{m_S W_{标} N} \times 100\% \quad (7.5)$$

2. 间接滴定法

本法是先加入过量的滴定液 A，使其与被测物反应，此反应完全后，再用另一滴定液 B 回滴反应中剩余的滴定液 A。此法常需要进行空白试验校正。

$$原料药含量 = \frac{(V_{空白} - V_{样})FT}{m_S(1-水分或干燥失重百分数)} \times 100\% \quad (7.6)$$

$$液体制剂含量 = \frac{(V_{空白} - V_{样})FT}{V_S W_{标} N} \times 100\% \quad (7.7)$$

$$固体制剂含量 = \frac{(V_{空白} - V_{样})FTW_{平均}}{m_S W_{标} N} \times 100\% \quad (7.8)$$

上述式中，$V_{样}$ 为样品消耗滴定液的体积，ml，$V_{空白}$ 为空白消耗滴定液的体积，ml；F 为浓度因数；T 为滴定度，g/ml；m_S 为样品称样量或取样量，g 或 ml；N 为稀释度；$W_{平均}$ 为固体制剂的平均重量，g；$W_{标}$ 为液体标示量，g/ml；

注：对于原料药，当规定含量按干燥品或无水物计时，按上述原料药含量公式计算含量；否则的话，上述原料药含量公式中的供试品重量或体积均不扣除干燥失重或水分。

二、酸碱滴定法

酸碱滴定法又称为中和法，是以酸、碱中和反应为基础的滴定分析法。

（一）原理

一般以酸（碱）性滴定液滴定被测物质，以指示剂或仪器指示终点，根据酸（碱）滴定液的浓度和消耗的体积，可计算出被测物质的含量。中和反应基本原理为：$H^+ + OH^- \rightleftharpoons H_2O$。此法在药典中应用十分广泛，几乎有近一半的药物采用酸碱滴定法测定含量。

（二）指示剂的选择

酸碱指示剂一般是有机弱酸或有机弱碱。它们的酸式结构和碱式结构具有不同的颜色。当溶液 pH 改变时，指示剂获得质子转化为酸式结构或失去质子转化为碱式结构，从而引起溶液颜色的变化。下面以酚酞、甲基橙为例来说明。

1. 酚酞

酚酞是一种有机弱酸，是一种单色指示剂。在酸性溶液中，酚酞主要以无色的羟式结构存在；在碱性溶液中平衡向右移动，酚酞转化为红色醌式结构。

2. 甲基橙

甲基橙是一种有机弱碱，是一种双色指示剂，当溶液酸度增大时，甲基橙主要以酸式结构（醌式）存在，溶液显红色；当溶液酸度减小时，甲基橙主要以碱式结构（偶氮式）存在，溶液显黄色。可见，指示剂的变色随溶液 pH 改变。由于 pH 的变化引起指示剂结构上的转变，从而显示出不同颜色。

酸碱指示剂的颜色变化与溶液的 pH 有关。在实际应用中，指示剂的变色范围应越窄越好，将这种指示剂用于滴定，化学计量点与指示剂的变色点十分接近，可以减小终点误差。

由于人眼对于各种颜色的敏感程度不同，考虑到指示剂的实际变色情况，一般还要注意滴定时的方向。例如酚酞由无色变到红色，颜色变化明显，易于辨别，宜采用碱滴定酸；反之变色不明显，易造成滴定剂过量。同样甲基橙由黄色变到红色较红色变到黄色更易辨别，这时宜用酸滴定碱。因此若考虑变色的敏锐性，还应注意滴定的方向。

表 7.1 列出了一些常用指示剂及其变色范围。

在化学计量点附近的 pH 值突变称为滴定突跃，突跃所在的 pH 范围称为滴定突跃范围。指示剂的选择是以滴定突跃范围为依据的。最理想的指示剂应该恰好在滴定反应的理论终点发生变色，这样才没有滴定误差。实际上这样的指示剂几乎是没有的。因此，选择指示

表 7.1 常见的酸碱指示剂

指示剂	变色范围 pH	颜色		pK_{HIn}
		酸式色	碱式色	
百里酚蓝(第一次变色)	1.2~2.8	红	黄	1.7
百里酚蓝(第二次变色)	8.0~9.6	黄	蓝	8.9
甲基黄	2.9~4.0	红	黄	3.3
甲基橙	3.1~4.4	红	黄	3.4
溴酚蓝	3.0~4.6	黄	紫	4.1
甲基红	4.4~6.2	红	黄	5.0
溴百里酚蓝	6.2~7.6	黄	蓝	7.3
中性红	6.8~8.0	红	橙黄	7.4
酚酞	8.0~9.6	无	红	9.1
百里酚酞	9.4~10.6	无	蓝	10.0
溴甲酚绿	4.0~5.6	黄	蓝	5.0

剂的原则是：凡是变色范围全部或一部分落在滴定突跃范围内的指示剂都可用来指示滴定的终点。如强酸强碱的互相滴定的理论终点在中性区域；强碱滴定弱酸理论终点在碱性区域；强酸滴定弱碱理论终点在酸性区域。可根据各类滴定终点的突跃范围选择上述不同的指示剂或混合指示剂。弱酸弱碱相互滴定，由于双方酸性或碱性都较弱，几乎没有滴定突跃，也就不能采用指示剂来确定终点，所以此种类型不能用滴定法来进行滴定。因此，中和法总是采用强碱溶液（如 NaOH 溶液）或强酸溶液（如 H_2SO_4 溶液）等作为标准滴定液。

滴定突跃范围大小与溶液浓度有关。溶液浓度越大，突跃范围越大；溶液浓度越小，突跃范围越小。在浓溶液滴定中可用的滴定液，在稀溶液中就不一定适用。所以，在一般的测定中，不使用浓度太小的滴定液，试样也不配成太稀的溶液。

（三）类型

按滴定方式的不同酸碱滴定法可分为：直接滴定法和间接滴定法。

1. 直接滴定法

将某种被测物质溶于某种溶剂中，直接用酸或碱滴定液进行滴定。如阿司匹林、冰醋酸、葡甲胺、谷氨酸片和碳酸氢钠注射液等的测定。碱滴定液可直接滴定强酸、弱酸、混合酸、多元酸及强酸弱碱盐等；酸滴定液可直接滴定强碱、弱碱及强碱弱酸盐等。

2. 间接滴定法

难溶于水的酸性或碱性物质，化学反应较慢或是与滴定液作用时不易选择指示剂的物质，可先加入准确而过量的酸或碱滴定液，待作用完后，再用碱或酸滴定液滴定剩余的酸或碱，从而间接测定其含量。

（四）操作方法

1. 直接滴定操作方法

除另有规定外，精密称取供试品适量，置于 250ml 锥形瓶中，加入适当的溶剂（水或中性有机溶剂）适量使其溶解，加指示液 1~2 滴，用酸（碱）滴定液滴定至规定的突变颜色为终点，如溶剂和指示液消耗滴定液，应做空白试验校正。

2. 间接滴定操作方法

除另有规定外，精密称取供试品适量，置于 250ml 锥形瓶中，加入适当的溶剂（水或中性有机溶剂）适量使其溶解，精密加入定量的酸（碱）滴定液，待反应完全后，加指示液 1~2

滴,再用碱(酸)滴定液滴定至规定的突变颜色即为终点。本法一般需做空白校正试验。

实例解析

实例:直接滴定法——阿司匹林的含量测定。

试验方法:取本品约0.4g,精密称定,加中性乙醇(对酚酞指示液显中性)20ml,溶解后,加酚酞指示液3滴,用氢氧化钠滴定液(0.1mol/L)滴定,即得。每1ml氢氧化钠滴定液(0.1mol/L)相当于18.02mg的阿司匹林($C_9H_8O_4$)。本品含$C_9H_8O_4$不得少于99.5%。

试验数据:供试品 $W_S = 0.4018g$;

氢氧化钠滴定液实际浓度0.1002mol/L,则$F = 0.1002/0.1 = 1.002$;

实际消耗氢氧化钠滴定液体积 $V_{样} = 22.20ml$;

根据题意可知 $T = 0.01802g/ml$,$N = 1$,不按干燥失重或水分计代入公式(7.3),得:

$$原料药含量 = \frac{V_{样} F T}{W_S(1-水分或干燥失重百分数)N} \times 100\%$$

$$= \frac{22.20 \times 1.002 \times 0.01802}{0.4018 \times 1} \times 100\% = 99.8\%$$

结论:符合规定(规定:本品含$C_9H_8O_4$应为标示量的99.5%~101.0%)。

(五)注意事项

(1)酸碱滴定法需在室温下进行。

(2)因指示剂本身具有酸碱性,必须要按规定量加入,否则影响指示剂的灵敏度。指示剂用量对指示剂变色范围的影响可以从以下两方面分析。一是对单色指示剂(如酚酞、百里酚酞等)而言,指示剂用量对变色范围有较大的影响。如在50~100 ml溶液中滴加2~3滴0.1%酚酞溶液,pH=9时显粉红色;而在同样条件下,若加10~15滴酚酞,则在pH=8时就显粉红色。二是对双色指示剂(如甲基橙)来说,用量太大时,指示剂酸式色与碱式色相互掩盖,使变色过程拉长,使终点颜色变化不敏锐。因此,应选择合适的指示剂用量。指示剂用量的选择,应在变色明显的前提下越少越好。

(3)在中和滴定操作中,CO_2的影响不可忽略,因为溶液中的CO_2与碱发生中和反应,增加碱的消耗量,从而影响滴定结果。所以用基准物碳酸钠标定硫酸或盐酸滴定液时,近终点时应加热2min,以除去溶液中的CO_2。

(4)酸碱滴定中所使用的水均为新沸过冷却至室温的纯化水。

(5)氢氧化钠溶液浸蚀玻璃,最好贮存在塑料瓶中。如贮存在玻璃瓶中,不能用玻璃塞,而应改为橡皮塞。

(6)应同时做平行实验,相对平均偏差应在0.2%以内。

三、非水滴定法

非水滴定法是非水溶剂中进行的滴定分析方法。主要用于测定有机碱及其氢卤酸盐、磷酸盐、硫酸盐或有机酸盐,以及有机酸的碱金属盐类药物的含量,也用于测定某些有机弱酸的含量。

(一)原理

由于一些被测药物是很弱的酸、碱及某些盐类,它们在水中滴定时反应速率很慢、反应不完全,没有明显的滴定突跃;还有一些药物不溶于水或在水中溶解度小,因此,不宜采用以水作溶剂的滴定分析法。而采用各种非水溶剂（包括有机溶剂和不含水的无机溶剂）作为滴定介质，不仅能增强有机化合物的溶解能力，而且能使一些酸碱性不显著的药物相对增大其酸碱强度，使那些不能在水中完全进行的反应能够顺利进行。非水滴定除了溶剂较为特殊外，还具有滴定分析所具有的准确、迅速、不需要特殊设备等各种优点。非水滴定分析应用范围广泛，在药物检验中已成为常规的分析方法。

（二）类型

非水滴定法包括酸碱滴定、氧化还原滴定、配位滴定和沉淀滴定等类型。《中国药典》2010年版附录中收载的非水滴定法仅用于非水酸碱滴定，其又包含碱量法和酸量法两种方法。

1. 碱量法

以冰醋酸（或其他溶剂）为溶剂、高氯酸为滴定液、结晶紫为指示剂测定弱碱性或弱碱性盐类药物的滴定方法。凡具有碱性基团的药物，如胺类、氨基酸类、含氮杂环、有机碱及其盐类都可用此法测定。

2. 酸量法

主要以乙二胺等为溶剂、甲醇钠为滴定液、麝香草酚蓝为指示剂测定弱酸性或弱酸性盐类药物的滴定方法。凡具有酸性基团的药物，如苯甲酸、酚类、磺酰胺类可用此法测定。

（三）溶剂的选择

1. 溶剂的种类

根据质子理论，可将溶剂分为四大类。

（1）酸性溶剂　有机弱碱在酸性溶剂中可显著地增强其相对碱度，最常用的酸性溶剂为冰醋酸。

（2）碱性溶剂　有机弱酸在碱性溶剂中可显著地增强其相对酸度，最常用的碱性溶剂为二甲基酰胺。

（3）两性溶剂　兼有酸、碱两种性能，最常用的为甲醇。

（4）惰性溶剂　这一类溶剂没有酸、碱性，如苯、三氯甲烷。

2. 溶剂选择的原则

非水溶液滴定是用溶剂的特性提高溶质的酸性或碱性强度。因此，溶剂的选择成为提高滴定准确度的至关重要的问题。在选择溶剂时应遵循下列一般原则。

（1）溶剂应能很好地溶解试样及滴定产物。

（2）溶剂应能增强试样的酸碱性，有利于滴定反应进行完全，同时无任何副反应。

（3）溶剂应能使滴定突跃明显，终点明确。

（4）溶剂要求纯度高，黏度、挥发性、毒性小，易于回收和精制。

（四）终点的指示方法

非水溶液酸碱滴定的终点指示方法一般有指示剂法和电位法两种。

1. 指示剂法

用碱量法滴定弱碱性物质时，最常用的指示剂为结晶紫，其酸式色为黄色，碱式色为紫色，中间变色较复杂。用酸量法滴定较弱的酸性物质时，常用的指示剂为麝香草酚蓝，其酸式色为黄色，碱式色为蓝色，终点变色较明显。

2. 电位法

有许多物质的测定没有找到合适的指示剂，而且在选择指示剂及确定终点颜色时，一般都需要用电位法作对照。

（五）操作方法

1. 碱量法

除另有规定外，精密称取供试品适量［约消耗高氯酸滴定液（0.1mol/L）8ml］，加冰醋酸10~30ml 使溶解，加各药品项下规定的指示液1~2滴，用高氯酸滴定液（0.1mol/L）滴定。终点颜色应以电位滴定时的突跃点为准，并将滴定的结果用空白实验校正。若滴定样品与标定高氯酸滴定液时的温度差超过10℃，则应重新标定；若未超过10℃，则可根据下式将高氯酸滴定液的浓度加以校正。

$$N_1 = \frac{N_0}{1+0.0011(t_1-t_0)} \qquad (7.9)$$

式中，0.0011为冰醋酸的膨胀系数；t_0 为标定高氯酸滴定液时的温度；t_1 为滴定样品时的温度；N_0 为 t_0 时高氯酸滴定液的浓度；N_1 为 t_1 时高氯酸滴定液的浓度。

供试品如为氢卤酸盐，应在加入醋酸汞试液3~5ml 后，再进行滴定；供试品如为磷酸盐，可以直接滴定；硫酸盐也可直接滴定，但滴定至其成为硫酸氢盐为止；供试品如为硝酸盐时，因硝酸可使指示剂褪色，终点极难观察，遇此情况以电位滴定法指示终点为宜。

电位滴定时用玻璃电极为指示电极，饱和甘汞电极（玻璃套管内装氯化钾的饱和无水甲醇溶液）为参比电极。

2. 酸量法

除另有规定外，精密称取供试品适量［约消耗碱滴定液（0.1mol/L）8ml］，加各药品项下规定的溶剂使其溶解，再加规定的指示液1~2滴，用规定的碱滴定液滴定。终点颜色应以电位滴定时的突跃点为准，并将滴定的结果用空白实验校正。在滴定过程中，应注意防止溶剂和滴定液吸收大气中的二氧化碳和水蒸气，以及滴定液中溶剂的挥发。电位滴定时所用的电极同碱量法。

（六）注意事项

（1）高氯酸具有腐蚀性，在配制时应注意防护。为防高氯酸与有机物接触而遇热爆炸，应将高氯酸用冰醋酸稀释后，在搅拌下缓缓滴加醋酐。量取高氯酸的量筒不得再次量取醋酐。标定高氯酸滴定液，以邻苯二甲酸氢钾为基准物质，结晶紫为指示剂。高氯酸滴定液应置于棕色玻璃瓶中，密闭保存。当溶液变黄时，即高氯酸分解，不得再用。

（2）配制甲醇钠溶液时，应避免与空气中的二氧化碳及水汽接触，每次临用前均应重新标定，并贮存于密闭的附有滴定装置的硬质玻璃或聚乙烯容器内。防止溶剂的挥发，保持滴定液浓度的稳定。

（3）药品的结晶水应在含量测定前经适当的方法干燥处理将结晶水除去。

（4）滴定操作时，应在干燥的恒温条件下进行，不得有氨气、二氧化碳和水汽；玻璃仪器必须干燥，试剂的含水量应在0.2%以下，若含水量较高应采用一定的方法除去。

（5）供试品如为有机碱的氢卤酸盐（如盐酸麻黄碱），需加入醋酸汞试液3~5ml 使其生成难以解离的卤化汞，以消除氢卤酸盐在醋酸溶液中生成氢卤酸的干扰。

（6）配制滴定液所用溶剂甲醇、苯等均有一定毒性。

（7）非水溶剂成本较高，取样量相应要减少，一般以消耗滴定液（0.1mol/L）体积在10ml 以内为最佳，所以常选用10ml 滴定管进行滴定。

（8）滴定操作应在18℃以上室温进行，因为冰醋酸较黏稠，流动较慢，滴定到达终点后，应稍等片刻再读数。

（9）同时，由于非水酸碱滴定溶剂和指示液常消耗一定量的滴定液，故需做空白试验校正。

实例解析

实例：枸橼酸喷托维林的含量测定。

方法：取本品约0.4g，精密称定，加冰醋酸10ml，加结晶紫指示液1滴，用高氯酸滴定液（0.1mol/L）滴定至溶液显蓝色，并将滴定的结果用空白试验校正。每1ml高氯酸滴定液（0.1mol/L）相当于52.56mg的$C_{20}H_{31}NO_3 \cdot C_6H_8O_7$。

实验数据：精密称取供试品细粉　$W_S = 0.3970g$

氢氧化钠滴定液实际浓度　0.1000mol/L，则 $F = 0.1000/0.1 = 1.000$

实际消耗氢氧化钠滴定液体积　$V_{样} = 7.61ml$

空白消耗氢氧化钠滴定液体积　$V_{空} = 0.05ml$

根据题意 $T = 0.05256g/ml$，$N = 1$

将数据代入公式：

$$含量 = \frac{(V_{样} - V_{空白})FT}{W_S N} \times 100\%$$

$$= \frac{(7.61 - 0.05) \times 1.000 \times 0.05256}{0.3970 \times 1} \times 100\% = 100.1\%$$

结论：符合规定（规定：本品含$C_{20}H_{31}NO_3 \cdot C_6H_8O_7$应为标示量的98.5%～101.0%）。

四、氧化还原滴定法

氧化还原滴定法是容量分析中应用较广泛的分析方法之一，其以氧化还原反应为基础。凡反应物之间发生了电子转移的化学反应即为氧化还原反应。反应过程中得到电子的物质称为氧化剂，失去电子的物质称为还原剂。一个反应中氧化剂与还原剂的得失电子数必然相等。

（一）类型

通常根据所用滴定液的不同分为以下几类：

(1) 高锰酸钾法（以高锰酸钾为滴定液）；

(2) 碘量法（以碘或硫代硫酸钠为滴定液）；

(3) 重铬酸钾法（以重铬酸钾为滴定液）；

(4) 铈量法（以硫酸铈为滴定液）；

(5) 溴量法（以溴液为滴定液）；

(6) 溴酸钾法（以溴酸钾-溴化钾为滴定液）。

其中碘量法和高锰酸钾法实际应用较多，以下主要介绍这两种方法。

（二）原理

1. 碘量法

碘量法是以碘为氧化剂或以碘化钾为还原剂进行的氧化还原滴定法。碘分子在反应中得到电子，碘离子在反应中失去电子。

半反应式为　　　　　　　　$I_2 + 2e \longrightarrow 2I^-$

$$2I^- - 2e \longrightarrow I_2$$

碘量法中I_2是较弱的氧化剂，可测定较强还原剂的含量。而I^-是一种中等强度的还原剂，能与许多氧化剂作用析出定量的碘，再用硫代硫酸钠滴定液滴定析出碘的量，间接计算出氧化性物质的含量，因此碘量法又分为直接滴定法、剩余滴定法和置换滴定法。凡能直接被碘氧化的药物，可用直接滴定法；凡在过量的碘液中与碘定量反应，剩余的碘用硫代硫酸钠回滴的，可用剩余滴定法；凡直接或间接定量地将碘化钾氧化成碘，用硫代硫酸钠滴定生成碘的，则可用置换滴定法。

2. 高锰酸钾法

高锰酸钾法是在强酸性溶液中，以高锰酸钾为滴定液直接或间接地测定还原性或氧化性物质的含量的滴定方法。

半反应式为
$$MnO_4^- + 8H^+ + 5e \longrightarrow Mn^{2+} + 4H_2O$$

根据被测物质的性质，应用高锰酸钾法时可采用不同的测定方法。①直接滴定法：即利用高锰酸钾作氧化剂的方法，此法可用于直接测定还原性物质。②剩余滴定法：有些氧化性物质不能用高锰酸钾滴定液直接滴定，可先加入过量草酸钠溶液，加热使其反应完全后，再用高锰酸钾滴定液滴定剩余的草酸钠溶液，从而求出被测物质的含量。③间接滴定法：有些非氧化还原性物质，不能用高锰酸钾滴定液直接滴定或回滴，可先将一定量的还原性滴定液加入氧化性物质中，待反应完毕后，再用高锰酸钾滴定液滴定剩余的还原性滴定液。

（三）指示剂的选择

在氧化还原反应中，除了用电位法确定终点外，还可以利用某些物质在等电点附近的颜色变化来指示终点。氧化还原滴定的指示剂共分为三类。

1. 自身指示剂

被测物质或标准溶液本身在反应前后有明显的颜色变化，滴定时不必另加指示剂，称为自身指示剂。如高锰酸钾溶液，在溶液中 MnO_4^- 为紫红色，而其还原产物 Mn^{2+} 则几乎无色。

2. 特殊指示剂

只能在某个氧化还原反应中专用而不能用于其他反应的指示剂，称为特殊指示剂。如碘量法中的淀粉指示剂，滴定中 I_2 液与淀粉生成蓝色吸收物。

3. 氧化还原指示剂

利用指示剂的氧化态和还原态具有不同的颜色变化来指示终点的，称为氧化还原指示剂。

（四）操作方法

1. 直接滴定法

精密称取（或量取）一定量的供试品于锥形瓶中，加适量的溶剂溶解，调节酸度，加指示剂（或用电位仪指示终点），摇匀后用滴定液滴定至终点（指示剂变色或电位突跃）。如溶剂及指示剂消耗滴定液，应做空白实验进行校正。

2. 剩余滴定法和置换滴定法

精密称取（或量取）一定量的供试品于锥形瓶中，加适量的溶剂溶解，精密加入定量的滴定液，密封，在凉暗处放置，待反应完全后，加指示剂（或用电位仪指示终点），用另一滴定液滴定至终点。如溶剂及指示液消耗滴定液，应做空白试验进行校正。

实例解析

实例1：直接碘量法——维生素C原料药的含量测定

方法：取本品约0.2g，精密称定，置于锥形瓶中。加新沸过的冷水100ml与稀醋酸10ml使其溶解，加淀粉指示剂1ml，立即用碘滴定液（0.05mol/L）滴定，至溶液显蓝色并持续30s不褪，即得。每1ml碘滴定液（0.05mol/L）相当于8.806mg的维生素C（$C_6H_8O_6$）。本品含$C_6H_8O_6$不得少于99.0%。

试验数据：精密称取试供品 $W_S=0.2015g$
碘滴定液实际浓度 0.05030mol/L，则 $F=0.05030/0.05=1.006$
实际消耗碘滴定液体积 $V_样=22.70ml$
根据题义 $T=0.008806g/ml$，$N=1$，含量不按干燥失重或无水物计
将数据代入公式：

$$含量 = \frac{V_样 FT}{W_S(1-水分或干燥失重百分数)N} \times 100\%$$

$$= \frac{22.70 \times 1.006 \times 0.008806}{0.2015 \times 1} \times 100\% = 99.8\%$$

结论：符合规定（本品含$C_6H_8O_6$应为99.0%～110.0%）。

实例2：置换滴定法——葡萄糖酸锑钠注射液的含量测定

方法：精密量取本品（规格6ml，含锑0.6g）1ml，置于具塞锥形瓶中，加水100ml、盐酸15ml与碘化钾试液10ml，密塞，振摇后，在暗处静置10min，用硫代硫酸钠滴定液（0.1mol/L）滴定，至近终点时（浅黄色），加淀粉指示剂，继续滴定至蓝色消失，用空白试验校正即得。每1ml硫代硫酸钠滴定液（0.1mol/L）相当于6.088mg的锑（Sb）。每1ml中含葡萄糖酸锑钠按锑（Sb）计算，应为标示量的95.0%～105.0%。

硫代硫酸钠滴定液实际浓度0.1008mol/L，则 $F=0.1008/0.1=1.008$
供试品消耗硫代硫酸钠滴定液体积 $V_样=16.14ml$
空白试验消耗硫代硫酸钠滴定液体积 $V_{空白}=0.02ml$
加入供试品体积 $V_S=1.00ml$
由题意可知 $T=0.006088g/ml$，$N=1$，供试品标示量$W_标=0.6g/6ml=0.1g/ml$
将数据代入公式：

$$含量 = \frac{(V_样-V_{空白})FT}{V_S W_标 N} \times 100\%$$

$$= \frac{(16.14-0.02) \times 1.008 \times 0.006088}{1 \times 0.1 \times 1} \times 100\% = 98.9\%$$

结论：符合规定。

（五）注意事项

1. 碘量法

（1）直接碘量法只能在酸性、中性、弱碱性条件下进行，置换碘量法和剩余碘量法则只能在弱酸性、中性、弱碱性条件下进行。否则，易发生副反应。

（2）用置换滴定法或剩余滴定法时，要使用碘量瓶，以减少I_2挥发造成的误差。放置于暗处，并用空白试验校正。

（3）实验操作宜在阴凉的环境下进行。温度过高不仅易造成I_2挥发，同时会降低淀粉指示剂的灵敏度。由于曝光和放置时间较长，碘离子会被氧气氧化，因此反应应在暗处放置5～10min，待反应完全后，立即滴定。

（4）由于碘液与软木塞、橡胶管或其他有机物接触，将使碘液的浓度发生变化。因此，碘滴定液应保存在具塞棕色玻璃瓶中，在阴凉处放置。在用碘液滴定时，不得使用碱式滴定

管，而应使用棕色酸式滴定管。

（5）配制淀粉指示液时加热时间不宜过长，并应快速冷却，以免降低其灵敏度。由于淀粉溶液能慢慢水解，制成的淀粉指示剂应在7天内使用。所配制的淀粉遇碘应显纯蓝色，如显红色，即不宜使用。淀粉指示液应在近终点时加入，以免淀粉吸附较多的I_2使结果产生误差。

（6）由于I^-在酸性条件下被空气氧化生成I_2，因此在滴定过程中要尽量减少与空气的接触，不应过度摇动。

2. 高锰酸钾法

（1）用高锰酸钾标准溶液进行滴定时，一般都在强酸性溶液中进行。由于硝酸、盐酸可能参与反应产生误差，因此，调节酸度时不得使用盐酸、硝酸，而使用硫酸，并控制硫酸的浓度为0.5mol/L。

（2）配制高锰酸钾溶液时，应先将高锰酸钾溶解于适量的水中，将溶液煮沸约20min，密塞，放置2～3天后垂熔玻璃漏斗过滤后，方可进行标定，否则高锰酸钾浓度可能发生改变。高锰酸钾滴定液应贮存在具有玻璃塞的棕色玻璃瓶中，并避光保存，因为高锰酸钾遇光分解，可引起浓度变化。

（3）标定高锰酸钾的基准物为草酸钠。溶解草酸钠应用新沸过的冷纯化水。因为Mn^{2+}是自身催化剂，滴定速度要控制好。开始滴定时，因高锰酸钾和草酸钠的反应速率较慢，故采用一次加入滴定液25ml（约为实际量的90%），随加随搅拌，以避免发生副反应，并保证反应完全。待褪色后，加热至65℃（温度过高会引起部分草酸钠分解），立即继续滴定至微红色。滴定终点时溶液温度应保持在不低于55℃，必要时应加温。

（4）用高锰酸钾法滴定时一定要按药典规定的量进行酸度调节，如酸度太高或太低都将影响滴定结果。

五、配位滴定法

配位滴定法又称络合滴定法，是以配合物反应为基础的滴定分析法。此法大多用于测定金属离子的含量。

（一）原理

在配位滴定法中，常用的氨羧配合剂配合作用强，与金属离子配合时形成具有环状结构的螯合物，并具有特殊的稳定性。在氨羧配合剂中，应用最多的是乙二胺四乙酸（通称为EDTA）。EDTA能与许多金属离子定量反应形成含多个五元环的稳定配合物，而且无论与二价、三价或者四价金属离子配合，它们的摩尔系数之比一般都是1∶1。EDTA与金属离子形成的配合物大多数易溶于水，所以可用已知浓度的EDTA滴定液滴定某些药物，用适宜的指示剂指示终点，根据消耗的EDTA滴定液的浓度和体积（ml），可计算出被测药物的含量。

（二）指示剂的选择

由于EDTA与金属离子形成的配合物大多为无色液体，因此滴定中需选择一定的方法指示终点。除电化学方法、光化学方法外，最常用的方法是指示剂法。通常利用一种能与金属离子生成有色配合物的有机染料显色剂，来指示滴定过程中金属离子浓度的改变，这种显色剂称为金属指示剂。

1. 金属指示剂必需条件

（1）在滴定的pH范围内，指示剂与金属离子生成配合物（MIn）的颜色与指示剂（In）本身的颜色应有显著的区别，终点颜色变化才明显。

(2) 指示剂与金属离子反应要灵敏、快速。形成的配合物要足够稳定，但是配合物（MIn）的稳定性应比金属离子与 EDTA 形成的配合物（MY）的稳定性要低，这样 EDTA 才能夺取 MIn 中的 M，使 In 被游离出来，溶液才可能变色而指示终点。两者的 $K_{MY}/K_{MIn} > 10^2$。

(3) 指示剂与金属离子形成的配合物应易溶于水，否则会使终点变色不明显。此外，金属指示剂应比较稳定，便于贮存和使用。

2. 常用的金属指示剂

(1) 铬黑 T（EBT） 使用铬黑 T 最适宜 pH 值范围为 7～10，在此范围内铬黑 T 显蓝色，而铬黑 T 与金属离子形成的配合物则为红色，可呈现明显的颜色变化。

(2) 二甲酚橙（XO） 使用二甲酚橙最适宜的范围为 pH＜6，在此范围内，二甲酚橙显黄色，而它与金属离子形成的配合物则呈现红紫色。

(3) 钙指示剂（NN，钙红） 由于水溶液或乙醇溶液均不稳定，故常与固体 NaCl 配成固体混合物（1∶100 或 1∶200）使用。此指示剂使用最适宜的范围为 pH 10～13。在此范围内，钙指示液显蓝色，而它与钙离子形成酒红色配合物。

（三）滴定条件的选择

1. 酸度的选择

配合物的稳定性是影响配位滴定的首要因素，而溶液的酸度则直接影响配合物的稳定性。各种金属离子和 EDTA 形成的配合物的稳定性不同，酸度对它们的影响也不同，所以用 EDTA 滴定每一种金属离子时，都必须控制在一定的 pH 值下进行，这种 pH 值称为 EDTA 滴定金属离子的最低 pH 值（最高酸度），见表 7.2。

表 7.2 一些金属离子能被 EDTA 滴定的最低 pH 值

金属离子	最低 pH 值	金属离子	最低 pH 值	金属离子	最低 pH 值
Mg^{2+}	9.7	Zn^{2+}	3.9	Al^{3+}	4.2
Ca^{2+}	7.5	Pb^{2+}	3.2	Co^{3+}	4.0
Mn^{2+}	5.2	Ni^{2+}	3.0	Cd^{3+}	3.9
Fe^{2+}	5.0	Cu^{2+}	2.9	Fe^{3+}	1.0
Sn^{2+}	1.7	Hg^{2+}	1.9		

2. 掩蔽剂的选择

在配位滴定中，用 EDTA 滴定金属离子时，有时滴定到达等电点后，即使加入过量的 EDTA 也不能从指示剂与金属离子形成的配合物中把指示剂置换出来而显示颜色变化，这种现象称为封闭现象。产生封闭现象的原因主要是由于溶液中存在的某些离子与指示剂形成十分稳定的配合物，不能被 EDTA 破坏。可加入某些试剂消除这种封闭现象，使封闭离子不能再与指示剂配合，从而消除干扰，这种试剂称为掩蔽剂。

根据掩蔽的方法不同，掩蔽剂的选择也不同。①沉淀掩蔽法：加入 NaOH 作为掩蔽剂，在 Ca^{2+}、Mg^{2+} 共存的溶液中，生成 $Mg(OH)_2$ 沉淀，便可用 EDTA 测定 Ca^{2+}。②氧化还原掩蔽法：加入维生素 C 等还原剂做掩蔽剂，在 Bi^{3+}、Fe^{3+} 共存溶液中，将 Fe^{3+} 还原为 Fe^{2+}，消除干扰，便可用 EDTA 测定 Bi^{3+}。③配合掩蔽法：用 EDTA 测定水中的 Ca^{2+}、Mg^{2+} 时，加入三乙醇胺作掩蔽剂，在 Ca^{2+}、Mg^{2+}、Fe^{3+}、Al^{3+} 共存溶液中，三乙醇胺能与 Fe^{3+}、Al^{3+} 形成稳定的配合物，消除干扰，便可用 EDTA 测定 Ca^{2+}、Mg^{2+}。在以上几种掩蔽方法中，配合掩蔽法是在滴定分析中应用最广泛的一种方法。

（四）滴定的类型

1. 直接滴定法

如果金属离子与EDTA发生配位反应的反应速率比较快，且没有封闭现象，可采用直接滴定法，在被测溶液中加入金属指示剂，使之与被测的金属形成深色的配合物，从而指示终点。在一定pH值下，用EDTA直接滴定法可测定铝、铁、钙、镁、锌、铜、汞等盐类。

2. 回滴定法

回滴定法适合用于无合适的金属指示剂，被测金属离子与EDTA反应速率比较缓慢，在滴定时的pH溶液中生成沉淀或发生水解等情况。回滴定法常用来测定氢氧化铝、氢氧化铝片、氢氧化铝凝胶等。

3. 置换滴定法

在直接滴定法和回滴定法都遇到困难时，可以利用置换出与被测金属离子相当量的另一金属离子，或置换出EDTA，然后再进行滴定。用置换法滴定的常有汞离子、铁离子等。

（五）操作方法

1. 直接滴定法

除另有规定外，精密称取供试品适量，置于250ml锥形瓶中，按该药品项下的规定方法溶解，加规定量金属指示剂或指示液，用EDTA滴定液（0.05mol/L）滴定至规定的突变颜色即为终点。

2. 回滴定法

除另有规定外，精密称取供试品适量，置于250ml锥形瓶中，按该药品项下的规定方法溶解，加入准确量的过量EDTA滴定液（0.05mol/L），待反应完后，加规定量金属指示剂，再用锌滴定液回滴定至规定的突变颜色即为终点。

实例解析

实例：直接滴定法——乳酸钙片含量测定

方法：取本品10片，精密称定，研细，精密称取适量（约相当于乳酸钙0.3g），加水100ml，加热使溶解，放冷，加氢氧化钠试液15ml与钙紫红素指示剂0.1g，用EDTA滴定液（0.05mol/L）滴定至溶液由紫红色转变为纯蓝色。每1ml EDTA滴定液（0.05mol/L）相当于15.42mg的$C_6H_{10}CaO_5 \cdot 5H_2O$。

经实测：

供试品标示量 $W_{标}=0.25g$，10片钙片平均片重 $W_{平均}=0.4813$

精密称取供试品细粉 $W_S=0.6021g$

EDTA滴定液实际浓度0.05001mol/L，则 $F=0.05001/0.05=1.000$

实际消耗EDTA滴定液体积 $V_{样}=19.61ml$

根据题意 $T=0.01542g/ml$，$N=1$

代入公式：

$$含量 = \frac{V_{样} F T W_{平均}}{W_S W_{标} N} \times 100\%$$

$$= \frac{19.61 \times 1.000 \times 0.01542 \times 0.4813}{0.6021 \times 0.25 \times 1} \times 100\% = 96.7\%$$

结论：符合规定（规定：本品含乳酸钙应为标示量的95%~105.0%）。

(六)注意事项

(1) EDTA滴定液应保存于玻璃瓶中,避免与橡皮塞、橡皮管等接触。金属离子指示剂应比较稳定,便于贮藏和使用。一般指示液不宜存放过久,最好临用新配。

(2) 滴定速度应适宜,近终点时EDTA滴定液要逐滴加入,并充分振摇,以防滴过终点。

(3) 由于EDTA和金属离子在配位过程中有H^+不断产生:

$$M^{2+} + H_2Y^{2-} \longrightarrow MY^{2-} + 2H^+$$

使溶液酸度不断提高,所以在滴定前应调节好溶液的酸度并在溶液中加入一定量的缓冲溶液,使溶液在滴定过程中pH值保持在一定范围之内。当pH值在3.4~5.5时,常用醋酸-醋酸盐缓冲液;pH值在8~11时,常用氨-氯化铵缓冲液。

(4) 由于在加入的试剂中可能含有其他金属离子杂质,从而消耗一定量的滴定液。因此,通常需将滴定的结果用空白实验校正。

实例解析

实例:回滴定法——氢氧化铝片的含量测定

方法:取本品20片,精密称定,研细,精密称取适量(约相当于氢氧化铝0.6g),加盐酸与水各10ml,煮沸溶解后,放冷至室温,滤过,滤液置于250ml容量瓶中,滤器用水洗涤,洗液并入容量瓶中,用水稀释至刻度,摇匀。精密量取25ml,加氨试液中和至恰析出沉淀,再滴加稀盐酸至沉淀恰溶解为止,加醋酸-醋酸铵缓冲液(pH6.0)10ml,再精密加EDTA液(0.05mol/L)25ml,煮沸3~5min,放冷至室温,加二甲酚橙指示液1ml,用锌滴定液(0.05mol/L)滴定,至溶液由黄色转变为红色,并将滴定的结果用空白实验校正。每1ml EDTA滴定液(0.05mol/L)相当于3.900mg的$Al(OH)_3$。本品每片中含氢氧化铝[$Al(OH)_3$]不得少于0.207g。

经实测:

供试品标示量$W_{标}=0.3g$,20片供试品平均片重$W_{平均}=0.5663g$

EDTA滴定液实际浓度0.05001mol/L,则$F=0.05001/0.05=1.000$

精密称取供试品细粉 $W_S=1.1528g$

消耗锌滴定液体积 $V_{样}=12.30ml$

空白实验消耗锌滴定液体积 $V_{空白}=24.95ml$

由题意可知 $T=0.003900g/ml$, $N=25/250=1/10$

代入公式:

$$含量 = \frac{(V_{空白} - V_{样})FTW_{平均}}{W_S W_{标} N} \times 100\%$$

$$含量 = \frac{(24.95-12.30) \times 1.000 \times 0.003900 \times 0.5663}{1.1528 \times 0.3 \times 1/10} \times 100\% = 80.8\%$$

每片含$Al(OH)_3$的量$=80.8\% \times 0.3 = 0.242$(g)

结论:符合规定。

六、沉淀滴定法

沉淀滴定法是根据沉淀反应建立的滴定方法。凡利用沉淀反应进行含量测定,对反应条件有如下要求:①反应生成的沉淀溶解度要小;②反应迅速并定量进行;③滴定终点容易判断；④沉淀的吸附应不影响终点的测定等。

受上述要求的限制，虽然形成沉淀的反应很多，但是能够用来做滴定分析的却很少。目前应用最多的沉淀滴定法为银量法。

（一）原理

银量法是利用被测药物与硝酸银滴定液定量反应生成难溶性银盐，通过测定硝酸银滴定液的体积，计算被测药物含量的一种沉淀滴定方法。其可用于测定能和银离子生成难溶性化合物的药物，如含 Cl^-、Br^-、I^-、SCN^- 的药物，含卤素的有机药物如经过处理而能定量生成卤离子的也可用银量法测定其含量。

$$Ag^+ + X^- \longrightarrow AgX \downarrow$$

（二）类型

银量法终点的确定按指示剂作用原理的不同分为三种情况：形成有色沉淀、形成有色配合物、指示剂被吸附而引起沉淀颜色的改变。根据所用指示剂的不同，按创立者的名字命名，银量法分为如下三种方法。

1. 莫尔法——铬酸钾作指示剂

莫尔法是用铬酸钾（K_2CrO_4）为指示剂，在中性或弱碱性溶液中，用硝酸银（$AgNO_3$）标准溶液直接滴定 Cl^-（或 Br^-）。根据分步沉淀的原理，首先是生成 AgCl 白色沉淀，随着 $AgNO_3$ 不断加入，溶液中 $[Cl^-]$ 越来越小，$[Ag^+]$ 则相应地增大，砖红色 Ag_2CrO_4 沉淀的出现指示滴定终点。

2. 佛尔哈德法——铁铵矾作指示剂

佛尔哈德是用铁铵矾 $[NH_4Fe(SO_4)_2]$ 作指示剂，在酸性溶液中用 KSCN 或 NH_4SCN 作标准溶液测定银含量的方法。包括直接滴定和间接滴定两种方法。

（1）直接滴定法　在 HNO_3 介质中，以铁铵矾为指示剂，用 NH_4SCN 标准溶液滴定 Ag^+。当 AgSCN 定量沉淀后，稍过量的 SCN^- 与 Fe^{3+} 生成的红色配合物 $[Fe(SCN)]^{2+}$ 即可指示终点的到达。其反应是：

$$Ag^+ + SCN^- \longrightarrow AgSCN \downarrow (白) \quad K_{sp} = 2.0 \times 10^{-12}$$
$$Fe^{3+} + SCN^- \longrightarrow FeSCN^{2+} (红) \quad K = 200$$

（2）间接滴定法　在含有卤素离子的硝酸溶液中，加入一定量过量的 $AgNO_3$，然后以铁铵矾为指示剂，用 NH_4SCN 标准溶液返滴过量的 $AgNO_3$。

3. 法扬司法——吸附指示剂

用吸附指示剂指示终点的银量法称为法扬司法。吸附指示剂是一些有机染料，它的阴离子在溶液中容易被带正电荷的胶状沉淀所吸附，吸附后结构变形而引起颜色变化，从而指示滴定终点。

例如，用 $AgNO_3$ 滴定 Cl^- 时，用荧光黄作指示剂。后者是一种有机弱酸（用 HFI 表示），在溶液中离解为黄绿色的阴离子 FI^-。在化学计量点前，溶液中 Cl^- 过量，这时 AgCl 沉淀胶粒吸附 Cl^- 而带负电荷，FI^- 受排斥而不被吸附，溶液呈黄绿色；而在化学计量点后，加入稍过量的 $AgNO_3$，使得 AgCl 沉淀胶粒吸附 Ag^+ 而带正电荷，这时，溶液中 FI^- 被吸附，溶液由黄绿色变为粉红色，指示终点到达。变色过程可用下面简式表示：

$$(AgCl \downarrow)Cl^- + FI^- \longrightarrow [(AgCl \downarrow) \cdot Ag] \cdot FI^-$$
　　终点前　　黄绿色　　　　　　终点后　　　　粉红色

（三）操作方法

1. 直接测定法

精密称取（或量取）一定量的供试品于锥形瓶中，加水适量使溶解，加入适量的指示剂和规定掩蔽剂等，用规定试剂调节至反应适宜的酸度，用滴定液滴定至指示剂颜色变化即为终点。如溶剂及指示剂消耗滴定液，应做空白实验进行校正。

2. 间接滴定法

精密称取（或量取）一定量的供试品于锥形瓶中，加水适量使溶解，加入定量并过量的滴定液，加入适宜的指示剂，然后以另一滴定液滴定至指示剂颜色变化即为终点。如溶剂及指示剂消耗滴定液，应做空白实验进行校正。

（四）注意事项

1. 莫尔法

（1）滴定应当在中性或弱碱性介质中进行。若在酸性介质中，CrO_4^{2-} 将与 H^+ 作用生成 $Cr_2O_7^{2-}$，溶液中 $[CrO_4^{2-}]$ 将减小，Ag_2CrO_4 沉淀出现过迟，甚至不会沉淀；但若碱度过高，又将出现 Ag_2O 沉淀。莫尔法测定的最适宜 pH 范围是 6.5～10.5。若溶液碱性太强，可先用稀 HNO_3 中和至甲基红变橙，再滴加稀 NaOH 至橙色变黄；酸性太强，则用碳酸氢钠、碳酸钙、硼砂等中和。

（2）不能在含有氨或其他能与 Ag^+ 生成配合物的物质存在下滴定，否则会增大 AgCl 和 Ag_2CrO_4 的溶解度，影响测定结果。

（3）莫尔法能测 Cl^-、Br^-，但不能测定 I^- 和 SCN^-。因为 AgI 或 AgSCN 沉淀强烈吸附 I^- 和 SCN^-，使终点过早出现，且终点变化不明显。

（4）莫尔法的选择性较差，凡能与 CrO_4^{2-} 或 Ag^+ 生成沉淀的阳离子、阴离子均干扰滴定。

（5）铬酸钾指示剂的用量要适当。通常每 50ml 总反应液中，加入含量 50mg/ml 的铬酸钾溶液 1ml。

（6）硝酸银滴定液见光易分解，应保存于棕色玻璃瓶中。

2. 佛尔哈德法

（1）应当在酸性介质中进行，且酸度应控制在 0.1～1mol/L。

（2）测定碘化物时，必须先加硝酸银滴定液后加指示剂，否则会发生如下反应，影响结果的准确度。

$$2Fe^{3+} + 2I^- = 2Fe^{2+} + I_2$$

（3）滴定过程应剧烈振摇。在直接滴定法中，随着 KSCN 滴定液的不断加入，AgSCN 沉淀不断产生，AgSCN 会吸附 Ag^+，使终点提前而导致结果偏低。因此，尤其是在近终点时必须充分振摇，使吸附的 Ag^+ 释放出来。

（4）间接法测定卤素时，为了消除 AgCl 沉淀吸附 Ag^+ 而带来的误差，可将沉淀滤去，并用稀硝酸充分洗涤沉淀。或加入二氯乙烷等有机溶剂 1～2ml，用力振摇后在 AgCl 沉淀表面形成保护膜，再进行操作。

3. 法扬司法

（1）由于颜色的变化发生在沉淀表面，欲使终点变色明显，应尽量使沉淀的比表面大一些。为此，常加入一些保护胶体（如糊精），阻止卤化银凝聚，使其保持胶体状态。

（2）溶液太稀时，生成的沉淀少，终点颜色变化不明显，此法不宜使用。

(3) 溶液的酸度要适当。常用的吸附指示剂大多是有机弱酸，其 K_a 各不相同，为使指示剂呈阴离子状态，必须控制适当的酸度。

(4) 滴定中应当避免强光照射。卤化银沉淀对光敏感，易分解析出金属银使沉淀变为灰黑色，影响终点观察。

(5) 胶体微粒对指示剂的吸附能力应略小于对被测离子的吸附能力，否则指示剂将在化学计量点前变色；但也不能太小，否则终点出现过迟。卤化银对卤化物和几种吸附指示剂的吸附能力的次序如下：

$$I^->SCN^->Br^->曙红>Cl^->荧光黄$$

因此，滴定 Cl^- 不能选曙红，而应选荧光黄。几种常用吸附指示剂列于表 7.3。

表 7.3 常用吸附指示剂

指示剂	被测离子	滴定剂	滴定条件
荧光黄	Cl^-、Br^-、I^-	$AgNO_3$	pH7～10
二氯荧光黄	Cl^-、Br^-、I^-	$AgNO_3$	pH4～10
曙红	SCN^-、Br^-、I^-	$AgNO_3$	pH2～9
甲基紫	Ag^+	NaCl	酸性

实例解析

实例：氯化铵片的含量测定

方法：取本品（规格0.3g）20 片，精密称定，研细，精密称取适量（约相当于氯化铵0.12g），加水 50ml 使氯化铵溶解，再加 2% 糊精 5ml、荧光黄指示液 8 滴与碳酸钙 0.1g（注：荧光黄指示液适用的溶液 pH 一般为 7～8，该片剂的溶液为弱酸性，因此加碳酸钙调节酸度），摇匀，用 0.1mol/L 的 $AgNO_3$ 溶液滴定至终点，即得。每 1ml $AgNO_3$ 滴定液（0.1mol/L）相当于 5.349mg 的氯化铵。本品含氯化铵应为标示量的 95.0%～105.0%。

经实测：

20 片供试品总重量 $W_总=7.6496g$，则平均片重 $W_{平均}=0.3825g$

供试品标示量 $W_标=0.3g$

精密称取供试品细粉 $W_S=0.1260g$

$AgNO_3$ 滴定液实际浓度 0.1008mol/L，则 $F=0.1008/0.1=1.008$

消耗 $AgNO_3$ 滴定液体积 $V_样=18.30ml$

由题意可知 $T=0.005349g/ml$，$N=1$

代入公式：

$$含量=\frac{V_样 FTW_{平均}}{W_S W_标 N}\times 100\%$$

$$含量=\frac{18.30\times 1.008\times 0.005349\times 0.3825}{0.1260\times 0.3\times 1}\times 100\%=99.8\%$$

结论：符合规定。

七、亚硝酸钠法

亚硝酸钠法是指以亚硝酸钠为滴定液的容量分析法（也称重氮化法）。

(一) 原理

芳香伯胺类药物，在盐酸存在下，能定量地与亚硝酸钠产生重氮化反应。依此，用已知浓度的亚硝酸钠滴定（用永停法指示终点），根据消耗的亚硝酸钠液的浓度和体积（ml），可计算出伯胺类药物的含量。本法可用于测定磺胺类、盐酸普鲁卡因、扑热息痛、非那西丁等多种药物。

反应式：$ArNH_2 + NaNO_2 + 2HCl \longrightarrow [Ar-N^+ \equiv N]Cl^- + NaCl + 2H_2O$

(二) 指示终点方法

1. 永停法

本法采用2支相同的铂电极插入待滴定的溶液中，当在电极间加一低电压（10~100mV）时，若电极在溶液中极化，在未到达滴定终点时，仅有很小或无电流通过，继续缓缓滴定，至永停仪的电流计指针突然偏转，并持续1min不再回复，即为滴定终点。反之，若电极由去极化变为极化，则电流计指针从有偏转回到零点，也不再变动。

永停法仪器简单，操作方便，准确可靠，被《中国药典》2010年版所采用。

2. 外指示剂法

外指示剂法常将淀粉和碘化钾混在一起做成糊状物涂于白瓷板上或做成试纸使用。当滴定到达终点时，亚硝酸钠可以与碘化钾反应生成碘，而碘遇淀粉变蓝。该方法操作较繁琐，已不再被药典采用。

3. 内指示剂法

内指示剂法与酸碱反应方法类似。将指示剂加入到反应液中，根据颜色变化确定终点。该方法终点颜色变化不太灵敏，当重氮盐本身带有颜色时更易影响终点判断。因此，该方法也很少使用。

(三) 操作方法——永停法

本法采用2支相同的铂电极插入待滴定的溶液中，将滴定管的尖端插入液面下约2/3处，用亚硝酸钠滴定液迅速滴定，随滴随搅拌，至近终点时，将滴定管的尖端提出液面，用少量水淋洗尖端，洗液并入溶液中，继续缓缓滴定，至永停仪的电流计指针突然偏转，并持续1min不再回复，即为滴定终点。

(四) 注意事项

(1) 将滴定管尖端插入液面2/3处进行滴定，是一种快速滴定法。

(2) 重氮化温度应在15~30℃，以防重氮盐分解和亚硝酸逸出。

(3) 重氮化反应须以盐酸为介质，因在盐酸中反应速率快，且芳伯胺的盐酸盐溶解度大。在酸度为1~2mol/L下滴定为宜。

(4) 近终点时，芳伯胺浓度较稀，反应速率减慢，应缓缓滴定，并不断搅拌。

(5) 永停仪铂电极易钝化，应常用浓硝酸（加1~2滴三氯化铁试液）温热活化。

(6) 亚硝酸钠滴定液应于具玻璃塞棕色玻璃瓶中避光保存。

实例解析

实例：磺胺甲噁唑片的含量测定

方法：取本品10片，精密称定，研细，精密称取适量（约相当于磺胺甲噁唑0.5g），加盐酸溶液（1→2）25ml溶解后，再加水25ml，照永停滴定法（《中国药典》2010年版附录ⅦA），用亚硝酸钠滴定液（0.1mol/L）滴定。每1ml亚硝酸钠滴定液（0.1mol/L）相当于25.33mg

的 $C_{10}H_{11}N_3O_3S$。本品含磺胺甲噁唑（$C_{10}H_{11}N_3O_3S$）应为标示量的 95.0%～105.0%。

经实测：

10 片供试品总重量　$W_总=5.746g$，则平均片重 $W_{平均}=0.5746g$

供试品标示量　$W_标=0.5g$

精密称取供试品细粉　$W_S=0.5820g$

亚硝酸钠滴定液实际浓度　0.09984mol/L，则 $F=0.09984/0.1=0.9984$

消耗亚硝酸钠滴定液体积　$V_样=20.10ml$

由题意可知　$T=0.02533g/ml$，$N=1$

代入公式：

$$含量 = \frac{V_样 F T W_{平均}}{W_S W_标 N} \times 100\%$$

$$含量 = \frac{20.10 \times 0.9984 \times 0.02533 \times 0.5746}{0.5820 \times 0.5 \times 1} \times 100\% = 100.4\%$$

结论：符合规定。

第三节　紫外-可见分光光度法含量测定

紫外-可见分光光度法用于含量测定的理论依据为朗伯-比尔定律。

$$A = Elc \tag{7.10}$$

式中，A 为吸光度；l 为液层厚度；c 为溶液浓度；E 为吸收系数。

E 是指单位浓度和单位液层厚度时的吸光度，常有如下两种表示方法。

① 摩尔吸收系数：在一定的波长下，溶液浓度为 1mol/L、厚度为 1cm 时的吸光度，用 ε 表示。

② 百分吸收系数：在一定的波长下，溶液浓度为 1%（质量/体积）、厚度为 1cm 的吸光度，用 $E_{1cm}^{1\%}$ 表示。

一、对照品对照法

按该药品项下规定的方法分别配制对照品和供试品溶液，对照品中所测成分的量应在供试品中所测成分标示量的 100%±10% 以内，使用完全相同溶剂，在规定的波长处测定供试品和对照品的吸光度。

计算公式：

$$c_x = \frac{A_x}{A_r} \times c_r \tag{7.11}$$

$$原料药含量 = \frac{c_x V D}{m_S \times (1-水分或干燥失重百分数)} \times 100\% \tag{7.12}$$

$$固体制剂 = \frac{c_x V D W_{平均}}{m_S W_标} \times 100\% \tag{7.13}$$

$$液体制剂 = \frac{c_x V D}{V_S W_标} \times 100\% \tag{7.14}$$

式中，c_x 为供试品溶液的浓度；A_x 为供试品溶液的吸光度；c_r 为对照品溶液的浓度；

A_r 为对照品溶液的吸光度；V 为定容体积，ml；D 为稀释倍数；$W_{平均}$ 为平均重量（装量）；$W_{标}$ 为标示含量；m_S 为固体样品取样量；V_S 为液体样品取样体积，ml。

实例解析

实例：对照品对照法——格列喹酮片含量测定

方法：取本品10片，精密称定，研细，称取细粉适量（约相当于格列喹酮50mg），置100ml容量瓶中，加甲醇约70ml，置水浴中超声处理15min使溶解，放冷，用甲醇稀释至刻度，摇匀，滤过，精密量取续滤液10ml，置50ml容量瓶中，用甲醇稀释至刻度，摇匀。在310nm的波长处测定吸光度；另取格列喹酮对照品，精密称定，加甲醇溶解并定量稀释制成每1ml含0.1mg的溶液，同法测定，计算。本品含格列喹酮（$C_{27}H_{33}N_3O_6S$）应为标示量的90.0%～110.0%。

测定数据：10片总重3.8611g，$W_{平均}=0.3861g$；$W_{标}=30mg/片$；$m_S=0.6528g$；$c_r=0.112mg/ml$；$A_r=0.571$；$A_x=0.560$；$V=100ml$；$D=5$。

将上述数据代入公式（7.13）计算：

$$含量=\frac{\frac{0.560}{0.571}\times 0.112\times 100\times 5\times 0.3861}{0.6528\times 30}\times 100\%=108.3\%$$

结论：符合规定。

二、吸收系数法

在药物含量测定中，以百分吸收系数法最为常用，《中国药典》2010年版二部中维生素B_1片、维生素B_6片、维生素B_{12}片及其注射液、倍他米松等多种药品均采用吸收系数法进行含量测定。该法按照各品种项下的方法配制供试品溶液，在规定的波长处测定其吸光度，再以该品种在规定条件下的吸收系数计算含量。

吸收系数法由于受仪器精确度、操作及环境因素等的影响较对照品法显著，当用本法测定时，吸收系数通常应大于100，并注意仪器的校正和检定。

计算公式：

$$原料药含量=\frac{AVD}{E_{1cm}^{1\%}\times 100Lm_S(1-水分或干燥失重百分数)}\times 100\% \quad (7.15)$$

$$固体制剂=\frac{AVDW_{平均}}{E_{1cm}^{1\%}\times 100Lm_SW_{标}}\times 100\% \quad (7.16)$$

$$液体制剂=\frac{AVD}{E_{1cm}^{1\%}\times 100LV_SW_{标}}\times 100\% \quad (7.17)$$

式中，A 为供试品溶液的吸光度；V 为定容体积，ml；D 为稀释倍数；$W_{平均}$ 为平均重量（装量）；$W_{标}$ 为标示含量；m_S 为固体样品取样量；V_S 为液体样品取样体积，ml；L 为吸收池的光路长度，cm。

实例解析

实例：百分吸收系数法——维生素B_{12}含量测定

方法：避光操作。取本品，精密称定，加水溶解并定量稀释制成每1ml含25μg的溶液，在361nm的波长处测定吸光度，按$C_{63}H_{88}CoN_{14}O_{14}P$的吸收系数（$E_{1cm}^{1\%}$）为207计算，即得。

测定数据：$m_S=0.0075g$　　$V=50ml$　　$D=5$　　$A=0.580$　　$L=1cm$
代入公式（7.15）计算：

$$含量=\frac{0.580\times50\times5}{207\times100\times1\times0.0075}\times100\%=98.6\%$$

结论：符合规定（规定：含$C_{63}H_{88}CoN_{14}O_{14}P$应为96.0%～101.0%）。

第四节　高效液相色谱和气相色谱法含量测定

《中国药典》2010年版规定应用高效液相色谱法进行各品种含量测定时，主要采用内标法和外标法，以峰面积或峰高进行计算。气相色谱与高效液相色谱计算方法基本相同。下面分别介绍内标法和外标法计算方法，高效液相色谱法和气相色谱法的仪器使用方法和注意事项可参阅单元二。

一、内标法

（一）内标法加校正因子测定供试品中主成分含量

按各品种项下的规定，精密称（量）取对照品和内标物质，分别配成溶液，精密量取各溶液，配成校正因子测定用的对照溶液。取一定量注入仪器，记录色谱图，测量对照品和内标物质的峰面积或峰高，按公式（7.18）计算校正因子f。

$$f=\frac{A_s/c_s}{A_r/c_r} \tag{7.18}$$

式中，A_s为内标物质的峰面积或峰高；A_r为对照品的峰面积或峰高；c_s为内标物质的浓度；c_r为对照品的浓度。

再取各品种项下含有的内标物质的供试品溶液，注入仪器，记录色谱图，测量供试品中待测成分（或其杂质）和内标物质的峰面积或峰高，按公式（7.19）计算含量c_x。

$$c_x=f\times\frac{A_x}{A_s'/c_s'} \tag{7.19}$$

式中，A_x为供试品（或其杂质）峰面积或峰高；c_x为供试品（或其杂质）的浓度；f为校正因子；A_s'为内标物质的峰面积或峰高；c_s'为内标物质的浓度。

根据上述公式，推导出原料药和制剂含量测定计算公式如下：

$$原料药含量=\frac{c_xVD}{m_S(1-水分或干燥失重百分数)}\times100\% \tag{7.20}$$

$$固体制剂=\frac{c_xVDW_{平均}}{m_SW_{标}}\times100\% \tag{7.21}$$

$$液体制剂=\frac{c_xVD}{V_SW_{标}}\times100\% \tag{7.22}$$

式中，c_x为供试品的浓度；D为稀释倍数；V为定容体积，ml；m_S为供试品取样量，g；V_S为液体样品取样体积，ml；$W_{平均}$为平均重量（装量）；$W_{标}$为标示含量。

（二）注意事项

（1）当配制校正因子测定用的对照物溶液和含有内标物质的供试品溶液使用同一份内标物质溶液时 $c_s = c'_s$，则配制内标物质溶液不必精密称（量）取。

（2）内标物质应是供试品中不含有的成分，应能与样品中的被测成分峰或杂质峰完全分离，并与被测成分峰靠近一些。

（3）内标法实质是通过校正因子以内标物"等效"代表对照品与被测成分进行的一种随行定量分析。内标法是一种相对测量法，被测成分与内标物质同时进行分析，在相同的条件下记录色谱图。进样量的准确程度和操作条件略有变化，均不影响测定结果，是一种准确的定量方法。

实例解析

实例：丙酸倍氯米松的含量测定。

色谱条件与系统适用性试验：用十八烷基硅烷键合硅胶为填充剂；以甲醇-水（74 : 26）为流动相；检测波长为240nm，理论塔板数按丙酸倍氯米松峰计算不低于2500，丙酸倍氯米松峰和内标峰的分离度应大于4.0。

内标溶液的制备：精密称定睾丸酮适量，加流动相制成浓度为0.1223mg/ml的溶液。

供试品的测定：取本品约12.5mg，精密称定，置100ml容量瓶中，加甲醇74ml使溶解，加水稀释至刻度，摇匀；精密量取该溶液10ml与内标溶液5ml，置50ml容量瓶中，加流动相稀释至刻度，摇匀，取20μl注入液相色谱仪，记录色谱图；另取丙酸倍氯米松对照品12.5mg，精密称定，同法测定。按干燥品计算，含 $C_{28}H_{37}ClO_7$ 应为97.0%～103.0%。

测定数据：$c_s = 0.1223 \times \dfrac{5}{50} = 0.01223$ mg/ml，$A_s = 2027$

$$c_r = \dfrac{12.5}{100} \times \dfrac{10}{50} = 0.025 \text{mg/ml}, \quad A_r = 4346$$

$c'_s = 0.01223$ mg/ml，$A'_s = 2042$，$A_x = 4487$，$V = 100$ ml；$m_s = 12.60$ mg

解析：根据公式（7.18）～式（7.20），计算丙酸倍氯米松的含量。

$$f = \dfrac{A_s/c_s}{A_r/c_r} = \dfrac{2027/0.01223}{4346/0.025} = 0.95$$

$$c_x = \dfrac{fA_x}{A'_s/C'_s} = 0.95 \times \dfrac{4487}{2042/0.01223} = 0.02553 \text{(mg/ml)}$$

$$含量 = \dfrac{c_x DV}{m_s} \times 100\% = \dfrac{0.02553 \times \dfrac{50}{10} \times 100}{12.60} \times 100\% = 101.3\%$$

结论：符合规定。

二、外标法

（一）外标法测定供试品中主要成分含量

按各品种项下的规定，精密称（量）取对照物和供试品，配制成溶液，分别精密取一定量，注入仪器，记录色谱图，测量对照品和供试品待测成分的峰面积（或峰高），按公式（7.23）计算含量 c_x。

$$c_x = c_r \times \dfrac{A_x}{A_r} \tag{7.23}$$

式中，A_x 为供试品峰面积或峰高，A_r 为对照品的峰面积或峰高；c_r 为对照品的浓度。

$$原料药含量 = \frac{c_x VD}{m_S(1-水分或干燥失重百分数)} \times 100\% \quad (7.24)$$

$$固体制剂 = \frac{c_x VDW_{平均}}{m_S W_{标}} \times 100\% \quad (7.25)$$

$$液体制剂 = \frac{c_x VD}{V_S W_{标}} \times 100\% \quad (7.26)$$

式中，c_x 为供试品的浓度；D 为稀释倍数；V 为定容体积，ml；m_S 为供试品取样量，g；V_S 为液体样品取样体积，ml；$W_{平均}$ 为平均重量（装量）；$W_{标}$ 为标示含量。

（二）注意事项

由于微量注射器不易精确控制进样量，当采用外标法时，以定量环或自动进样器进样为好。

实例解析

实例：盐酸环丙沙星（$C_{17}H_{18}FN_3O_3 \cdot HCl \cdot H_2O$）的含量测定。

色谱条件与系统适用性试验：用十八烷基硅烷键合硅胶为填充剂；以 0.025mol/L 磷酸溶液-乙腈（87:13）（用三乙胺调 pH3.0±0.1）为流动相，流速为 1.5ml/min，柱温 30℃，检测波长为 278nm，称取氧氟沙星对照品、环丙沙星对照品和杂质Ⅰ对照品各适量，加流动相溶解并稀释制成每 1ml 中约含氧氟沙星 5μg、环丙沙星 0.1mg 和杂质Ⅰ 10μg 的混合溶液，取 20μl 注入液相色谱仪，记录色谱图，环丙沙星峰的保留时间约为 12min，环丙沙星峰与氧氟沙星和相邻杂峰间的分离度应符合要求。

供试品的测定：取本品 50.24mg，精密称定，置 50ml 容量瓶中，加流动相使溶解并稀释至刻度，摇匀；精密取 20μl 注入液相色谱仪，记录色谱图，另取盐酸环丙沙星对照品 50.55mg，精密称定，同法测定。按无水物计算，含 $C_{17}H_{18}FN_3O_3$ 应为 88.5%。

测定数据：$c_r = \frac{50.55}{100} = 0.5055 \text{mg/ml}$，$A_r = 14325$，$V = 100\text{ml}$；$m_S = 50.24\text{mg}$

解析：根据公式（7-23）、式（7-24）计算盐酸环丙沙星的百分含量。

$$c_x = c_r A_x / A_r = 0.5055 \times 13004 / 14325 = 0.4589 \text{（mg/ml）}$$

$$C_{17}H_{18}FN_3O_3 \text{ 的百分含量} = \frac{c_x DV}{m_S} \times 100\% = \frac{0.4589 \times 100}{50.24} \times 100\% = 91.3\%$$

结论：符合规定。

第五节 其他化学方法

一、重量法

重量分析法是根据称量的操作确定被测组分含量的分析方法。它是通过称取一定重量的试样，经过适当的方法将被测组分以单质或化合物的形式从试样中分离出来，根据此单质或化合物的重量计算被测组分含量的定量分析方法。

重量分析法中的数据测定是直接由分析天平称得的，一般不需要基准物进行比较，也没有容量器皿引入的数据误差，因此测量误差较小，结果准确，是典型的分析方法之一。但是由于重量法操作繁琐，费时，对微量组分测定误差较大，实际测定中若有其他方法利用，应避免采用此法。《中国药典》采用重量法进行药物水分测定、不溶物的测定、炽灼残渣和灰分测定外，仍有一些药品采用此方法进行含量测定。

重量分析法包括分离和称量两大步骤。由于被测组分的性质不同，采用的分离方法也不同。按分离被测组分的方法的不同，重量分析法又分为沉淀法、挥发法和萃取法。在重量分析中，沉淀法应用较多，以下主要介绍沉淀法。

沉淀法是应用沉淀反应，由产生沉淀的质量来计算被测组分的含量的方法。即：在样品溶液中加入适当的沉淀剂，使被测组分以难溶化合物形式沉淀出来，经过滤、洗涤、干燥、灼烧后，对沉淀进行称量，最后根据取样量和被测组分的重量计算出该组分在样品中的含量。

（一）仪器与试剂

1. 仪器

干燥器（内装变色硅胶）、垂熔玻璃坩埚（4号、5号）、烧杯、锥形瓶、扁形称量瓶、玻璃漏斗、坩埚、分析天平（万分之一）、真空泵、恒温电热干燥箱、电炉、减压干燥箱、恒温水浴锅及高温炉。

2. 试剂

盐酸、丙酮、硅钨酸试剂、三硝基苯酚试剂。

（二）操作方法

精密称取一定量的样品至烧杯中，用适量的溶剂溶解。在搅拌下缓缓加入经计算过的沉淀剂，待沉淀反应完全后，放置2h将沉淀陈化。析出的沉淀用干燥至恒重的垂熔玻璃坩埚滤过，沉淀用洗涤液分次洗涤，将沉淀干燥至恒重。精密称量所得沉淀的重量后计算药品的含量。

（三）注意事项

（1）重量法称取药品时样品的组成应能够代表所有分析物质的平均组成。液体药品充分摇匀或搅拌均匀即可；固体样品则需磨细、过筛后充分混匀，并干燥至恒重后，才可按要求在规定的环境中称取（如避光、防湿等）。

（2）称量时的取样量则根据称量形式的质量要求为标准。称量形式即沉淀经洗涤、烘干或灼烧后称量时的形式。取样量过多，生成沉淀多，过滤洗涤较困难，带来结果误差；取样量太小，各操作步骤产生的误差大，准确度低。

（3）样品称好后，需根据样品及所测组分的性质选择合适的溶剂予以溶解。对于水中不溶解的样品，应分别用酸、碱或氧化剂来溶解。需加热时应在水浴或石棉网上小心加热。若有溅附表面皿上的液滴，需用溶剂洗入烧杯中。

（4）加入沉淀剂时应缓慢，使沉淀生成较大颗粒，从而使沉淀易于过滤和洗涤。必要时可加热，或放置过夜，以使沉淀老化。为使沉淀生成完全，常加入过量的沉淀剂。一般条件下，沉淀剂过量20%～30%；溶解度稍大的沉淀，沉淀剂应过量50%。

（5）过滤所用的滤器应考虑到沉淀的性质及过滤后沉淀的处理方法，过滤洗涤后只要干燥即可称重的选垂熔玻璃坩埚过滤；过滤后还需灼烧，则用定量滤纸过滤。垂熔玻璃坩埚在过滤前一定要在与干燥沉淀相同的温度下干燥至恒重。

（6）过滤采用倾注法，即放置澄清后，将上层母液分次倾倒在滤纸上，沉淀仍留在烧杯中，否则，沉淀中细小颗粒会堵塞滤孔，降低过滤速度。倾注时需沿玻璃棒进行。多次洗涤后，再将沉淀转移到滤纸上进行清洗。

（7）若沉淀的水分不易除去或沉淀的组成形式不固定，则需要灼烧处理。灼烧是将带有沉淀的滤纸卷好，置于灼烧至恒重的坩埚中，先低温使滤纸炭化，注意此时不可使纸燃烧，否则沉淀微粒会随水汽冲出而被卷走。再高温灼烧，加热不可太急，因坩埚遇水容易破裂。灼烧后放置于干燥器内放冷至室温。

（8）称量经干燥或灼烧处理后的沉淀时，沉淀必须达到恒重。称量形式应满足如下要求。

① 称量形式的组成必须与化学式相符，这样才能根据沉淀来推断被测组分的量。
② 称量形式必须十分稳定，应不受空气中氧、二氧化碳及水分等因素影响。

（9）沉淀干燥温度与沉淀组成中含有的结晶水直接相关，结晶水是否恒定又与换算因素紧密联系，应此，必须按规定要求的温度进行干燥处理。

二、氮测定法

氮测定法是利用有机氮化合物在使用催化剂（硫酸钾或无水硫酸钠和硫酸铜）的条件下与硫酸作用，在凯氏烧瓶中加热发生消化反应，使有机物中的氮元素转化成铵盐，然后加入过量的强碱碱化使氨馏出，用硼酸溶液吸收逸出的氨气后，再用硫酸滴定液滴定至反应终点。通过消耗硫酸滴定液的体积计算有机氮化合物的含量。

整个测定过程分为消化、蒸馏及滴定三个步骤。反应原理如下：

$$含氮有机物 \longrightarrow NH_4HSO_4$$
$$NH_4HSO_4 + 2NaOH \longrightarrow Na_2SO_4 + NH_3\uparrow + 2H_2O$$
$$H_3BO_3 + H_2O \longrightarrow H[B(OH)_4]$$
$$NH_3 + H[B(OH)_4] \longrightarrow NH_4[B(OH)_4]$$
$$H_2SO_4 + 2NH_4[B(OH)_4] \longrightarrow (NH_4)_2SO_4 + 2H_3BO_3 + 2H_2O$$

（一）仪器与试剂

1. 仪器

凯氏烧瓶（30～50ml、500ml）、圆底烧瓶（100ml）、氮气球、冷凝管、锥形瓶（100ml、500ml）、小漏斗、天平及滴定管。

2. 试剂

硫酸滴定液（0.05mol/L 或 0.005mol/L）、甲基红-溴甲酚绿混合指示剂、2%硼酸溶液、40%氢氧化钠溶液、硫酸、无水硫酸铜、硫酸钾或无水硫酸钾、锌粒。

（二）操作方法

氮测定法分为常量法和半微量法两种方法。

1. 常量法（第一法）

（1）称样　除另有规定外，取适量供试品（相当于含氮量为 25～30mg），精密称定，供试品如为固体或半固体，可用定量滤纸称取，并连同滤纸放入 500ml 凯氏烧瓶中。

（2）消化　依次按规定量加入硫酸钾（或无水硫酸钠）10g 和硫酸铜粉末 0.5g，再沿瓶壁缓缓加入硫酸 20ml（保证样品在硫酸液面以下），并加 2～3 粒玻璃珠或沸石。在凯氏烧瓶口放一小漏斗，呈 45°倾斜放置。用直火缓慢加热，待溶液变为澄明的绿色后，除另有规定外，继续加热 30min 后，放冷。沿瓶壁加入 250ml 水，振摇使混合，放冷。

（3）蒸馏　沿瓶壁加 40%氢氧化钠溶液 75ml，注意沿瓶壁流至瓶底，自成一液层，加锌粒数粒，用氮气球将凯氏烧瓶与冷凝管连接；另取 2%硼酸溶液 50ml，置 500ml 锥形瓶中,加甲基红-溴甲酚绿混合指示液适量;将冷凝管的下端插入硼酸溶液的液面下,轻轻摆动凯氏烧瓶,使溶液混合均匀,加热蒸馏,至接收液的总体积约为250ml时,将冷凝管尖端提出液面,蒸汽冲洗约1min,用水淋洗尖端后停止蒸馏。

(4) 滴定 馏出液用硫酸滴定液(0.05mol/L)滴定至溶液由蓝绿色变为灰紫色,并将滴定的结果用空白实验校正。每1ml硫酸滴定液(0.05mol/L)相当于1.401mg的氮。

2. 半微量法

取供试品适量(相当于含氮量1.0~2.0mg),精密称定,置干燥的30~50ml凯氏烧瓶中。其他操作与常量法相同。

(三)注意事项

(1) 蒸馏装置连接后应严密。

(2) 消化反应应在通风橱中进行。发生消化反应时,若发现瓶壁上有黑点,可适当转动烧瓶,使硫酸回流时将黑点洗下,以保证消化反应的完全。消化反应结束后,消化液应放冷后沿瓶壁缓缓加入水,以防止供试液局部过热,暴沸冲出瓶外。

(3) 加入氢氧化钠溶液之前应将一切准备工作就绪。加碱时要沿器壁缓缓加入,使酸液和碱液分成两层液。待全部装置完全安装好后再摆动烧瓶进行混合,避免在仪器未连接好之前即开始发生反应,导致氨气提前逸出,从而使测量结果出现误差。

(4) 蒸馏加热时,火力要平稳,忽大忽小容易引起硼酸溶液倒流到凯氏烧瓶中。蒸馏时加入的锌粒或沸石为助沸止暴剂,防止强碱过热后产生暴沸。蒸馏加热时,若出现黑色氧化铜析出属正常现象。

(5) 用硼酸吸收氨气时,冷凝管的尖端应插入吸收液下面,以使氨气吸收完全。蒸馏开始时由于反应物浓度较大,因此产生的氨气量较大,容易导致氨气来不及吸收而逸失,因此,开始时蒸馏速度不可太快。

(6) 蒸馏装置中附有氮气球,是为了使蒸汽进入冷凝管之前,先经过氮气球将气液进行分离,以防止将碱液带入硼酸溶液中,而影响测定结果。

(7) 蒸馏结束时,要将冷凝管尖端提出液面后再停止加热,以免溶液倒吸。

(8) 用盐酸滴定液滴定硼酸吸收液时,终点颜色较难掌握,要注意观察,以免影响测量结果。

实例解析

实例:尿素的含量测定

方法:取本品0.15g,精密称定。置500ml凯氏烧瓶中。加水25ml、3%硫酸铜溶液2ml与硫酸8ml,缓缓加热至溶液呈澄明的绿色后,继续加热30min,放冷,加水100ml,摇匀,小心沿瓶壁加入20%氢氧化钠溶液75ml使之自成一液层,加锌粒0.2g,用氮气球将凯式烧瓶与冷凝管连接,另取4%硼酸溶液50ml于500ml锥形瓶中作为吸收液,将冷凝管的末端伸入硼酸液面以下,加热蒸馏至接收液的总体积为250ml时,将冷凝管尖端提出液面,继续蒸馏约1min,用水淋洗尖端后停止蒸馏。馏出液中加甲基红指示液数滴,用盐酸滴定液(0.2mol/L)滴定至溶液由黄色变为红色即为终点。将滴定结果用空白试验校正。每1ml盐酸滴定液(0.2mol/L)相当于6.006mg的尿素(CH_4N_2O)。本品含CH_4N_2O不得少于99.5%。

经实测:精密称取供试品 $W_S = 0.1466g$

盐酸滴定液实际浓度 0.1988mol/L，则 $F=0.1988/0.2=0.994$
实际消耗盐酸滴定液的体积 $V_{样}=24.66$ml
空白实验消耗盐酸滴定液的体积 $V_{空白}=0.11$ml
由题意可知 $T=0.006006$g/ml，$N=1$
将数据代入公式：

$$原料药含量 = \frac{(V_{样}-V_{空白})FT}{W_S(1-水分或干燥失重百分数)N} \times 100\%$$

$$= \frac{(24.66-0.11) \times 0.994 \times 0.006006}{0.1466 \times 1} \times 100\% = 100.0\%$$

结论：符合规定。

三、氧瓶燃烧法

本法系将分子中含有卤素或硫等元素的有机药物在充满氧气的燃烧瓶中，在铂丝的催化作用下进行燃烧，使有机物快速分解为水溶性的离子型产物。燃烧产物被吸入吸收液后，再采用适宜的分析方法来检查或测定相应元素的含量。本法亦可用于含硒、镉等化合物的燃烧分解。

（一）仪器与用具

燃烧瓶为 500ml、1000ml 或 2000ml 磨口、硬质玻璃锥形瓶，瓶塞应严密、空心，底部熔封铂丝一根（直径为 1mm），铂丝下端做成网状或螺旋状，长度约为瓶身长度的 2/3。

无灰滤纸、透明胶纸袋等。

（二）操作方法

1. 燃烧瓶的选择

根据取样量选择适当容量的燃烧瓶。取样 10～20mg 时，可选用容量为 500ml 的燃烧瓶；取样 100mg 左右，一般要选用容量为 1000ml 的燃烧瓶；取样 200mg 时，则要用容量为 2000ml 的燃烧瓶。如测定含氟有机物时，需选用石英燃烧瓶。

2. 取样

按各药品项下的规定，精密称取供试品（如为固体，应研细），除另有规定外，置于无灰滤纸中心，按《中国药典》2010 年版附录规定的方法折叠后，固定于铂丝下端的网内或螺旋处，使尾部露出。如为液体供试品，置于由透明胶纸和滤纸做成的纸袋中，按《中国药典》2010 年版附录规定的方法折叠和放置。

3. 通氧

在燃烧瓶内按各药品项下的规定加入吸收液，并将瓶口用水湿润，小心急速通入氧气约 1min（通气管应接近液面，使瓶内空气排尽），立即用表面皿覆盖瓶口，移置他处。

4. 燃烧

点燃包有供试品的滤纸尾部，迅速放入燃烧瓶中，按紧瓶塞，用水少量封闭瓶口，燃烧完毕（应无黑色碎片），充分振摇，使生成的烟雾完全吸入吸收液中，放置 15min，用水少量冲洗瓶塞及铂丝，合并洗液及吸收液。同法另做空白试验。然后按各药品项下规定的方法进行检查或测定。

（三）注意事项

（1）取样用的无灰滤纸剪裁和折叠时，手不能接触滤纸。

（2）燃烧瓶中氧气是否充足，对保证燃烧完全至关重要。通氧气时注意安全，周围不能有明火。

（3）整个操作务必小心防爆，为保证安全，样品燃烧时要有防爆措施，点火燃烧操作应远离氧气瓶。

学习小结

含量测定是评价药物质量、保证药物疗效的重要手段之一，是药物质量检测的重要部分。本单元主要介绍了含量测定的基本规则、基本公式，容量分析法，紫外-可见分光光度法，高效液相色谱法，气相色谱法，重量法，氮测定法，氧瓶燃烧法等内容。

（1）原料药含量以百分含量表示，制剂以标示量的百分含量表示。为保证药物含量测定过程正确无误及测量结果准确可信，需在测定过程中遵循含量测定规则，如必须在相同条件下平行测定两次等。

（2）容量分析法通常用于原料药的含量测定，其准确定高，操作简便。根据滴定原理不同可以分为酸碱滴定、氧化还原滴定、配位滴定、沉淀滴定、非水滴定和亚硝酸钠法等。根据操作方法一般可分为直接滴定法和间接滴定法，计算公式基本一致，均要用到滴定度（T）、浓度因数（F）和滴定体积（V）等指标。

（3）紫外-可见分光光度法、高效液相色谱法和气相色谱法均属于仪器分析方法，其原理、仪器结构和使用注意可参考单元二相关内容。紫外-可见分光光度法用于含量测量主要有对照品对照法和百分吸收系数法。高效液相色谱和气相色谱在药物含量测定中的方法基本相同，主要有内标法和外标法等。

（4）重量分析法是根据称量的操作确定被测组分含量的分析方法。其数据测定是直接由分析天平称得，根据操作方法又为沉淀法、挥发法和萃取法，以沉淀法应用较多。

（5）氮测定法用到凯氏定氮器，通过消化、蒸馏及滴定三个步骤计算有机氮化合物的含量。根据测定药物的区别，又可分为常量法和半微量法两种。

（6）氧瓶燃烧法系将含有卤素、硫、硒、镉等元素的有机化合物，在铂丝的催化作用下，在氧气中充分燃烧，分解成水溶性的离子产物，再用吸收液吸收，采用适宜的分析方法测定药物含量的分析方法。应注意无灰滤纸的折叠方法，并在试验过程中小心防爆。

上述内容对应药物检验工级别，要求如下：

工种级别	所需掌握的知识内容
初级	第一节　概述；第二节　容量分析法——一、滴定度、浓度因数及其计算；二、酸碱滴定法；四、氧化还原滴定法
中级	第二节　容量分析法——三、非水滴定法；五、配位滴定法；七、亚硝酸钠法；第三节　紫外-可见分光光度法含量测定
高级	第二节　容量分析法——六、沉淀滴定法；第四节　高效液相色谱法和气相色谱法含量测定；第五节　其他化学方法

习 题

一、单项选择题

1. 滴定液浓度应为名义值的（　　）。
   A. 1　　　B. 1.000　　　C. 0.950~1.050　　　D. 0.905~1.050　　　E. 接近1即可

2. 测定物质含量，滴定管液体均应从刻度（　　）开始，以减少误差。
   A. 0　　　B. 0.0　　　C. 0.00　　　D. 25.0　　　E. 25.00

3. 氮测定法中蒸馏装置中加装氮气球的目的是（　　）。
   A. 防止暴沸
   B. 用氮气隔绝空气，避免发生氧化反应
   C. 分离气液两相，以防止将碱液带入硼酸液中，影响测定结果
   D. 增加蒸馏气体的压力
   E. 使氨气吸收完全

4. 药典规定维生素C含$C_6H_8O_6$不得少于99.0%，则其含量范围为（　　）。
   A. 99.0%~100%
   B. 99.0%~100.0%
   C. 99.0%~101%
   D. 99.0%~101.0%
   E. 99.0%~100.1%

5. 高效液相色谱法定量测定时，样品供试溶液应配制2份，而对照品溶液应配制（　　）。
   A. 1份　　　B. 2份　　　C. 3份　　　D. 4份　　　E. 5份

6. 原料药的含量（　　）。
   A. 含量测定以百分数表示
   B. 以标示量百分数表示
   C. 以杂质总量表示
   D. 以干重表示
   E. 以理化常数值表示

7. 恒重是指供试品两次干燥或炽灼后的重量差异在（　　）mg以下。
   A. 3　　　B. 5　　　C. 0.3　　　D. 0.5　　　E. 2

8. 按《中国药典》规定，精密标定的滴定液（如盐酸及其浓度）正确表示为（　　）。
   A. 盐酸滴定液（0.1028mol/L）
   B. 盐酸滴定液 0.1028mol/L
   C. 0.1028mol/L 盐酸滴定液
   D. （0.1028mol/L）盐酸滴定液
   E. 以上均不对

9. 对乙酰氨基酚的计算：精密称取对乙酰氨基酚约0.04107g，置250ml容量瓶中，加0.4%氢氧化钠溶液50ml溶解后，加水至刻度，摇匀，精密量取5ml，置100ml容量瓶中，加0.4%氢氧化钠溶液10ml，加水至刻度，摇匀，照紫外-可见分光光度法，在257nm的波长处测定吸光度为A，其百分吸收系数（$E_{1cm}^{1\%}$）为715，则百分含量计算式为（　　）。
   A. $\dfrac{A \times 250 \times 20}{715 \times 100 \times 1 \times 0.04107} \times 100\%$
   B. $\dfrac{A \times 250 \times 100}{715 \times 100 \times 1 \times 0.04107} \times 100\%$
   C. $\dfrac{A \times 250}{715 \times 100 \times 1 \times 0.04107} \times 100\%$
   D. $\dfrac{A \times 250 \times 20}{715 \times 1 \times 0.04107} \times 100\%$
   E. $\dfrac{A \times 50 \times 10}{715 \times 1 \times 0.04107} \times 100\%$

10. 用紫外-可见分光光度中的吸收系数法测定药物含量时,百分吸收系数($E_{1cm}^{1\%}$)定义中溶液的浓度单位是(　　)。
　　A. 1g/ml　　B. 1ml/ml　　C. 1g/100ml　　D. 1g/100g　　E. 1mol/100ml
11. 阿司匹林的含量测定采用(　　)。
　　A. 亚硝酸钠法　　　　　　B. 两步加碱剩余碱量法
　　C. 直接碘量法　　　　　　D. 直接酸碱滴定法
　　E. 紫外分光光度法
12. 对乙酰氨基酚片的含量测定:精密称取适量(约相当于对乙酰氨基酚40mg),已知规格为100mg/片,平均片重为0.703g,取样量范围为(　　)。
　　A. 0.26～0.30g　　　　　　B. 0.3600～0.4400g
　　C. 0.3996～0.4004g　　　　D. 0.6301～0.7701g
　　E. 以上均不对
13. 对乙酰氨基酚的含量测定采用(　　)。
　　A. 亚硝酸钠法　　　　　　B. 两步加碱剩余碱量法
　　C. 直接碘量法　　　　　　D. 直接酸碱滴定法
　　E. 紫外分光光度法

二、多项选择题

1. 活性钙和磺胺甲噁唑片的含量测定的方法分别是(　　)。
　　A. 配位滴定法　　　　　　B. 亚硝酸钠法
　　C. 非水滴定法　　　　　　D. 碘量法
　　E. 紫外-可见分光光度法
2. 氮测定法中,能让氨气逸出以及吸收逸出的氨气的物质是(　　)。
　　A. 硼酸　　　　　　　　　B. 硫酸
　　C. 硫酸滴定液　　　　　　D. 氢氧化钠溶液
　　E. 硫酸钾和硫酸铜
3. 高效液相色谱法的含量测定方法有(　　)。
　　A. 加校正因子的主成分自身对照法
　　B. 不加校正因子的主成分自身对照法
　　C. 内标法　　D. 外标法　　E. 面积归一化法
4. 配位滴定法的指示剂有(　　)。
　　A. 铬黑T　　B. 二甲酚橙　　C. 高锰酸钾　　D. 钙指示剂　　E. 三乙醇胺
5. 配位滴定法的遮蔽剂有(　　)。
　　A. 氢氧化钠　　B. 维生素C　　C. 三乙醇胺　　D. 高锰酸钾　　E. 草酸钠
6. 氧化还原法包括(　　)。
　　A. 直接碘量法　　B. 间接碘量法　　C. 置换滴定法　　D. 还原滴定法　　E. 高锰酸钾法
7. 亚硝酸钠法可以测定(　　)药物。
　　A. 磺胺类　　B. 青霉素类　　C. 盐酸普鲁卡因　　D. 扑热息痛　　E. 非那西丁
8. 重量法分为(　　)。
　　A. 沉淀法　　B. 挥发法　　C. 萃取法　　D. 称量法　　E. 蒸馏法
9. 配位滴定法以及重氮化法中滴定液有(　　)。
　　A. EDTA滴定液　　　　　　B. 亚硝酸钠滴定液

C. 高氯酸滴定液　　　　　　　D. 甲醇钠滴定液
E. 费休试液

10. 甲基红和中性红变色的范围为 pH（　　）。
    A. 4.4~6.2　　B. 6.8~8.0　　C. 8.3~10.0　　D. 5.0~8.0　　E. 3.1~4.4

11. 下列不是氧瓶燃烧法中所用的滤纸是（　　）。
    A. 普通滤纸　　B. 定性滤纸　　C. 色谱滤纸　　D. 无灰滤纸　　E. 以上均不对

12. 下列哪项不是氮测定法中蒸馏装置中加装氮气球的目的（　　）。
    A. 防止暴沸
    B. 用氮气隔绝空气，避免发生氧化反应
    C. 分离气液两相，以防止将碱液带入硼酸液中，影响测定结果
    D. 增加蒸馏气体的压力　　E. 使氨气吸收完全

13. 被称为莫尔法以及被称为佛尔哈德法的是（　　）。
    A. 铬酸钾指示剂法　　　　　　B. 铁铵矾指示剂法
    C. 吸附指示剂　　　　　　　　D. 三者均不是
    E. 三者都是

14. 银量法包括（　　）。
    A. 莫尔法　　B. 佛尔哈德法　　C. 法扬司法　　D. 高锰酸钾法　　E. 置换滴定法

15. 莫尔法可以用来直接滴定（　　）。
    A. 氯离子　　B. 钙离子　　C. 溴离子　　D. 镁离子　　E. 银离子

三、判断题

1. 一般每个容量仪器应同时校正 2~3 次，取其平均值即可。（　　）
2. 重量法测定药物含量，应尽量选择无机沉淀剂。（　　）
3. 氧瓶燃烧法，固体用无灰滤纸称取和包裹。（　　）
4. 永停滴定法，滴定时要把滴定管管尖插入液面下三分之二处，在停止搅拌下一次滴入大部分亚硝酸钠滴定液。（　　）
5. EDTA 与金属离子配位时摩尔比多为 1∶1。（　　）
6. 对于挥发性、吸湿性、腐蚀性的药品，只要称量的速度够快，可以不放在密闭的容器内称量。（　　）
7. 碘量法所用的指示剂是 KI 的淀粉液。（　　）

四、计算题

1. 精密称取乳酸钙 0.2973g，加水 100ml，加热使溶解，放冷，加氢氧化钠试液 15ml 与钙紫红素指示液约 0.1ml，用 EDTA 滴定液（0.05035mol/L）滴定至溶液由紫红色转变为纯蓝色，共消耗滴定液 19.15ml。每毫升 EDTA 滴定液（0.05mol/L）相当于 15.42mg 的 $C_6H_{10}CaO_6H_2O$。计算乳酸钙含量。

2. 《中国药典》规定维生素 B_{12} 注射液的含量测定方法是：精密量取本品 7.5ml，置 25ml 容量瓶中，加蒸馏水稀释至刻度（使每 1ml 中含维生素 B_{12} 约 30μg），摇匀，置 1cm 石英池中，以蒸馏水为空白，在 361nm 波长处测定吸光度，按维生素 B_{12} 的吸收系数（$E_{1cm}^{1\%}$）为 207 计算即得。如果本品规格为 0.1mg/ml，在 361nm 波长处测得吸光度（A）为 0.593，计算本品标示量的百分含量是多少？

（王建国）

单元八　药物检测方法验证与稳定性试验

> **学习目的**
>
> 通过学习药物检测方法验证的项目和内容，药物稳定性试验的目的、方法，从而加强学生对药品质量控制环节的理解，为药品质量标准的制定及确定药物的贮藏条件和有效期奠定基础。
>
> **知识要求**
>
> 1. 掌握药物检测方法验证的项目和内容，药物稳定性试验的目的、方法。
> 2. 熟悉药物检测方法验证内容的要求和药物稳定性试验的要求。
> 3. 了解药物稳定性试验的重点考察项目。
>
> **能力要求**
>
> 1. 能确定药物检测方法的验证项目。
> 2. 能按要求进行药物检测方法的验证。
> 3. 能熟练应用药物稳定性试验考察原料药及制剂的稳定性，确定药物的贮藏条件和有效期。

第一节　药物检测方法验证

一、药物分析方法的验证项目和验证内容

药物检测方法验证的目的是证明采用的方法适合于相应检测要求，建立药品质量标准时，分析方法必须经过验证；在药品生产工艺变更、制剂的组分变更和原分析方法进行修订时，质量标准分析方法也需进行验证。方法验证的理由、过程和结果均应记载在药品标准起草说明或修订说明中。

（一）验证的项目

验证的项目有：鉴别试验、杂质检查（限度试验或定量试验）、原料药或制剂中有效成分的含量测定，以及制剂中其他成分的测定（如防腐剂等的测定）。药品溶出度、释放度等检查中，溶出量等的测定方法也应做必要验证。

（二）验证的内容

验证的内容有：准确度、精密度、专属性、检测限、定量限、线性、范围和耐用性。根据具体的检测方法拟订验证内容。表 8.1 列出了验证项目及其相应的验证内容，可供参考。

表 8.1 验证项目和验证内容

内容＼项目	鉴别试验	杂质检查 定量	杂质检查 限量	含量测定及溶出量测定
准确度	−	＋	−	＋
精密度 重复性	−	＋	−	＋
精密度 中间精密度	−	＋①	−	＋①
专属性②	＋	＋	＋	＋
检测限	−	−③	＋	−
定量限	−	＋	−	−
线性	−	＋	−	＋
范围	−	＋	−	＋
耐用性	＋	＋	＋	＋

① 已有重复性,不需验证中间精密度。
② 一种方法不够专属,可用其他分析方法做补充。
③ 视具体情况予以验证。

鉴别试验除专属性、耐用性外,其他都不要求。杂质的定量测定除检测限视具体情况予以验证外,其他都要求;杂质的限量检查除专属性、检测限、耐用性外,其他都不要求。含量测定及溶出量测定除检测限、定量限外,其他都要求。

二、验证内容的要求

（一）准确度

准确度指用该方法测定的结果与真实值或参考值接近的程度,一般用回收率（％）表示。准确度应在规定的范围内测试。

1. 含量测定

（1）原料药　可用已知纯度的对照品或供试品进行测定,或用本法测定的结果与已知准确度的另一方法测定的结果进行比较。

（2）制剂　可用含已知量被测物的各组分混合物进行测定,如果不能得到制剂的全部组分,可以向制剂中加入已知量的被测物进行测定,必要时,或用本法所得结果与已知准确度的另一方法测定的结果进行比较。

2. 杂质定量测定

杂质定量测定是向原料药或制剂中加入已知量的杂质进行测定;如果不能得到杂质或降解产物,可用本法测定结果与另一成熟的方法进行比较,如各国药典标准方法或经过验证的方法。

如不能测得杂质或降解产物的相对响应因子,或不能测出对原料药的相对响应因子的情况下,则可采用原料药的响应因子近似计算杂质含量,并应明确单个杂质和杂质总量相当于主成分的重量比（％）或面积比（％）。

3. 数据要求

试验设计需考虑在规定范围内,至少用 9 个测定结果进行评价。如制备 3 个不同浓度

（高、中、低），每个浓度分别制备3份供试品溶液进行测定，即测定9次。应报告已知加入量的回收率（%）或测定结果平均值与真实值之差及其相对标准偏差或可信限。

（二）精密度

精密度指在规定的测试条件下，同一个均匀供试品，经多次取样进行测定所得结果之间的接近程度。精密度一般可用偏差、标准偏差或相对标准偏差表示。

含量测定和杂质的定量测定应考虑方法的精密度。

精密度可以从三个方面进行考察：重复性、中间精密度、重现性。

1. 重复性

重复性系指在同样的操作条件下，由同一分析人员测定所得结果的精密度。重复性测定可在规定范围内，至少用9次测定结果进行评价，如制备3个不同浓度（高、中、低），每个浓度分别制备3份供试品溶液进行测定，即测定9次；或用相当于100%的浓度水平的供试品溶液进行测定，用至少测定6次的结果进行评价。

2. 中间精密度

中间精密度系指在同一实验室，由不同分析人员在不同时间用不同设备测定所得结果的精密度。

为了考察随机变动因素对精密度的影响，应设计验证方案进行中间精密度试验，验证设计方案中的变动因素一般为不同日期、不同分析人员、不同设备。

3. 重现性

重现性系指在不同实验室由不同分析人员测定结果的精密度。

当分析方法将被法定标准采用时，应进行重现性试验。如药典分析方法建立时，通过协同检验得出重现性结果，协同检验的目的、过程和重现性结果均应在起草说明中记载。

4. 数据要求

均应报告标准偏差、相对标准偏差和可信限。

（三）专属性

专属性系指在其他成分（如杂质、降解物、辅料等）可能存在下，采用的分析方法能够正确测定出被测物质的特性，能反映该方法在有共存物时对供试物准确而专属的测定能力，通常鉴别反应、杂质检查、含量测定方法均应考察其专属性。如采用的方法不够专属，应采用多个方法予以补充。

1. 鉴别反应

专属性试验应能与可能共存的物质或结构相似化合物区分，含被测成分的供试品呈正反应，而不含被测成分的供试品呈负反应，结构相似或组分中的有关化合物均应呈负反应。

2. 含量测定和杂质检查

色谱法和其他分离方法，应附有代表性图谱，以说明方法的专属性，在图中应标明各组分的位置，色谱法中的分离度应符合要求。

在杂质可获得的情况下，对于主成分含量测定，可在供试品中加入杂质或辅料，考察测定结果是否受干扰，并与未加杂质和辅料的供试品比较测定结果。对于杂质测定，可向供试品中加入一定量的杂质，考察杂质之间能否得到分离。

在杂质或降解产物不能获得的情况下，专属性可通过用含有杂质或降解产物的供试品进行测定，与另一种已验证了的方法或药典的方法进行结果比较。或将供试品用强光照射，高温、高湿、酸、碱水解及氧化的方法进行破坏（制剂应考虑辅料的影响）。用两种方法进行含量测定，应比较两法的测定结果，杂质测定应比较破坏前后检出的杂质个数，必要时可采用二极管阵列检测和质谱检测，进行色谱峰纯度检查。

（四）检测限

检测限指在确定的实验条件下，试样中的被测物能够被检测出的最低量。鉴别试验及杂质检查的方法均应通过测试确定方法的检测限。

1. 非仪器分析目视法

用已知浓度的被测物，试验出能被可靠地检测出的最低浓度或量。

2. 信噪比法

用于能显示基线噪声的分析方法，即把已知低浓度试样测出的信号与空白样品检测出的噪声信号进行比较，计算能被可靠检出的最低浓度或量。一般以信噪比为 3∶1 或 2∶1 时相应的浓度或注入仪器的量确定检测限。

3. 数据要求

应附检测图谱，说明检测过程和检测限结果。

（五）定量限

定量限系指试样中的被分析物能够被定量测定的最低量，其测定结果应具有一定的准确度和精密度。

常用信噪比法确定定量限。一般以信噪比为 10∶1 时相应的浓度或注入仪器的量进行确定。

（六）线性

线性指在设计的测定范围内，检测结果与供试品中被测物的浓度直接呈正比关系的程度。

应在设计的测定范围内测定线性关系。可用一贮备液经精密稀释，或分别精密称样，制备一系列被测物质浓度进行测定，至少制备 5 个浓度的供试品溶液。以测得的响应信号作为被测物浓度的函数作图，观察是否呈线性，用最小二乘法进行线性回归。

必要时，响应信号可经数学转换，再进行线性回归计算，并说明依据。

数据要求：至少需要五个浓度考察线形，需提供相关系数、回归方程数和线性图。

（七）范围

范围指能够达到一定的准确度、精密度和线性，测试方法适用的高低限浓度或量的区间。

1. 含量测定

范围应为测试浓度的 80%～120%。

2. 制剂含量均匀度

范围应为测试浓度的 70%～130%。根据剂型特点，如气雾剂、喷雾剂，必要时，范围可适当放宽。

3. 溶出度或释放度

溶出度或释放度中的溶出量，范围应为限度的 ±20%；如规定限度范围，则应为下限的 −20% 至上限的 +20%。

4. 杂质检查

杂质测定时，范围应根据初步实测结果，拟订出规定限度的 ±20%。如果含量测定与杂质检查同时测定，用面积归一化法，则线性范围应为杂质规定限度的 −20% 至含量限度（或上限）的+20%。

（八）耐用性

耐用性指测定条件发生小的变动时，测定结果不受影响的承受程度，为常规检验提供依据。开始研究分析方法时，就应考虑其耐用性。如果测试条件要求苛刻，则应在方法中予以写明。

典型的变动因素包括：液相色谱法中流动相的组成、流速、pH值、柱温和不同厂牌或不同批号的同类型色谱柱等。气相色谱法中载气及流速、不同厂牌或批号的色谱柱、固定相、不同类型的担体、柱温、进样口和检测器温度等。

经试验，应说明小的变动能否符合系统适用性试验要求，以确保方法有效。

第二节 药物稳定性试验

一、概述

（一）药物稳定性试验目的

药物的稳定性是原料药及制剂保持其物理、化学、生物学和微生物学性质的能力。药物的贮藏条件和有效期的确定，都是通过药物稳定性试验来确定的，故药物稳定性试验的目的是考察原料药或药物制剂在温度、湿度、光线的影响下随时间变化的规律，为药品的生产、包装、贮存、运输条件提供科学依据，同时通过试验建立药品的有效期。

（二）稳定性试验的基本要求

（1）稳定性试验包括影响因素试验、加速试验与长期试验。影响因素试验用一批原料药或一批制剂进行。加速试验与长期试验要求用三批供试品进行。

（2）原料药供试品应是一定规模生产的，供试品量相当于制剂稳定性试验所要求的批量，原料合成工艺路线、方法、步骤应与大生产一致。药物制剂供试品应是放大试验的产品，其处方与工艺应与大生产一致。药物制剂如片剂、胶囊剂，每批放大试验的规模，片剂至少应为10000片，胶囊剂至少应为10000粒。大体积包装的制剂如静脉输液等，每批放大规模的数量至少应为各项试验所需总量的10倍。特殊品种、特殊剂型所需数量，根据情况另定。

（3）供试品的质量标准应与临床前研究及临床试验和规模生产所使用的供试品质量标准一致。

（4）加速试验与长期试验所用供试品的包装应与上市产品一致。

（5）研究药物稳定性，要采用专属性强、准确、精密、灵敏的药物分析方法与有关物质（含降解产物及其他变化所生成的产物）的检查方法，并对方法进行验证，以保证药物稳定性试验结果的可靠性。在稳定性试验中，应重视降解产物的检查。

（6）由于放大试验比规模生产的数量要小，故申报者应承诺在获得批准后，从放大试验转入规模生产时，对最初通过生产验证的三批规模生产的产品仍需进行加速试验与长期稳定性试验。

（三）稳定性重点考察项目

原料药及常用剂型的稳定性重点考察项目见表8.2，稳定性试验的考察项目可根据剂型及品种的特点制定。

表 8.2　原料药及常用剂型的稳定性重点考察项目

剂型	稳定性重点考察项目
原料药	性状、熔点、含量、有关物质、吸湿性及根据品种性质选定的考察项目
片剂	性状、含量、有关物质、崩解时限或溶出度或释放度
胶囊剂	性状、含量、有关物质、崩解时限或溶出度或释放度、水分，软胶囊要检查内容物有无沉淀
注射剂	性状、含量、pH值、可见异物、有关物质，应考察无菌

二、原料药稳定性试验

原料药要进行以下试验。

（一）影响因素试验

此项试验是在比加速试验更激烈的条件下进行。其目的是探讨药物的固有稳定性、了解影响其稳定性的因素及可能的降解途径与降解产物，为制剂生产工艺、包装、贮存条件和建立降解产物分析方法提供科学依据。供试品可以用一批原料药进行，将供试品置适宜的开口容器中（如称量瓶或培养皿），摊成≤5mm厚的薄层，疏松原料药摊成≤10mm厚的薄层，进行以下试验。当试验结果发现降解产物有明显的变化，应考虑其潜在的危害性，必要时应对降解产物进行定性或定量分析。

1. 高温试验

供试品开口置适宜的洁净容器中，60℃温度下放置10天，于第5天和第10天取样，按稳定性重点考察项目进行检测。若供试品含量低于规定限度则在40℃条件下同法进行试验。若60℃无明显变化，不再进行40℃试验。

2. 高湿度试验

供试品开口置恒湿密闭容器中，在25℃分别于相对湿度90%±5%条件下放置10天，于第5天和第10天取样，按稳定性重点考察项目要求检测，同时准确称量试验前后供试品的重量，以考察供试品的吸湿潮解性能。若吸湿增重5%以上，则在相对湿度75%±5%条件下，同法进行试验；若吸湿增重5%以下，其他考察项目符合要求，则不再进行此项试验。恒湿条件可在密闭容器如干燥器下部放置饱和盐溶液，根据不同相对湿度的要求，可以选择 NaCl 饱和溶液（相对湿度75%±1%，15.5～60℃）、KNO_3 饱和溶液（相对湿度92.5%，25℃）。

3. 强光照射试验

供试品开口放在装有日光灯的光照箱或其他适宜的光照装置内，于照度为4500 lx±500 lx的条件下放置10天，于第5天和第10天取样，按稳定性重点考察项目进行检测，特别要注意供试品的外观变化。

关于光照装置，建议采用定型设备"可调光照箱"，也可用光橱，在箱中安装日光灯数支使达到规定照度。箱中供试品台高度可以调节，箱上方安装抽风机以排除可能产生的热量，箱上配有照度计，可随时监测箱内照度，光照箱应不受自然光的干扰，并保持照度恒定，同时防止尘埃进入光照箱内。

此外，根据药物的性质必要时可设计试验，探讨pH值与氧及其他条件对药物稳定性的影响，并研究分解产物的分析方法。创新药物应对分解产物的性质进行必要的分析。

（二）加速试验

此项试验是在加速条件下进行。其目的是通过加速药物的化学或物理变化，探讨药物的稳定性，为制剂设计、包装、运输、贮存提供必要的资料。供试品要求三批，按市售包装，在温度40℃±2℃、相对湿度75%±5%的条件下放置6个月。所用设备应能控制温度±2℃、相对湿度±5%，并能对真实温度与湿度进行监测。在试验期间第1个月、第2个月、第3个月、第6个月末分别取样一次，按稳定性重点考察项目检测。在上述条件下，如6个月内供试品经检测不符合制定的质量标准，则应在中间条件下即在温度30℃±2℃、相对湿度65%±5%的情况下（可用Na_2CrO_4饱和溶液，30℃，相对湿度64.8%）进行加速试验，时间仍为6个月。加速试验，建议采用隔水式电热恒温培养箱（20～60℃）。箱内放置具有一定相对湿度饱和盐溶液的干燥器，设备应能控制所需温度，且设备内各部分温度应该均匀，并适合长期使用。也可采用恒湿恒温箱或其他适宜设备。

对温度特别敏感的药物，预计只能在冰箱中（4～8℃）保存，此种药物的加速试验，可在温度25℃±2℃、相对湿度60%±10%的条件下进行，时间为6个月。

（三）长期试验

长期试验是在接近药物的实际贮存条件下进行，其目的是为制定药物的有效期提供依据。供试品三批，市售包装，在温度25℃±2℃、相对湿度60%±10%的条件下放置12个月，或在温度30℃±2℃、相对湿度65%±5%的条件下放置12个月，这是从我国南方与北方气候差异考虑的，至于上述两种条件选择哪一种由试验者自己确定。每3个月取样一次，分别于0个月、3个月、6个月、9个月、12个月取样，按稳定性重点考察项目进行检测。12个月以后，仍需继续考察，分别于18个月、24个月、36个月取样进行检测。将结果与0个月比较，以确定药物的有效期。由于实验数据的分散性，一般应按95%可信限进行统计分析，得出合理的有效期。如三批统计分析结果差别较小，则取其平均值为有效期；若差别较大，则取其最短的为有效期。如果数据表明，测定结果变化很小，说明药物是很稳定的，则不做统计分析。

对温度特别敏感的药物，长期试验可在温度6℃±2℃的条件下放置12个月，按上述时间要求进行检测，12个月以后，仍需按规定继续考察，制定在低温贮存条件下的有效期。

原料药进行加速试验与长期试验所用包装应采用模拟小桶，但所用材料与封装条件应与大桶一致。

三、制剂稳定性试验

药物制剂稳定性研究，首先应查阅原料药稳定性有关资料，特别了解温度、湿度、光线对原料药稳定性的影响，并在处方筛选与工艺设计过程中，根据主药与辅料性质，参考原料药的试验方法，进行影响因素试验、加速试验与长期试验。

（一）影响因素试验

药物制剂进行此项试验的目的是考察制剂处方的合理性与生产工艺及包装条件。供试品用一批进行，将供试品如片剂、胶囊剂、注射剂（注射用无菌粉末如为西林瓶装，不能打开瓶盖，以保持严封的完整性）除去外包装，置适宜的开口容器中，进行高温试验、高湿度试验与强光照射试验，试验条件、方法、取样时间与原料药相同。

（二）加速试验

此项试验是在加速条件下进行，其目的是通过加速药物制剂的化学或物理变化，探讨药物制剂的稳定性，为处方设计、工艺改进、质量研究、包装改进、运输、贮存提供必要的资料。供试品要求三批，按市售包装，试验条件、方法、取样时间与原料药相同。溶液剂、混悬剂、乳剂、注射液等含有水性介质的制剂可不要求相对湿度。试验所用设备与原料药相同。

对温度特别敏感的药物制剂，其保存条件及加速试验与原料药相同。

乳剂、混悬剂、软膏剂、乳膏剂、糊剂、凝胶剂、眼膏剂、栓剂、气雾剂、泡腾片及泡腾颗粒宜直接采用温度 30℃±2℃、相对湿度 65％±5％ 的条件进行试验，其他要求与上述相同。

对于包装在半透性容器中的药物制剂，例如低密度聚乙烯制备的输液袋、塑料安瓿、眼用制剂容器等，则应在温度 40℃±2℃、相对湿度 25％±2％ 的条件下（可用 $CH_3COOK \cdot 1.5H_2O$ 饱和溶液）进行试验。

（三）长期试验

长期试验是在接近药品的实际贮存条件下进行，其目的是为制定药品的有效期提供依据。供试品三批，市售包装，试验条件、方法、取样时间与原料药相同。将结果与 0 个月比较以确定药品的有效期。由于实测数据的分散性，一般应按 95％ 可信限进行统计分析，得出合理的有效期。如三批统计分析结果差别较小，则取其平均值为有效期限；若差别较大，则取其最短的为有效期。数据表明很稳定的药品，不做统计分析。

对温度特别敏感的药品，其保存条件及长期试验与原料药相同。

对于包装在半透性容器中的药物制剂，则应在温度 25℃±2℃、相对湿度 40％±5％，或 30℃±2℃、相对湿度 35％±5％ 的条件进行试验，至于上述两种条件选择哪一种由试验者自己确定。

此外，有些药物制剂还应考察临用时配制和使用过程中的稳定性。

学习小结

本单元主要介绍了药物质量标准分析方法验证和药物稳定研究两方面的内容。

（1）药物质量需要验证的分析方法包括鉴别试验、杂质的限度检查、含量测定和溶出度测定等。验证的内容包括准确度、精密度、专属性、检出限、定量限、线性、范围和耐用性。根据分析方法的要求来具体选择验证内容。

（2）药物稳定性试验包括影响因素试验、加速试验与长期试验，目的是为药品的生产、包装、贮存、运输条件提供科学依据，同时通过试验建立药品的有效期。影响因素试验用一批原料药或一批制剂进行，加速试验与长期试验要求用三批供试品进行。影响因素试验分为高温、高湿、强光试验，加速试验在温度 40℃±2℃、相对湿度 75％±5％ 的条件下进行，长期试验在温度 25℃±2℃、相对湿度 60％±10％ 的条件下进行。稳定性试验过程中，药品的检测重点项目依据剂型不同各有区别。

上述内容只要求药物检验工（高级）掌握。

习　题

一、单项选择题

1. 准确度表示测量值与真值的差异，常用（　　）反映。

　　A. 标准差　　　　B. 回收率　　　　C. 标准对照液　　　D. 空白实验

2. 影响因素试验要求用（　　）批供试品来进行。
   A. 1　　　　　B. 2　　　　　C. 3　　　　　D. 4
3. 加速试验及长期试验要求用（　　）批供试品来进行。
   A. 1　　　　　B. 2　　　　　C. 3　　　　　D. 4

二、多项选择题
1. 精密度可以从以下哪几个方面进行考察（　　）。
   A. 重复性　　B. 准确度　　C. 中间精密度　　D. 重现性
2. 药物稳定性试验包括（　　）。
   A. 影响因素试验　B. 加速试验　　C. 长期试验　　D. 空白实验

三、判断题
1. 准确度通常也可采用回收率来表示。　　　　　　　　　　　　　　（　　）
2. 精密度一般可用偏差、标准偏差或相对标准偏差表示。　　　　　　（　　）
3. 药物稳定性试验按稳定性重点考察项目进行考察。　　　　　　　　（　　）
4. 加速试验与长期试验所用供试品的包装可不与上市产品一致。　　　（　　）
5. 制剂稳定性试验与原料药稳定性试验完全一致。　　　　　　　　　（　　）

四、简答题
1. 常用的分析方法效能评价指标有哪几项？
2. 试述药物稳定性试验的目的。

（曾玉勤）

单元九　典型药物综合质量分析

> **学习目的**
>
> 通过学习本单元，引导学生把前面学习过的检测知识、方法、技术相结合，从而达到提高学生综合运用药物检测知识、方法、技术的能力目的，使学生能够独立完成药物及其制剂的实际检验工作。
>
> **知识要求**
>
> 1. 掌握典型药物及其制剂质量检测的原理、方法和技术。
> 2. 掌握药物的质量标准包括的内容及质量检测的主要项目。
> 3. 熟悉典型药物的结构性质与质量检测方法之间的关系。
>
> **能力要求**
>
> 1. 能应用药典查找有关药品质量标准，并正确解读质量标准。
> 2. 能按照药品质量标准及标准操作规程要求，独立完成药物及其制剂的实际检验工作。
> 3. 能合理地解释检测中的现象与异常结果。

药物及其制剂的质量分析主要包括性状、鉴别、检查、含量测定四个方面，而这四个方面的分析方法都与药物的结构、性质有关，本单元通过分析与探讨药物的化学结构、理化性质与质量分析方法之间的关系，与药物检测知识、方法、技术相结合，从而达到提高学生综合运用药物检测知识、方法、技术的能力目的，能够独立完成药物及其制剂的检验操作。

第一节　维生素 C 及相关制剂的质量分析

一、维生素 C 质量标准（《中国药典》2010 年版）

维生素 C

Weishengsu C

Vitamin C

$C_6H_8O_6$　176.13

本品为 L-抗坏血酸。含 $C_6H_8O_6$ 不得少于 99.0%。

【性状】本品为白色结晶或结晶性粉末；无臭，味酸；久置色渐变微黄；水溶液显酸性反应。

本品在水中易溶，在乙醇中略溶，在氯仿或乙醚中不溶。

熔点 本品的熔点（附录Ⅵ C）为190～192℃，熔融时同时分解。

比旋度 取本品，精密称定，加水溶解并定量稀释制成每1ml中含0.10g的溶液，依法测定（附录Ⅵ E），比旋度为+20.5°至+21.5°。

【鉴别】（1）取本品0.2g，加水10ml溶解后，分成两等份，在一份中加硝酸银试液0.5ml，即生成银的黑色沉淀；在另一份中，加二氯靛酚钠试液1～2滴，试液的颜色即消失。

（2）本品的红外光吸收图谱应与对照的图谱（光谱集450图）一致。

【检查】溶液的澄清度与颜色 取本品3.0g，加水15ml，振摇使溶解，溶液应澄清无色；如显色，将溶液经4号垂熔玻璃漏斗滤过，取滤液，照分光光度法（附录Ⅳ A），在420nm波长处测定吸光度，不得过0.03。

草酸 取本品0.25g，加水4.5ml，振摇使维生素C溶解，加氢氧化钠试液0.5ml，加稀醋酸1ml与氯化钙试液0.5ml，摇匀，放置1h，作为供试品溶液；另精密称取草酸75mg，置500ml容量瓶中，加水稀释至刻度，摇匀，精密量取5ml，加稀醋酸1ml，加氯化钙试液0.5ml，摇匀，放置1h，作为对照品溶液。供试品溶液产生的混浊不得浓于对照品溶液（0.3%）。

炽灼残渣 不得过0.1%（附录Ⅷ N）。

铁 取本品5.0g两份，分别置25ml容量瓶中，一份中加0.1mol/L硝酸溶液溶解并稀释至刻度，摇匀，作为供试品溶液（B）；另一份加标准铁溶液（精密称取硫酸铁铵863mg，置1000ml容量瓶中，加1mol/L硫酸溶液25ml，加水稀释至刻度，摇匀，精密量取10ml，置100ml容量瓶中，加水稀释至刻度，摇匀）1.0ml，加0.1mol/L硝酸溶液溶解并稀释至刻度，摇匀，作为对照品溶液（A）。照原子吸收分光光度法（附录Ⅳ D），在248.3nm波长处分别测定，应符合规定。

铜 取本品2.0g两份，分别置25ml容量瓶中，一份中加0.1mol/L硝酸溶液溶解并稀释至刻度，摇匀，作为供试品溶液（B）；另一份加标准铜溶液（精密称取硫酸铜393mg，置1000ml容量瓶中，加水稀释至刻度，摇匀，精密量取10ml，置100ml容量瓶中，加水稀释至刻度，摇匀）1.0ml，加0.1mol/L硝酸溶液溶解并稀释至刻度，摇匀，作为对照品溶液（A）。照原子吸收分光光度法（附录Ⅳ D），在324.8nm波长处分别测定，应符合规定。

重金属 取本品1.0g，加水溶解成25ml，依法检查（附录Ⅷ H 第一法），含重金属不得过百万分之十。

细菌内毒素 取本品，加碳酸钠（170℃加热4h以上）适量，使混合，依法检查（附录Ⅻ E），每1mg维生素C中含内毒素的量应小于0.020EU（供注射用）。

【含量测定】取本品约0.2g，精密称定，加新沸过的冷水100ml与稀醋酸10ml使溶解，加淀粉指示液1ml，立即用碘滴定液（0.1mol/L）滴定，至溶液显蓝色并在30s内不褪。每1ml碘滴定液（0.1mol/L）相当于8.806mg的$C_6H_8O_6$。

【类别】维生素类药。

【贮藏】遮光，密封保存。

【制剂】（1）维生素C片；（2）维生素C泡腾片；（3）维生素C泡腾颗粒；（4）维生素C注射液；（5）维生素C颗粒。

二、维生素C及相关制剂的质量分析

(一)化学结构与性质

1. 结构

维生素C,又称抗坏血酸,有四种光学异构体(两个手性碳C4/C5),在化学结构上和糖类十分相似,其中以L构型右旋体的生物活性最强。

2. 性质(酸性与还原性)

分子结构中烯二醇基,尤其是C3—OH,受共轭效应的影响,酸性较强($pK_1=4.17$);C2—OH的酸性极弱($pK_2=11.57$),故维生素C一般表现为一元酸,能与碳酸氢钠作用生成钠盐。分子结构中的烯二醇基具极强的还原性,易被氧化为二酮基而成为去氢维生素C,加氢又可还原为维生素C。在碱性或强酸性溶液中进一步水解为2,3-二酮古洛糖酸而失去活性(内酯环开环水解)。

(二)维生素C及相关制剂的质量分析

1. 性状

维生素C的质量标准规定了维生素C的外观、臭味、溶解度和物理常数等。熔点与比旋度都属于物理常数,也可用于鉴别及纯度的判断。熔点与比旋度的检测方法见单元三第二节。

2. 鉴别

(1)化学法 维生素C具强还原性,与硝酸银反应生成黑色金属银沉淀;酸性条件下与玫瑰红色的二氯靛酚反应,使其变成无色的酚亚胺。

用此法鉴别维生素C片、泡腾片、泡腾颗粒、颗粒时,需加水使溶解,滤过,取滤液进行鉴别。

(2)色谱法 《中国药典》2010年版中,维生素C制剂的鉴别还采用了薄层色谱法,要求供试品溶液所显主斑点的颜色和位置应与对照品溶液的主斑点相同。

(3)光谱法 维生素C原料药可采用红外分光光度法进行鉴别,要求本品的红外光吸收图谱应与对照的图谱一致。

3. 检查

维生素C原料药存在微量的铜和铁时,可加速其氧化变色,因此,《中国药典》2010年版规定,用原子吸收分光光度法来检查维生素C原料药中铜和铁的限量。《中国药典》2010年版还增加了维生素C原料药及注射剂的叶酸及细菌内毒素的检查。

4. 含量测定

(1)原理 利用维生素C具有较强的还原性,可用氧化还原滴定法测定其含量。《中国药典》2010年版采用碘量法(在稀酸中维生素C能定量地和碘滴定液进行氧化还原反应)来测定维生素C及其制剂的含量。

(2) 注意事项

① 检测维生素 C 含量时加新沸冷水是为了减少水中溶解的氧的影响。

② 加稀醋酸是为了减慢氧化速率。

③ 测定维生素 C 制剂含量时要消除辅料的干扰,如片剂溶解后应过滤。测定维生素 C 注射剂时加入丙酮或甲醛,是因为注射剂常加入亚硫酸氢钠、焦亚硫酸钠、硫代硫酸钠等抗氧剂来保证注射剂的稳定性,为减少抗氧剂的干扰,加入丙酮或甲醛作掩蔽剂来排除干扰。

第二节　对乙酰氨基酚及其制剂的质量分析

一、对乙酰氨基酚质量标准(《中国药典》2010年版)

对乙酰氨基酚

Duiyixian'anjifen

Paracetamol

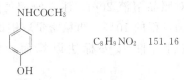

$C_8H_9NO_2$　151.16

本品为 4′-羟基乙酰苯胺。本品按干燥品计算,含 $C_8H_9NO_2$ 应为 98.0%~102.0%。

【性状】　本品为白色结晶或结晶性粉末;无臭,味微苦。

本品在热水或乙醇中易溶,在丙酮中溶解,在水中略溶。

熔点　本品的熔点(附录 ⅥC)为 168~172℃。

【鉴别】(1) 本品的水溶液加三氯化铁试液,即显蓝紫色。

(2) 取本品约 0.1g,加稀盐酸 5ml,置水浴中加热 40min,放冷;取 0.5ml,滴加亚硝酸钠试液 5 滴,摇匀,用水 3ml 稀释后,加碱性 β-萘酚试液 2ml,振摇,即显红色。

(3) 本品的红外光吸收图谱应与对照的图谱(光谱集 131 图)一致。

【检查】**酸度**　取本品 0.10g,加水 10ml 溶解后,依法测定(附录 Ⅵ H),pH 值应为 5.5~6.5。

乙醇溶液的澄清度与颜色　取本品 1.0g,加乙醇 10ml 溶解后,溶液应澄清,无色;如显混浊,与 1 号浊度标准液(附录 Ⅸ B)比较,不得更浓;如显色,与棕红色 2 号或橙红色 2 号标准比色液(附录 Ⅸ A 第一法)比较,不得更深。

氯化物　取本品 2.0g,加水 100ml,加热溶解后,冷却,滤过,取滤液 25ml,依法检查(附录 Ⅷ A),与标准氯化钠溶液 5.0ml 制成的对照液比较,不得更浓(0.01%)。

硫酸盐　取氯化物项下剩余的滤液 25ml,依法检查(附录 Ⅷ B),与标准硫酸钾溶液 1.0ml 制成的对照液比较,不得更浓(0.02%)。

对氨基酚及有关物质　临用新制。取本品适量,精密称定,加溶剂[甲醇-水(4:6)]制成每 1ml 中约含对乙酰氨基酚 20mg 的溶液,作为供试品溶液(临用新制);另取对氨基酚对照品和对乙酰氨基酚对照品适量,精密称定,加上述溶剂溶解并制成每 1ml 中约含对氨基酚 1μg 和对乙酰氨基酚 20μg 的混合溶液,作为对照品溶液。照高效液相色谱法(附录 Ⅴ D)试验。用辛烷基硅烷键合硅胶为填充剂;以磷酸盐缓冲液(取磷酸氢二钠 8.95g、磷酸二氢钠 3.9g，加水溶解至 1000ml，加入 10％四丁基氢氧化铵溶液 12ml)-甲醇（90∶10）为流动相；检测波长为 245nm；柱温为 40℃；理论塔板数按对乙酰氨基酚峰计算应不低于 2000，对氨基酚与对乙酰氨基酚峰之间的分离度应符合要求。取对照品溶液 20μl，注入液相色谱仪，调节检测灵敏度，使对氨基酚色谱峰的峰高约为满量程的 10％，再精密量取供试品溶液与对照品溶液各 20μl，分别注入液相色谱仪，记录色谱图至主成分峰保留时间的 4 倍；供试品溶液的色谱图如有与对照品溶液中对氨基酚保留时间一致的色谱峰，按外标法以峰面积计算，含对氨基酚不得过 0.005％，其他杂质峰面积均不得大于对照品溶液中对乙酰氨基酚峰面积（0.1％），杂质总量不得过 0.5％。

对氯苯乙酰胺 临用新制。取对氨基酚及有关物质检查项下的供试品溶液作为供试品溶液；另取对氯苯乙酰胺对照品适量，精密称定，加上述溶剂溶解并制成每 1ml 中约含 1μg 的溶液，作为对照品溶液。照高效液相色谱法（附录Ⅴ D）试验。用辛烷基硅烷键合硅胶为填充剂；以磷酸盐缓冲液（取磷酸氢二钠 8.95g，磷酸二氢钠 3.9g，加水溶解至 1000ml，加入 10％四丁基氢氧化铵 12ml)-甲醇（60∶40）为流动相；检测波长为 245nm；柱温为 40℃；理论塔板数按对乙酰氨基酚峰计算应不低于 2000，对氯苯乙酰胺与对乙酰氨基酚峰之间的分离度应符合要求。取对照品溶液 20μl，注入液相色谱仪，调节检测灵敏度，使对氯苯乙酰胺色谱峰的峰高约为满量程的 10％，再精密量取供试品溶液与对照品溶液各 20μl，分别注入液相色谱仪，记录色谱图；按外标法以峰面积计算，含对氯苯乙酰胺不得过 0.005％。

干燥失重 取本品，在 105℃干燥至恒重，减失重量不得过 0.5％（附录Ⅷ L）。

炽灼残渣 不得过 0.1％（附录Ⅷ N）。

重金属 取本品 1.0g，加水 20ml，置水浴中加热使溶解，放冷，滤过，取滤液加醋酸盐缓冲液（pH3.5）2ml 与水适量使成 25ml，依法检查（附录Ⅷ H 第一法），含重金属不得过百万分之十。

【含量测定】 取本品约 40mg，精密称定，置 250ml 容量瓶中，加 0.4％氢氧化钠溶液 50ml 溶解后，加水至刻度，摇匀，精密量取 5ml，置 100ml 容量瓶中，加 0.4％氢氧化钠溶液 10ml，加水至刻度，摇匀，照紫外-可见分光光度法（附录Ⅳ A），在 257nm 波长处测定吸光度，按 $C_8H_9NO_2$ 的吸收系数（$E_{1cm}^{1\%}$）为 715 计算，即得。

【类别】 解热镇痛药。

【贮藏】 密封保存。

【制剂】（1）对乙酰氨基酚片；（2）对乙酰氨基酚咀嚼片；（3）对乙酰氨基酚泡腾片；（4）对乙酰氨基酚注射液；（5）对乙酰氨基酚栓；（6）对乙酰氨基酚胶囊；（7）对乙酰氨基酚颗粒；（8）对乙酰氨基酚滴剂；（9）对乙酰氨基酚凝胶。

二、对乙酰氨基酚及相关制剂的质量分析

（一）化学结构与性质

1. 结构

含有酚羟基、酰氨基和苯环。

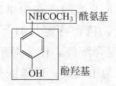

2. 性质

(1) 三氯化铁反应 对乙酰氨基酚具有酚羟基，其水溶液可与三氯化铁作用呈蓝紫色。可用于鉴别。

(2) 重氮化偶合反应 对乙酰氨基酚具有酰胺结构，水解后可生成芳伯氨基，可发生重氮化偶合反应。可用于鉴别。

(3) 紫外吸收 对乙酰氨基酚具有苯环结构，有紫外吸收。可用于鉴别和含量测定。

(二) 对乙酰氨基酚及相关制剂的质量分析

1. 性状

对乙酰氨基酚的质量标准规定了对乙酰氨基酚的外观、臭味、溶解度和物理常数熔点，其中外观和熔点为法定检测项目。

2. 鉴别

(1) 化学法

① 三氯化铁反应：对乙酰氨基酚具有酚羟基，其水溶液可与三氯化铁作用呈蓝紫色。

② 重氮化偶合反应：对乙酰氨基酚具有酰胺结构，水解后可生成芳伯氨基，可发生重氮化偶合反应。

对乙酰氨基酚原料药、片剂、注射剂、颗粒剂均用上述两种反应进行鉴别。

(2) 光谱法 对乙酰氨基酚原料药、片剂、胶囊均采用红外分光光度法进行鉴别，要求吸收图谱与对照的图谱一致。

(3) 色谱法 对乙酰氨基酚注射液采用高效液相色谱法进行鉴别，供试品溶液主峰的保留时间应与对照品溶液主峰的保留时间一致。

3. 检查

(1) 一般杂质 酸度、乙醇溶液的澄清度与颜色、氯化物、硫酸盐、干燥失重、炽灼残渣、重金属都属于一般杂质。因为本品生产过程中可能引进酸性杂质，水解后也有乙酸生成，所以检查酸度；而检查乙醇溶液的澄清度是因为本品生产工艺中使用铁粉作还原剂，可能将其带入成品中，使乙醇溶液产生混浊；检查乙醇溶液的颜色是检查中间体对氨基酚的氧化呈色物，该有色杂质在乙醇中溶解度大，显棕红色或橙红色。

(2) 特殊杂质 对乙酰氨基酚的不同生产工艺会引入不同杂质，主要包括对氨基酚、对氯苯乙酰胺、苯醌、偶氮苯、醌亚胺等中间体、副产物及分解产物。《中国药典》2010年版规定，原料药检查对氨基酚及有关物质、对氯苯乙酰胺，制剂检查对氨基酚，均采用高效液相色谱法（方法见单元二第四节）进行。

(3) 制剂检查 对乙酰氨基酚片剂、胶囊剂、颗粒剂需检查溶出度（方法见单元六第二节），片剂采用转篮法，胶囊剂、颗粒剂采用桨法，均采用紫外-可见分光光度法中的百分吸收系数法测对乙酰氨基酚的溶出量。

4. 含量测定

对乙酰氨基酚的分子结构中含在共轭双键，在257nm处有最大吸收峰，故《中国药典》2010年版规定，对乙酰氨基酚原料药、片剂、胶囊剂、颗粒剂均采用紫外-可见分光光度法中的百分吸收系数法（方法见单元七第三节）测定其含量。注射剂则采用高效液相色谱法（方法见单元七第四节）测定其含量。

注意：① 辅料对鉴别及含量测定都有影响，故溶解后经过滤消除其干扰。

② 用以下公式正确计算片剂、胶囊剂、颗粒剂的取样量。

取样量=（1±10%）×主药规定量×平均片重（装量）/标示量

第三节 阿司匹林及其制剂的质量分析

一、阿司匹林质量标准（《中国药典》2010年版）

阿司匹林

Asipilin

Aspirin

$C_9H_8O_4$ 180.16

本品为 2-(乙酰氧基)苯甲酸。含 $C_9H_8O_4$ 不得少于 99.5%。

【性状】 本品为白色结晶或结晶性粉末；无臭或微带醋酸臭，味微酸；遇湿气即缓缓水解。

本品在乙醇中易溶，在氯仿或乙醚中溶解，在水或无水乙醚中微溶；在氢氧化钠溶液或碳酸钠溶液中溶解，但同时分解。

【鉴别】 (1) 取本品约 0.1g，加水 10ml，煮沸，放冷，加三氯化铁试液 1 滴，即显紫堇色。

(2) 取本品约 0.5g，加碳酸钠试液 10ml，煮沸 2min 后，放冷，加过量的稀硫酸，即析出白色沉淀，并发生醋酸的臭气。

(3) 本品的红外光吸收图谱应与对照的图谱（光谱集 209 图）一致。

【检查】 溶液的澄清度 取本品 0.50g，加温热至约 45℃ 的碳酸钠试液 10ml 溶解后，溶液应澄清。

游离水杨酸 取本品约 0.1g，精密称定，置 10ml 容量瓶中，加 1% 冰醋酸甲醇溶液适量，振摇使溶解，并稀释至刻度，摇匀，作为供试品溶液（临用前新配）；取水杨酸对照品约 10mg，精密称定，置 100ml 容量瓶中，加 1% 冰醋酸甲醇溶液适量使溶解，并稀释至刻度，摇匀，精密量取 5ml，置 50ml 容量瓶中，用 1% 冰醋酸甲醇溶液稀释至刻度，摇匀，作为对照品溶液。照高效液相色谱法（附录Ⅴ D）试验。用十八烷基硅烷键合硅胶为填充剂；以乙腈-四氢呋喃-冰醋酸-水（20∶5∶5∶70）为流动相；检测波长为 303nm；理论塔板数按水杨酸峰计算不低于 5000，阿司匹林主峰与水杨酸主峰分离度应符合要求。立即精密量取供试品溶液、对照品溶液各 10μl，分别注入液相色谱仪，记录色谱图。供试品溶液的色谱图如有与水杨酸峰保留时间一致的色谱峰，按外标法以峰面积计算，不得过 0.1%。

易炭化物 取本品 0.5g，依法检查（附录Ⅷ K），与对照液（取比色用氯化钴液 0.25ml、比色用重铬酸钾液 0.25ml、比色用硫酸铜液 0.40ml，加水使成 5ml）比较，不得更深。

有关物质 取本品约 0.1g，精密称定，置 10ml 容量瓶中，加 1% 冰醋酸甲醇溶液适量，振摇使溶解，并稀释至刻度，摇匀，作为供试品溶液；精密量取供试品溶液 1ml，置 200ml 容量瓶中，用 1% 冰醋酸甲醇溶液稀释至刻度，摇匀，作为对照溶液；精密量取对照品溶液 10ml，置 100ml 容量瓶中，用 1% 冰醋酸甲醇溶液稀释至刻度，摇匀，作为灵敏度试验溶液。照高效液相色谱法（附录 V D）试验。用十八烷基硅烷键合硅胶为填充剂；以乙腈-四氢呋喃-冰醋酸-水（20∶5∶5∶70）为流动相 A，乙腈为流动相 B，按表 9.1 进行线性梯度洗脱；检测波长为 276nm。阿司匹林峰的保留时间约为 8min，理论塔板数按阿司匹林峰计算不低于 5000，阿司匹林峰与水杨酸峰分离度应符合要求。分别精密量取供试品溶液、对照品溶液、灵敏度试验溶液及水杨酸检查项下的水杨酸对照品溶液各 10μl，注入液相色谱仪，记录色谱图。供试品溶液色谱图中如有杂质峰，除水杨酸峰不计外，其余各杂质峰面积的和不得大于对照溶液主峰峰面积（0.5%）。供试品溶液色谱图中任何小于灵敏度试验溶液主峰面积的峰可忽略不计。

表 9.1 线性梯度洗脱

时间/min	流动相 A/%	流动相 B/%
0.0	100	0
60.0	20	80

干燥失重 取本品，置五氧化二磷为干燥剂的干燥器中，在 60℃减压干燥至恒重，减失重量不得过 0.5%（附录Ⅷ L）。

炽灼残渣 不得过 0.1%（附录Ⅷ N）。

重金属 取本品 1.0g，加乙醇 23ml 溶解后，加醋酸盐缓冲液（pH3.5）2ml，依法检查（附录Ⅷ H 第一法），含重金属不得过百万分之十。

【含量测定】取本品约 0.4g，精密称定，加中性乙醇（对酚酞指示液显中性）20ml 溶解后，加酚酞指示液 3 滴，用氢氧化钠滴定液（0.1mol/L）滴定。每 1ml 氢氧化钠滴定液（0.1mol/L）相当于 18.02mg 的 $C_9H_8O_4$。

【类别】解热镇痛非甾体抗炎药，抗血小板聚集药。

【贮藏】密封，在干燥处保存。

【制剂】（1）阿司匹林片；（2）阿司匹林肠溶片；（3）阿司匹林肠溶胶囊；（4）阿司匹林泡腾片；（5）阿司匹林栓。

二、阿司匹林及相关制剂的质量分析

（一）化学结构与性质

1. 结构

2. 性质

（1）三氯化铁反应 阿司匹林含酯键，水解后产生酚羟基，可与三氯化铁作用呈紫堇色。可用于鉴别。

（2）酸性 阿司匹林含羧基，具有酸性。可用于鉴别和含量测定。

（3）紫外吸收 阿司匹林具有苯环结构，有紫外吸收。可用于鉴别和含量测定。

（二）阿司匹林及相关制剂的质量分析

1. 性状

阿司匹林的质量标准规定了阿司匹林的外观、臭味和溶解度。其中外观为法定检查项目。

2. 鉴别

(1) 化学法

① 三氯化铁反应：阿司匹林含酯键，水解后产生酚羟基，可与三氯化铁作用呈紫堇色。

$$\text{C}_6\text{H}_4(\text{COOH})(\text{OCOCH}_3) + \text{H}_2\text{O} \longrightarrow \text{C}_6\text{H}_4(\text{COOH})(\text{OH}) + \text{CH}_3\text{COOH}$$

$$6\,\text{C}_6\text{H}_4(\text{COOH})(\text{OH}) + 4\text{FeCl}_3 \xrightarrow{\text{中性或弱酸性}} [(\text{C}_6\text{H}_4(\text{COO}^-)(\text{O}^-))_2\text{Fe}]_3\text{Fe} + 12\text{HCl}$$

② 水解产物反应：阿司匹林含酯键，在碱性条件下水解后生成水杨酸钠和醋酸钠，与硫酸反应生成水杨酸沉淀和醋酸（臭气）。

$$\text{C}_6\text{H}_4(\text{COOH})(\text{OCOCH}_3) + \text{Na}_2\text{CO}_3 \xrightarrow{\triangle} \text{C}_6\text{H}_4(\text{COONa})(\text{OH}) + \text{CH}_3\text{COONa} + \text{CO}_2$$

$$2\,\text{C}_6\text{H}_4(\text{COONa})(\text{OH}) + \text{H}_2\text{SO}_4 \longrightarrow 2\,\text{C}_6\text{H}_4(\text{COOH})(\text{OH}) + \text{Na}_2\text{SO}_4$$

$$2\text{CH}_3\text{COONa} + \text{H}_2\text{SO}_4 \longrightarrow 2\text{CH}_3\text{COOH} + \text{Na}_2\text{SO}_4$$

(2) 光谱法　阿司匹林原料药采用红外分光光度法进行鉴别，要求吸收图谱与对照的图谱一致。

(3) 色谱法　阿司匹林的制剂除栓剂外，均采用高效液相色谱法进行鉴别，供试品溶液主峰的保留时间应与对照品溶液主峰的保留时间一致。

3. 检查

(1) 一般杂质检查　溶液的澄清度、易炭化物、干燥失重、炽灼残渣、重金属均属于一般杂质。溶液的澄清度检查碳酸钠试液中不溶物，即生产工艺中的副产物酚类（如苯酚）、醋酸苯酯、水杨酸苯酯和乙酰水杨酸苯酯等。

(2) 特殊杂质检查　阿司匹林在生产过程中乙酰化不完全或贮藏过程中水解会产生游离水杨酸。《中国药典》2010年版规定，阿司匹林及其制剂均检查游离水杨酸。原料药和制剂均采用高效液相色谱法进行检查。阿司匹林原料药还检查有关物质，采用高效液相色谱法。

(3) 制剂检查　阿司匹林片要求检查溶出度，肠溶片及肠溶胶囊均要求检查释放度。

4. 含量测定

(1) 酸碱滴定法　阿司匹林具有游离羧基，具有酸性，以标准碱滴定液直接滴定阿司匹林原料药。

(2) 色谱法　《中国药典》2010年版规定，阿司匹林制剂均采用高效液相色谱法进行含量测定。

第四节　盐酸普鲁卡因及其制剂的质量分析

一、盐酸普鲁卡因质量标准（《中国药典》2010年版）

盐酸普鲁卡因

Yansuan Pulukayin

Procaine Hydrochloride

$C_{13}H_{20}N_2O_2 \cdot HCl$　272.77

本品为4-氨基苯甲酸-2-(二乙氨基)乙酯盐酸盐。按干燥品计算，含$C_{13}H_{20}N_2O_2 \cdot HCl$不得少于99.0%。

【性状】 本品为白色结晶或结晶性粉末；无臭，味微苦，随后有麻痹感。

本品在水中易溶，在乙醇中略溶，在氯仿中微溶，在乙醚中几乎不溶。

熔点 本品的熔点（附录Ⅵ C）为154~157℃。

【鉴别】（1）取本品约0.1g，加水2ml溶解后，加10%氢氧化钠溶液1ml，即生成白色沉淀；加热，变为油状物；继续加热，发生的蒸气能使湿润的红色石蕊试纸变为蓝色；加热至油状物消失后，放冷，加盐酸酸化，即析出白色沉淀。

（2）本品的红外光吸收图谱应与对照的图谱（光谱集397图）一致。

（3）本品的水溶液显氯化物的鉴别反应（附录Ⅲ）。

（4）本品显芳香第一胺类的鉴别反应（附录Ⅲ）。

【检查】酸度 取本品0.40g，加水10ml溶解后，加甲基红指示液1滴，如显红色，加氢氧化钠滴定液（0.02mol/L）0.20ml，应变为橙色。

溶液的澄清度 取本品2.0g，加水10ml溶解后，溶液应澄清。

对氨基苯甲酸 取本品，精密称定，加水溶解并定量稀释制成每1ml中含盐酸普鲁卡因0.2mg的溶液，作为供试品溶液；另取对氨基苯甲酸对照品适量，精密称定，加水溶解并定量制成每1ml中含对氨基苯甲酸1.0μg的溶液，作为对照品溶液。取供试品溶液1ml与对照品溶液9ml混合均匀，作为系统适应性试验溶液。照高效液相色谱法（附录Ⅴ D）试验。用十八烷基硅烷键合硅胶为填充剂；以含0.1%庚烷磺酸钠的0.05mol/L磷酸二氢钾溶液（用磷酸调节pH值至3.0)-甲醇（68∶32）为流动相；检测波长为279nm；取系统适应性试验溶液10μl，注入液相色谱仪，理论塔板数按对氨基苯甲酸峰计应不低于2000，盐酸普鲁卡因和对氨基苯甲酸之间的分离度应大于2.0。取对照品溶液10μl注入液相色谱仪，调节检测灵敏度，使主成分色谱峰的峰高约为满量程的20%。精密量取供试品溶液与对照品溶液各10μl，分别注入液相色谱仪，记录色谱图。供试品溶液色谱图中如有与对氨基苯甲酸对照品相应的色谱峰，按外标法以峰面积计算，不得过0.5%。

干燥失重 取本品，在105℃干燥至恒重，减失重量不得过0.5%（附录Ⅷ L）。

炽灼残渣 取本品1.0g，依法检查（附录Ⅷ N），遗留残渣不得过0.1%。

铁盐 取炽灼残渣项下遗留的残渣,加盐酸 2ml,置水浴上蒸干,再加稀盐酸 4ml,微温溶解后,加水 30ml 与过硫酸铵 50mg,依法检查(附录Ⅷ G),与标准铁溶液 1.0ml 制成的对照液比较,不得更深(0.001%)。

重金属 取本品 2.0g,加水 15ml 溶解后,加醋酸盐缓冲液(pH3.5)2ml 与水适量使成 25ml,依法检查(附录Ⅷ H 第一法),含重金属不得过百万分之十。

【含量测定】取本品约 0.6g,精密称定,照永停滴定法(附录Ⅶ A),在 15~25℃,用亚硝酸钠滴定液(0.1mol/L)滴定。每 1ml 亚硝酸钠滴定液(0.1mol/L)相当于 27.28mg 的 $C_{13}H_{20}N_2O_2 \cdot HCl$。

【类别】局麻药。

【贮藏】遮光,密封保存。

【制剂】(1)盐酸普鲁卡因注射液;(2)注射用盐酸普鲁卡因。

二、盐酸普鲁卡因及相关制剂的质量分析

(一)化学结构与性质

1. 结构

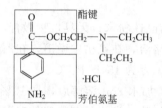

2. 性质

(1)具有芳伯氨基,可发生重氮化偶合反应。可用于鉴别。

(2)具有酯的结构,容易水解。利用水解产物的性质,可用于鉴别。

(3)具有苯环结构,有紫外吸收。可用于鉴别和含量测定。

(二)盐酸普鲁卡因及相关制剂的质量分析

1. 性状

盐酸普鲁卡因的质量标准规定了其外观、臭味、溶解度和熔点。其中外观和熔点为法定检测项目。

2. 鉴别

(1)化学法

① 水解产物反应 盐酸普鲁卡因具有酯的结构,容易水解,利用水解产物的性质,可用于鉴别。即本品水溶液与氢氧化钠溶液反应生成普鲁卡因的白色沉淀;加热使普鲁卡因酯键水解,生成对氨基苯甲酸钠和二乙氨基乙醇,后者为碱性气体,能使湿润的红色石蕊试纸变为蓝色;加盐酸酸化,即析出对氨基苯甲酸的白色沉淀。

② 氯化物的鉴别反应 盐酸普鲁卡因是盐酸盐,显氯化物的鉴别反应。

③ 芳香第一胺类的鉴别反应 盐酸普鲁卡因具有芳伯氨基,可发生重氮化偶合反应,即在酸性溶液中与亚硝酸钠试液反应,生成重氮盐,再与碱性 β-萘酚试液偶合生成红色偶氮化合物。

(2)光谱法 盐酸普鲁卡因及其注射剂均采用红外分光光度法进行鉴别,要求吸收图谱与对照的图谱一致。

(3)色谱法 盐酸普鲁卡因注射液采用高效液相色谱法进行鉴别,供试品溶液主峰的保留时间应与对照品溶液主峰的保留时间一致。

3. 检查

（1）一般杂质检查　溶液的酸度、澄清度、干燥失重、炽灼残渣、铁盐均属于一般杂质。酸度检查采用酸碱滴定法。

（2）特殊杂质检查　盐酸普鲁卡因具有酯的结构，容易水解，可生成对氨基苯甲酸和二乙氨基乙醇。《中国药典》2010年版规定，盐酸普鲁卡因及其制剂均采用高效液相色谱法检查对氨基苯甲酸。

（3）制剂检查　盐酸普鲁卡因制剂要求进行细菌内毒素及无菌检查。

4. 含量测定

盐酸普鲁卡因及注射用盐酸普鲁卡因的含量采用亚硝酸钠滴定法，盐酸普鲁卡因具有芳伯氨基，在盐酸存在下能与亚硝酸钠定量地发生反应，生成重氮盐，用永停法确定终点。盐酸普鲁卡因注射剂采用高效液相色谱法进行含量测定。

学 习 小 结

本单元主要介绍了维生素C及其制剂、对乙酰氨基酚及其制剂、阿司匹林及其制剂、盐酸普鲁卡因及其制剂的质量分析。

（1）通过本单元的学习，应掌握典型药物及其制剂的鉴别、检查、含量测定的基本方法、操作过程，并要理解检测的原理，即要掌握药物的结构性质与检测方法之间的关系，而且要举一反三。

（2）通过本章的学习，能够熟练理解各种药物的检测方法及原理与药物的结构、性质之间的关系。本单元只列出原料药的质量标准，制剂的标准没一一列出，可结合药典或相关资料进行学习。

（3）本单元是药物检测知识、方法、技术的综合运用，学习时一定要多思考，要注重实践能力的培养与提高，使自己具备独立完成药物质量检测任务的能力，为工作打下坚实的基础。

上述内容对应药物检验工级别，要求如下：

工种级别	所需掌握的知识内容
初级	对乙酰氨基酚质量标准及分析
中级	维生素C质量标准及分析；对乙酰氨基酚片质量标准及分析
高级	维生素C注射液质量标准及分析；盐酸普鲁卡因及其制剂质量标准及分析；阿司匹林及其制剂质量标准及分析

习　题

一、单项选择题

1. 下面哪一个物质是盐酸普鲁卡因的特殊杂质（　　）。

　　A. 对氨基酚　　　　　　B. 铜和铁　　　　　　C. 对氨基苯甲酸

　　D. 游离水杨酸　　　　　E. 以上均不对

2. 《中国药典》2010年版规定，阿司匹林的制剂含量测定用（　　）方法。
　　A. HPLC法　　　　　　　B. GC法　　　　　　　C. IR法
　　D. TLC法　　　　　　　 E. 以上均不对

3. 药物结构中与 FeCl₃ 发生反应的活性基团是（　　）。
　　A. 甲酮基　　　　　　　B. 酚羟基　　　　　　　C. 芳伯氨基
　　D. 乙酰基　　　　　　　E. 烯醇基

4. 下列哪种反应用于检查阿司匹林中的水杨酸杂质（　　）。
　　A. 重氮化偶合反应　　　B. 与变色酸共热呈色　　C. 与三价铁显色
　　D. 与 HNO₃ 显色　　　　E. 与硅钨酸形成白色

5. 对乙酰氨基酚的化学鉴别反应，下列哪一项是正确的（　　）。
　　A. 直接重氮化偶合反应　　　　　B. 直接重氮化反应
　　C. 重铬酸钾氧化反应　　　　　　D. 水解后重氮化偶合反应
　　E. 以上都不对

6. 检查维生素C中的重金属时，若取样量为1.0g，要求含重金属不得过百万分之十，应吸取标准铅溶液（每1ml标准铅溶液相当于0.01mg的Pb）（　　）。
　　A. 0.5ml　　　　　　　　B. 1ml　　　　　　　　C. 2ml
　　D. 10ml　　　　　　　　E. 20ml

7. 维生素C注射液碘量法定量时，常先加入丙酮，这是因为（　　）。
　　A. 丙酮可以加快反应速率
　　B. 丙酮与抗氧剂结合，消除抗氧剂的干扰
　　C. 丙酮可以使淀粉变色敏锐
　　D. 丙酮可以增大去氢维生素C的溶解度

二、多项选择题

1. 药物及其制剂的质量检查项目主要包括（　　）。
　　A. 性状　　　　　　　　B. 鉴别　　　　　　　　C. 检查
　　D. 含量测定　　　　　　E. 类别

2. 维生素C的鉴别反应包括（　　）。
　　A. 与硝酸银产生沉淀反应　　　　B. 与二氯靛酚产生变色反应
　　C. 三氯化铁反应　　　　　　　　D. 重氮化偶合反应
　　E. 水解产物反应

3. 对乙酰氨基酚的特殊杂质包括（　　）。
　　A. 对氨基酚　　　　　　B. 有关物质　　　　　　C. 对氯苯乙酰胺
　　D. 溶液的澄清度　　　　E. 重金属

4. 阿司匹林的鉴别反应包括（　　）。
　　A. 与硝酸银产生沉淀反应　　　　B. 与二氯靛酚产生变色反应
　　C. 三氯化铁反应　　　　　　　　D. 重氮化偶合反应
　　E. 水解产物反应

5. 盐酸普鲁卡因的鉴别反应包括（　　）。
　　A. 氯化物的鉴别反应　　　　　　B. 与二氯靛酚产生变色反应
　　C. 三氯化铁反应　　　　　　　　D. 重氮化偶合反应
　　E. 水解产物反应

6. 维生素C的结构与分析方法的关系有（　　）。
　　A. 烯二醇结构具有还原性，可用碘量法定量
　　B. 与糖结构类似，有糖的某些性质
　　C. 无紫外吸收
　　D. 有紫外吸收
　　E. 烯二醇结构有弱酸性

三、判断题

1. 乙酰水杨酸中仅含有一种特殊杂质水杨酸。（　　）
2. 对于结构中含有芳伯氨基的药物对其进行鉴别时可采用不加偶合试剂直接进行重氮化反应。（　　）
3. 《中国药典》2010年版规定，阿司匹林肠溶片的含量用两步酸碱滴定法测定。（　　）
4. 盐酸普鲁卡因的含量测定采用亚硝酸钠滴定法，用永停法确定终点。（　　）
5. 维生素C的特殊杂质是对氯苯乙酰胺。（　　）

四、计算题

取标示量为5ml：0.5g的维生素C注射液2ml，用碘滴定液（0.1mol/L）滴定至终点时共用21.76ml，按每1ml碘滴定液（0.1mol/L）相当于8.806mg的$C_6H_8O_6$计算，试计算本品是否符合药典规定的含量限度。药典规定本品应为标示量的90.0%～110.0%。

五、综合题

对乙酰氨基酚片质量标准

本品含对乙酰氨基酚（$C_8H_9NO_2$）应为标示量的95.0%～105.0%。

【性状】本品为白色片、薄膜衣或明胶包衣片，除去包衣后显白色。

【鉴别】略

【检查】溶出度　略

其他　应符合片剂项下有关的各项规定（附录ⅠA）。

【含量测定】取本品10片，精密称定，研细，精密称取适量（约相当于对乙酰氨基酚40mg），置250ml容量瓶中，加0.4%氢氧化钠溶液50ml与水50ml，振摇15min，加水至刻度，摇匀，滤过，精密量取续滤液5ml，置100ml容量瓶中，加0.4%氢氧化钠溶液10ml，加水至刻度，摇匀，照紫外-可见分光光度法（附录ⅣA）在257nm波长处测定吸光度，按$C_8H_9NO_2$的吸收系数（$E_{1cm}^{1\%}$）为715计算，即得。

已知：10片总重量为6.1519g，标示量为0.5g，称取样品量为0.0453g，测得吸光度（A）为0.535。

请回答并计算：

(1) 本品应符合片剂项下有关的各项规定，则还应检查_____、_____。
(2) 过滤的目的是_____。
(3) 计算称取样品细粉的称样量范围。
(4) 计算对乙酰氨基酚片的含量。

六、简答题

1. 阿司匹林中的主要特殊杂质是什么？检查此杂质的原理是什么？
2. 简述碘量法测定维生素C的原理？为什么要采用酸性介质和新煮沸的蒸馏水？如何消除维生素C注射液中稳定剂的影响？

（曾玉勤）

单元十　检验原始记录及检验报告撰写

> **学习目的**
> 通过学习检验原始数据和检验报告等内容，培养学生的严谨工作态度及数据记录与处理能力。
>
> **知识要求**
> 1. 掌握药品检验原始记录和检验报告的格式要求。
> 2. 熟悉具体检验项目的数据记录、结果处理及报告书撰写的要求。
>
> **能力要求**
> 1. 能按要求正确记录试验数据，并对实验数据进行处理，得出正确结论。
> 2. 能正确出具检验报告书。

第一节　药品检验原始记录的要求

药品检验及其结果必须有完整的原始记录。原始记录是检验过程中所得的实验数据、实验现象及运算过程等的原始资料，原始记录必须具有真实性、完整性、可靠性及原始性，能有效地追溯检品的质量状况及检验情况。为保证药品检验工作的科学性和规范化，检验记录必须做到：记录原始，数据真实，内容完整齐全，无漏项和缺页，书写正确无涂改，字迹清晰整洁，有结论和依据。检验原始记录要由检验人签章，专业技术人员复核。

一、检验原始记录具体书写要求

（1）检验原始记录应用蓝黑墨水或碳素笔书写，显微绘图可用铅笔。不能使用红色笔书写。

（2）检验原始记录中，可按试验的先后，依次记录各检验项目，不强求与标准的顺序一致。记录内容包括：项目名称，检验日期，操作方法（简略扼要），实验条件（如实验温度、仪器名称型号和校正情况等），观察到的现象（不要照抄标准，而应是简要记录检验过程中观察到的真实情况，遇到反常的现象，则应详细记录，以便进一步研究），试验数据，计算和结果判断等（要注意有效数字和数值的修约及其运算）。

（3）所记录原始数据必须真实、准确、完整，字迹清晰、整洁、无涂改。

（4）所记录数据及实验现象应及时、完整，禁止事先记录、事后补记或转抄。

（5）检验结果，无论成败好坏，均应详细记录、保存。对舍弃不用的数据或失败的试验，也应记录，并分析原因，说明弃用理由，标于原始记录上。

（6）如果发现记录有误，可用单划线或双划线划去，但是要保证原来的字迹可辨，并在其上方写上正确的内容并签名，不得直接抹掉或涂改。

（7）每个检验项目均应写明标准中所规定的限度或范围，根据检验结果做出单项结论（符合规定或不符合规定）。

（8）检验项目名称应按药品标准规范书写，不得采用习惯用语，如将片剂的"崩解时限"写成"崩解度"，将栓剂的"融变时限"写成"熔化时间"等。

（9）检验原始记录上不得留有空项，无内容可填时应划上"/"或"—"。

二、对每个检验项目记录的要求

（一）【性状】

1. 外观性状

原料药应根据检验中观察到的情况如实描述药品外观，不可照抄标准上的规定。如标准规定其外观为"白色或类白色的结晶或结晶性粉末"，可依观察结果记录为"白色结晶性粉末"。标准中的臭、味或引湿性（或风化性）等，一般可不予记录，但是遇异常情况时，应详细描述。

制剂应描述供试品的颜色和外形，如：本品为白色片；本品为糖衣片，除去糖衣后显白色；本品为无色澄明的液体。外观性状符合规定者，也应记录，不可只记录"符合规定"这一结论；对外观异常者（如变色、异臭、潮解、碎片、花斑等）要详细描述。

2. 溶解度

一般不作为必须检验的项目，但是遇有异常需进行此项检查时，应详细记录供试品的称量、溶剂及其用量、温度和溶解时的情况等。

3. 相对密度

记录采用的方法（如比重瓶法或韦氏比重秤法），测定时的温度，测定值或各项称量数据，计算式与结果。

4. 熔点

记录采用第×法，仪器型号或标准温度计的编号及其校正值，传温液的名称，升温速度；供试品的干燥条件，初熔及全熔时的温度（估计读数到 0.1℃），熔融时是否有同时分解或异常的情况等。每一供试品应至少测定 2 次，取其平均值，并加温度计的校正值；遇有异常结果时，可选用正常的同一药品再次进行测定，记录其结果并进行比较，再得出单项结论。

5. 旋光度

记录仪器型号，测定时的温度，供试品的称重及其干燥失重或水分，供试液的配制方法，旋光管的长度，零点（或停点）和供试液旋光度的测定值各 3 次的读数，平均值，以及比旋度的计算等。

6. 折光率

记录仪器型号，温度，校正用溶剂，3 次测定值，取平均值报告。

7. 吸收系数

记录仪器型号与狭缝宽度，供试品的称量（必要时应附上波长校正值和空白吸光度）与吸光度（或附仪器自动打印记录），以及计算式与结果等。

8. 凝点

记录仪器型号或标准温度计的编号及其校正值，应至少测定 2 次，取其平均值，并加温度计的校正值。

9. 黏度

记录仪器型号，测定时的温度，3次测定值，取平均值报告。

（二）【鉴别】

1. 呈色反应或沉淀反应

记录简要的操作过程，供试品的取样量，所加试剂的名称与用量，反应结果（包括生成物的颜色，气体的产生或异臭，沉淀物的颜色或沉淀物的溶解等）。采用药典附录中未收载的试液时，应记录其配制方法或出处。

2. 离子反应

记录供试品的取样量，简要的试验过程，观察到的现象，结论。

3. 薄层色谱（或纸色谱）

记录室温及湿度，薄层板所用的吸附剂（或色谱纸的预处理），供试品的预处理，供试液与对照液的配制及其点样量，展开剂、展开距离、显色剂，色谱示意图；必要时计算出R_f值。

4. 可见-紫外吸收光谱特征

同"（一）7. 吸收系数"项下的要求。

5. 红外光吸收光谱

记录仪器型号，环境温度与湿度，供试品的预处理和试样的制备方法，对照图谱的来源（或对照品的图谱），并附供试品的红外光吸收光谱。

6. 气（液）相色谱

如为引用检查或含量测定项下所得的色谱数据，记录可以简略，但应注明检查（或含量测定）项记录的页码。

（三）【检查】

1. pH值（包括原料药与制剂采用pH值检查的"酸度、碱度或酸碱度"）

记录仪器型号，室温，定位用标准缓冲液的名称，校准用标准缓冲液的名称及其校准结果，供试溶液的制备，测定结果。

2. 溶液的澄清度与颜色

记录供试品溶液的制备，浊度标准液的级号，标准比色液的色调与色号或所用分光光度计的型号和测定波长，比较（或测定）结果。

3. 氯化物（或硫酸盐）

记录标准液的浓度和用量，供试品溶液的制备，比较结果。必要时记录供试品溶液的前处理方法。

4. 干燥失重

记录分析天平的型号，干燥条件（包括温度、真空度、干燥剂名称、干燥时间等），各次称重（失重为1%以上者应做平行试验2份）及恒重数据（包括空称量瓶重及其恒重值，取样量，干燥后的恒重值）及计算等。

5. 炽灼残渣（或灰分）

记录炽灼温度，空坩埚恒重值，供试品的称重，炽灼后残渣与坩埚的恒重值，计算结果。

6. 重量差异

记录20片（或丸）的总重量及其平均片（丸）重，限度范围，每片（丸）的重量，超过限度的片数，结果判定。

7. 崩解时限

记录仪器型号，介质名称和温度，是否加挡板，在规定时限（注明标准中规定的时限）内的崩解或残存情况，结果判断。

8. 微生物限度

记录供试液的制备方法（含预处理方法）后，再分别记录：①细菌数记录各培养皿中各稀释度的菌落数，空白对照皿中有无细菌生长，计算，结果判断；②霉菌数和酵母菌数分别记录霉菌及酵母菌在各培养皿中各稀释度的菌落数，空白对照皿中有无霉菌或酵母菌生长，计算，结果判断；③控制菌记录供试液与阳性对照菌增菌培养的条件及结果，分离培养时所用的培养基、培养条件和培养结果（菌落形态），纯培养所用的培养基和革兰染色镜检结果，生化试验的项目名称及结果，结果判定；必要时，应记录疑似菌进一步鉴定的详细条件和结果。

9. 水分

（1）费休法 记录实验室的湿度，供试品的称量（平行试验3份），消耗费休液的体积（ml），费休试液标定的原始数据（平行试验3份），计算式与结果，以平均值报告。

（2）甲苯法 记录供试品的称量，出水量，计算结果；并应注明甲苯用水饱和的过程。

10. 重金属（或铁盐）

记录采用的方法，供试液的制备，标准溶液的浓度和用量，比较结果。

11. 溶出度（或释放度）

记录仪器型号，采用的方法，转速，介质名称及其用量，取样时间，限度（Q），测得的各项数据（包括供试液的稀释倍数和对照液的配制），计算结果与判断。

12. （颗粒剂的）粒度

记录供试品的取样量，不能通过一号筛和能通过四号筛的颗粒和粉末的总量，计算结果与判断。

13. 热原

记录饲养室和实验室温度，家兔的体重与性别，每一家兔正常体温的测定值与计算，供试品溶液的配制（包括稀释过程和所用的溶剂）与浓度，每1kg体重的给药剂量及每只家兔的注射量，注射后3h内每1h的体温测定值，计算每只家兔的升温值，结果判断。

（四）【含量测定】

1. 容量分析法

记录供试品的称量（平行试验2份），简要的操作过程，指示剂的名称，滴定液的名称及其浓度（mol/L），消耗滴定液的体积（ml），计算式与结果。电位滴定法应记录采用的电极；非水滴定要记录室温；用于原料药的含量测定时，所用的滴定管与移液管均应记录其校正值。

2. 紫外分光光度法

记录仪器型号，检查溶剂是否符合要求的数据，吸收池的配对情况，供试品与对照品的称量（平行试验各2份）及其溶解和稀释情况，核对供试品溶液的最大吸收峰波长是否正确，测定波长及其吸光度值（或附仪器自动打印记录），计算式及结果。必要时应记录仪器的波长校正情况。

3. 气相色谱法

记录仪器型号，检测器及其灵敏度，色谱柱长和内径，柱填料与固定相，载气和流速，柱温，进样口与检测器的温度，内标溶液，供试品的预处理，供试品与对照品的称重（平行试验各2份）和配制过程，进样量，测定数据，计算式与结果；并附色谱图。标准中如规定有系统适应性试验者，应记录该试验的数据（如理论塔板数、分离度、校正因子的相对标准偏差等）。

4. 高效液相色谱法

记录仪器型号，检测波长，色谱柱与柱温，流动相与流速，内标溶液，供试品与对照品的称重（平行试验各2份）和溶液的配制过程，进样量，测定数据，计算式与结果；并附色谱图。标准中如规定有系统适应性试验者，应记录该试验的数据（如理论塔板数、分离度、校正因子的相对标准偏差等）。

5. 抗生素微生物检定法

应记录试验菌的名称，培养基的编号、批号及其pH值，灭菌缓冲液的名称及pH值，标准品的来源、批号及其纯度或效价，供试品及标准品的称量（平行试验各2份）、溶解及稀释步骤和核对人，高、低剂量的设定，抑菌圈测量数据（当用游标卡尺测量直径时，应将测得的数据以框图方式顺双碟数记录；当用抑菌圈测量仪测量面积或直径时，应记录测量仪器的名称及型号，并将打印数据附贴于记录上），计算式与结果，可靠性测验与可信限的计算。

6. 含氮量（氧瓶燃烧法）

记录采用氮测定法第×法，供试品的称量（平行试验2份），硫酸滴定液的浓度（mol/L），样品与空白试验消耗滴定液的体积（ml），计算式与结果。

第二节 药品检验报告书的要求

药品在全部项目检验完毕后，要根据药品检验的结果出具检验报告。检验报告书是对药品质量做出的技术鉴定，是具有法律效力的技术文件，应长期保存。药检人员应严肃负责、实事求是书写检验报告书，做到依据准确、格式规范、数据完整、文字简洁、用语规范、结论明确、有检验专用章。检验报告书应按统一的规范格式书写打印。每一张药品检验报告书只针对一个批号。

一、药品检验报告书的书写要求

(一) 检验报告书题目

应在"药品检验报告书"字样之前冠以药品检验单位的全称，并依次填写检验报告书内容。

(二) 报告书表头栏目

一般应包括编号、检品名称、规格、检品来源、包装、批号、有效期、代表量、检验项目、检验依据、收检日期和报告日期等。

1. 检品名称

应按药品包装上的品名填写，如为商品名，应在商品名之后加括号注明法定名称。

2. 检验项目

有"全检"、"部分检验"或"单项检验"。单项检验应直接填写检验项目名称，如"热原"或"无菌"等。

3. 检验依据

已成册的质量标准应写明标准名称、版本和部、册等，如《中国药典》2010年版二部。单页的质量标准应写出标准名和标准编号，如国家食品药品监督管理局标准〔试行 WS-135(X-119)—2005〕。

（三）检验项目的编排与格式

报告书表头之下的首行，横向列出"检验项目"、"标准规定"和"检验结果"三个栏目。"检验项目"下，按质量标准列出【性状】、【鉴别】、【检查】与【含量测定】等大项目，大项目名称要添加方括号，每一个大项目下所包含的具体检验项目名称和排列顺序，应按质量标准上的顺序书写。

（四）检验报告书结论

结论应包括检验依据和检验结论。

（1）全部项目检验均合格，习惯称为"全检合格"，结论写"本品按××检验，结果符合规定"。

（2）全部检验项目中只要有一项不符合规定，即判为不符合规定，结论写"本品按××检验，结果不符合规定"。

（3）若非全部项目检验，合格的写"本品按××检验上述项目，结果符合规定"；如有一项不合格时，则写"本品按××检验上述项目，结果不符合规定"。

二、药品检验报告书中各检测项目的书写要求

（一）【性状】

1. 外观性状

在"标准规定"下，按质量标准内容书写。"检验结果"下，合格的写"符合规定"，必要时可按实况描述；不合格的，应先写出不符合标准规定之处，再加写"不符合规定"。

2. 熔点、相对密度、旋光度、折光率等物理常数

在"标准规定"下，按质量标准内容书写。在"检验结果"下，写实测数值；不合格的应在数据之后加写"不符合规定"。

（二）【鉴别】

常由一组试验组成，应将质量标准中鉴别项下的试验序号（1）（2）等列在"检验项目"栏下。每一序列之后应加注检验方法简称，如化学反应、薄层色谱、高效液相色谱、紫外光谱、红外光谱、显微特征等。

凡属显色或沉淀反应的，在"标准规定"下写"应呈正反应"；"检验结果"下根据实际反应情况写"呈正反应，符合规定"或"呈负反应，不符合规定"。

若鉴别试验采用分光光度法或薄层色谱法，在"标准规定"下按质量标准内容，用简洁的文字书写。"检验结果"下列出具体数据，或写"与对照图谱一致（或不一致）"或"与对照品相同（或不同）"。

（三）【检查】

1. pH值、水分、干燥失重、炽灼残渣

若质量标准中有明确数值要求的，应在"标准规定"下写出。在"检验结果"下写实测数值，实测数值在规定范围以内，写"符合规定"；实测数值超出规定范围时，应在数值之后加写"不符合规定"。

2. 有关物质、硫酸盐、铁盐、重金属、氯化物、澄清度、溶液颜色、酸碱度、易炭化

物、重量差异、崩解时限、不溶性微粒

若质量标准中有明确数值要求的，应在"标准规定"下写出；但以文字说明为主，且不宜用数字或简单的语言确切表达的，此项可写"应符合规定"。在"检验结果"下如测得准确数值的，写实测数据，数据不符合标准规定时，应在数据之后加写"不符合规定"；如仅为限度，不能测得准确数值的，则写"符合规定"或"不符合规定"。文字叙述中不得加入数学符号，如"不得过……"不能写成"≤……"，"百万分之十"不能写成"10ppm"等。

3. 微生物限度、热原、异常毒性、降压物质、无菌

检验合格的，在"标准规定"下写"应符合规定"；在"检验结果"下写"符合规定"。检验不合格的，在"标准规定"与"检验结果"下均应写具体。

4. 溶出度

在"标准规定"下写出具体限度，如"限度（Q）为标示含量的××%"或"不得低于标示含量的××%"。检验合格的，在"检验结果"下写"符合规定"；如不合格，应列出具体实测数据，并加写"不符合规定"。

（四）【含量测定】

在"标准规定"下，按质量标准的内容和格式书写；在"检验结果"下写出相应的实测数值，数值的有效位数应与质量标准中的要求一致。

学习小结

本单元主要介绍了药物检验原始记录和检验报告书两方面的内容。按要求完成药物检验原始记录和检验报告书的撰写，是药物检验工作者必须具备的基本素质。

（1）原始记录是检验过程中所得的实验数据、实验现象及运算过程等的原始资料，原始记录必须具有真实性、完整性、可靠性及原始性，能有效地追溯检品的质量状况及检验情况。药品质量标准不同检验项目的原始记录书写要求各有区别，但均应做到：记录原始，数据真实，内容完整齐全，书写正确无涂改，字迹清晰整洁，有结论和依据。

（2）检验报告书是对药品质量做出的技术鉴定，是具有法律效力的技术文件。检验报告书分为表头、报告书正文和结论三部分。正文应横向列出"检验项目"、"标准规定"和"检验结果"三个栏目，各栏目均应按要求规范书写。最后应对检验结果做出检验结论。

上述内容，药物检验工（初级、中级、高级）均要求掌握。

（刘敬　曹智启）

附 录

附录一 理论模拟测试题

仿真试卷（一）——药物检验工（初级）

一、A 型题（最佳选择题），共 30 题，每题 1 分。每题的备选答案中只有一个最佳答案。

1. 《药品生产质量管理规范》的简称为（　　）。
   A. GMP　　　　　　　　B. GCP　　　　　　　　C. GLP
   D. GSP　　　　　　　　E. SOP

2. 我国现实行的药品质量标准是（　　）。
   A. 《中国药典》　　　　B. 《局颁标准》　　　　C. 《企业标准》
   D. A 和 B 项　　　　　E. A、B 和 C 项

3. 企业质量检验的基本步骤是（　　）。
   A. 掌握标准→抽样→检验→判定→处理
   B. 抽样→掌握标准→检验→判定→处理
   C. 检验→抽样→掌握标准→判定→处理
   D. 抽样→判定→掌握标准→检验→处理
   E. 抽样→检验→掌握标准→判定→处理

4. 检验后的样品，一般成品留样保存期限为（　　）。
   A. 至药品失效期后 3 年　　　　　　　B. 至少保存 3 年
   C. 至药品失效期后 1 年　　　　　　　D. 保存期限为 3 个月
   E. 以上均不对

5. 当产品已结束检验，对照质量标准，符合规定，则应置（　　）标牌。
   A. 黄色　　　　　　　　B. 红色　　　　　　　　C. 浅蓝色
   D. 绿色　　　　　　　　E. 深蓝色

6. 《中国药典》2010 年版规定测定液体的相对密度时温度应控制在（　　）。
   A. 20℃　　　　　　　　B. 18℃　　　　　　　　C. 22℃
   D. 30℃　　　　　　　　E. 15℃

7. 熔点是指一种物质照规定方法测定，在熔化时（　　）。
   A. 初熔时的温度　　　　　　　　　　B. 全熔时的温度
   C. 自初熔至全熔的一段温度　　　　　D. 自初熔至全熔的中间温度
   E. 被测物质晶型转化时的温度

8. 芳香第一胺类的药物可用下列哪种反应来鉴别（　　）。
   A. 重氮化偶合反应　　　B. 茚三酮反应　　　　　C. 高锰酸钾褪色反应
   D. 丙二酰脲反应　　　　E. 焰色反应

9. 鉴别药物的目的是判断药物的（　　）。
   A. 纯度　　　　　　　　B. 真伪　　　　　　　　C. 含量
   D. 效价　　　　　　　　E. 以上均不对

10. 电位滴定法滴定终点的确定根据（　　）。
    A. 两极间的电流变化　　　　　　　　　　B. 指示剂变色
    C. 参比电极电极电位的变化　　　　　　　D. 指示电极电极电位的变化
    E. 以上均不对
11. 药物的纯度合格是指（　　）。
    A. 含量符合药典的规定　　　　　　　　　B. 不超过该药物杂质限量的规定
    C. 对病人无害　　　　　　　　　　　　　D. 符合分析纯的规定
    E. 药物中不存在杂质
12. 澄清是指供试品溶液的澄清度（　　）。
    A. 相当于所用溶剂　　B. 未超过浊度 0.5 级　　C. 未超过浊度 1 级
    D. A 或 B　　　　　　E. A 或 C
13. 氯化物检查时，最适宜的酸度是在 50ml 溶液中含（　　）。
    A. 10ml 稀盐酸　　　　B. 10ml 稀硫酸　　　　C. 10ml 稀硝酸
    D. 10ml 稀醋酸　　　　E. 以上均不对
14. 下列操作不正确的是（　　）。
    A. 称量的质量不能超过天平的最大载荷量
    B. 腐蚀性的药品放在密闭的容器中进行称量
    C. 吸湿性的药品放在密闭的容器中进行称量
    D. 热物品冷却至室温后再称量
    E. 为称量方便，打开天平的前门
15. 《中国药典》2010 年版中规定的一般杂质检查中不包括的项目是（　　）。
    A. 炽灼残渣检查　　　　B. 硫酸盐检查　　　　C. 氯化物检查
    D. 溶液澄清度检查　　　E. 崩解时限检查
16. 下列称量中哪些不用调零点（　　）。
    A. 空称量瓶的质量
    B. 装有样品的称量瓶的质量
    C. 从一装有样品的称量瓶中称出一份质量约为 m_s 的样品
    D. 从一装有样品的称量瓶中称出多份质量约为 m_s 的样品
    E. C+D
17. 药典所指的"精密称定"，系指称重应准确至所取重量的（　　）。
    A. 百分之一　　　　　B. 千分之一　　　　　C. 万分之一
    D. 十万分之一　　　　E. 十分之一
18. 某药品的细菌总数检查中，当 1∶10 稀释液的细菌菌落数为 2760，1∶100 稀释液的细菌菌落数为 295，1∶1000 稀释液的细菌菌落数为 46，则应报告细菌总数为（　　）。
    A. 29000　　　　　　B. 46000　　　　　　C. 38000
    D. 27000　　　　　　E. 34000
19. 某片剂的霉菌总数检查中，当 1∶10 稀释液的霉菌菌落数为 24，1∶100 稀释液的霉菌菌落数为 19，1∶1000 稀释液的霉菌菌落数为 12，则应报告霉菌总数为（　　）。
    A. 240　　　　　　　B. 1800　　　　　　　C. 12000
    D. 6900　　　　　　 E. 1000
20. 按《中国药典》2010 年版精密量取 50ml 某溶液时，宜选用（　　）。
    A. 50ml 量筒　　　　B. 50ml 移液管　　　　C. 50ml 滴定管
    D. 50ml 容量瓶　　　E. 1ml 量筒
21. 原料药的含量（　　）。

A. 含量测定以百分数表示 B. 以标示量百分数表示 C. 以杂质总量表示
D. 以干重表示 E. 以理化常数值表示

22. 药物中氯化物杂质检查的一般意义在于（　　）。
A. 它是有疗效的物质 B. 它是对药物疗效有不利影响的物质
C. 它是对人体健康有害的物质 D. 它是致癌物质
E. 可以考核生产工艺中容易引入的杂质

23. 取葡萄糖 0.6g，按中国药典规定检查氯化物，其限量为 0.01％则应取每 1ml 含氯 10μg 的标准氯化钠溶液（　　）。
A. 1ml B. 2ml C. 5ml
D. 6ml E. 10ml

24. 阿司匹林的含量测定：取本品约 0.4g，精密称定，置于 150ml 锥形瓶中，加中性乙醇 20ml 溶解后，加酚酞指示液 3 滴，用氢氧化钠滴定液（0.1mol/L）滴定至终点，即得。每 1ml 氢氧化钠滴定液（0.1mol/L）相当于 T mg 的 $C_9H_8O_4$。若样品称样量为 m_S mg，消耗氢氧化钠滴定液（0.1023mol/L）V ml，则含量百分数的计算式为（　　）。
A. $\dfrac{(0.1023/0.1)\,TV}{m_S}\times 100\%$ B. $\dfrac{(0.1/0.1023)\,TV}{m_S}\times 100\%$
C. $\dfrac{TV}{m_S}\times 100\%$ D. $\dfrac{20\times TV}{m_S}\times 100\%$
E. $\dfrac{(0.1/0.1023)\,TV}{0.4}\times 100\%$

25. 按中国药典规定，精密标定的滴定液（如盐酸及其浓度）正确表示为（　　）。
A. 盐酸滴定液（0.1028mol/L） B. 盐酸滴定液 0.1028mol/L
C. 0.1028mol/L 盐酸滴定液 D. （0.1028mol/L）盐酸滴定液
E. 以上均不对

26. 《中国药典》2010 年版规定，酸碱度检查所用的水应为（　　）。
A. 注射用水 B. 蒸馏水 C. 纯化水
D. 离子交换水
E. 新煮沸并放冷至室温的纯化水

27. 对乙酰氨基酚中的特殊杂质是（　　）。
A. 间氨基酚 B. 对氨基酚 C. 水杨酸
D. 氯化物 E. 硫酸盐

28. 纯化水是指（　　）。
A. 纯净水 B. 自来水 C. 蒸馏水
D. 蒸馏法、离子交换法、反渗透法或其他适宜方法制得的供药用的水
E. 以上均不对

29. 杂质的来源主要途径有（　　）。
A. 生产过程中引入 B. 药品检验过程中产生 C. 贮存过程中产生
D. 药物受到污染 E. A＋C

30. 三氯化铁鉴别反应是根据（　　）基团。
A. 酚羟基 B. 羧基 C. 苯环
D. 乙酰氧基 E. 芳伯氨基

二、B 型题（配伍选择题），共 30 题，每题 1 分。备选答案在前，试题在后，每组 5 题。每组题均对应同一组备选答案，每题只有一个正确答案。每个备选答案可重复选用，也可不选用。

(31-35)
A. JP B. BP C. USP D. Ch. P E. Ph. Int
31. 《中国药典》英文简称为（　　）。
32. 《英国药典》英文简称为（　　）。
33. 《国际药典》英文简称为（　　）。

34. 《日本药局方》英文简称为（　　）。
35. 《美国药典》英文简称为（　　）。

(36-40)
A. 不溶性杂质　　　　　　B. 水分和其他挥发性物质　　　　　C. 无机杂质
D. 有色杂质　　　　　　　E. 氯化物杂质

下列杂质检查法可用于检查：
36. 溶液颜色检查法（　　）。
37. 溶液澄清度检查法（　　）。
38. 氯化物检查法（　　）。
39. 炽灼残渣检查法（　　）。
40. 干燥失重测定法（　　）。

(41-45)
A. 凡例　　　　　　　　　B. 正文　　　　　　　　　C. 附录
D. 一部　　　　　　　　　E. 二部

41. 正文品种、附录及质量检定有关的共性问题在《中国药典》2010年版的（　　）。
42. 试药、试液、滴定液、标准品、对照品等内容在《中国药典》2010年版的（　　）。
43. 药品的质量标准在《中国药典》2010年版的（　　）。
44. 中药材、中药成方药的质量标准在《中国药典》2010年版的（　　）。
45. 化学药品和各类制剂的质量标准在《中国药典》2010年版的（　　）。

(46-50)
A. 氧化还原滴定法　　　　B. 高效液相色谱法　　　　　C. 直接碘量法
D. 直接酸碱滴定法　　　　E. 紫外分光光度法

46. 阿司匹林的含量测定采用（　　）。
47. 对乙酰氨基酚的含量测定采用（　　）。
48. 葡萄糖酸锑钠注射液的含量测定采用（　　）。
49. 阿司匹林片的含量测定采用（　　）。
50. 维生素C的含量测定采用（　　）。

(51-55)
A. ±10%　　B. 101.0%　　C. 0.3　　D. 6　　E. 20

51. 恒重是指两次称量的质量（mg）不超过（　　）。
52. 规定取样量为"约"若干时，系指取用量不得超过规定量的（　　）。
53. 崩解时限检查时，一般应采取供试品的片数为（　　）。
54. 片剂重量差异检查时，一般应取供试品的片数为（　　）。
55. 原料药的含量（%）如未规定上限时，均系指不超过（　　）。

(56-60)
A. 滴定度（T）　　　　B. 浓度因数（F）　　　　C. 重（装）量差异
D. 崩解时限　　　　　　　E. 相对密度

56. 以称量法测定每片（粒、瓶）的重（装）量与平均重（装）量或标示重（装）量之间的差异程度，是检查（　　）。
57. 实际配制浓度与名义浓度的比值是（　　）。
58. 在相同的特定条件（如温度、压力）下，某物质的密度与参考物质的密度之比是（　　）。
59. 每1ml滴定液相当于被测物质的质量，用（　　）表示。
60. 固体制剂采用规定的方法，在规定的液体介质中，除不溶性包衣材料或破碎的胶囊壳外，全部通过筛网所需时间的限度，是检查（　　）。

三、C 型题（比较选择题），共 30 题，每题 1 分。备选答案在前，试题在后。每组 5 题。每组题均对应同一组备选答案，每题只有一个正确答案。每个备选答案可重复选用，也可不选用。

(61-65)

A. 鉴别试验　　　　B. 杂质检查　　　　C. 两者均是　　　　D. 两者均不是

61. 判断药物的真伪可采用（　　）。
62. 判断药物的纯度可采用（　　）。
63. 判断药物的疗效可采用（　　）。
64. 判断药物的优劣可采用（　　）。
65. 判断药物中有何杂质可采用（　　）。

(66-70)

A. 氧化还原容量法　B. 中和法　　　　　C. 两者均可用　　　D. 两者均不可用

66. 以酸、碱中和反应为基础的滴定分析法属于（　　）。
67. 以氧化还原反应为基础的容量分析法属于（　　）。
68. 维生素 C 的含量测定方法为（　　）。
69. 阿司匹林的含量测定方法为（　　）。
70. 双氧水的含量测定方法为（　　）。

(71-75)

A. 崩解时限　　　B. 重（装）量差异　　C. 两者均是　　　　D. 两者均不是

71. 属于杂质检查的为（　　）。
72. 用于片剂检查的方法为（　　）。
73. 用于注射液检查的方法为（　　）。
74. 进行（　　）检查后，可不再检查含量均匀度。
75. 用于原料检查的方法为（　　）。

(76-80)

A. 药物中的氯化物检查　　　　　　　　B. 药物中的硫酸盐检查
C. 两者都是　　　　　　　　　　　　　D. 两者都不是

76. 比浊法可用于（　　）。
77. 比色法可用于（　　）。
78. 检查时用硝酸银作沉淀剂的方法为（　　）。
79. 检查时用氯化钡作沉淀剂的方法为（　　）。
80. 检查时用硫氰酸铵作显色剂的方法为（　　）。

(81-85)

A. 干燥失重测定法　B. 炽灼残渣检查法　C. 两者都是　　　　D. 两者都不是

81. 属于一般杂质检查法的方法为（　　）。
82. 在最后称量时，需恒重的是（　　）。
83. 温度控制在 700~800℃ 的测定方法为（　　）。
84. 适用于注射液检查的方法为（　　）。
85. 属于特殊杂质检查法的为（　　）。

(86-90)

A. 固体原料药　　B. 片剂　　　　　　C. 两者均是　　　　D. 两者均不是

86. 需要进行崩解时限检查的为（　　）。
87. 需要进行重量差异检查的为（　　）。
88. 含量限度以含量的百分比表示的为（　　）。
89. 含量限度以标示量的百分比表示的为（　　）。
90. 需要进行杂质检查的为（　　）。

四、D型题，共10题，每题1分。

说明：判断下列各题的正误，正确的请将答题卡上对应题号的［A］涂黑，错误的请将答题卡上对应题号的［B］涂黑。全选［A］或全选［B］均不得分。

91. 定量分析就是重量分析。（　　）。
92. 用减重法称量样品时，当倾出的样品接近所需量时，应直立称量瓶，并进行回敲。（　　）。
93. 药品质量标准中的性状部分没有法定意义。（　　）。
94. 对试样进行分析，操作者加错试剂，属系统误差。（　　）。
95. 碘量法所用的指示剂是 KI 的淀粉液。（　　）。
96. 鉴别药物时，通常选用不同的方法鉴别同一供试品，综合分析实验结果做出判断。（　　）。
97. 药物的相对密度越大，则其纯度越高。（　　）。
98. 分析纯试剂可替代药品使用。（　　）。
99. 对乙酰氨基酚三氯化铁鉴别反应阳性。（　　）。
100. 炽灼残渣检查法若需留残渣做重金属检查，则炽灼温度应控制在 500～600℃。（　　）。

仿真试卷（二）——药物检验工（高级）

一、A型题（最佳选择题），共30题，每题1分。每题的备选答案中只有一个最佳答案。

1. 对质检人员最基本的要求，也是质检人员必须具备的职业道德是（　　）。
    A. 遵纪守法　　　　　　B. 坚持原则　　　　　　C. 爱岗敬业
    D. 质量为本　　　　　　E. 精益求精
2. （　　）系指经国家药品监督管理部门批准并发给生产（或试生产）批准文号或进口药品注册证书的药品。
    A. 处方药　　　　　　　B. 非处方药　　　　　　C. "甲类目录"药品
    D. "乙类目录"药品　　　E. 上市药品
3. 药物（　　）分为动物、植物、矿物、生物、合成或半合成药物等。
    A. 按剂型　　　　　　　B. 按商业习惯　　　　　C. 按给药途径和方法
    D. 按药物来源　　　　　E. 按药理作用
4. 高效液相色谱法鉴别的参数是（　　）。
    A. 最大吸收波长　　　　B. 最少吸收波长　　　　C. 保留时间
    D. R_f 值　　　　　　　E. 吸光度
5. 凡规定检查溶出度、释放度或融变时限的制剂，不再进行（　　）。
    A. 崩解时限的检查　　　B. 重量差异检查　　　　C. 装量差异检查
    D. 含量均匀度检查　　　E. 纯度检查
6. 锥形瓶、烧杯、试剂瓶等用（　　）洗涤剂。
    A. 肥皂、洗衣粉、去污粉　B. 洗洁精　　　　　　　C. 洗液
    D. 有机溶剂　　　　　　E. A+B+C+D
7. 《中国药典》规定测定旋光度，测定温度为（　　）。
    A. 0℃　　　　　　　　B. 4℃　　　　　　　　C. 20℃
    D. 25℃　　　　　　　E. 37℃
8. 紫外-可见分光光度法分析时，氘灯用于（　　）。
    A. 紫外区　　　　　　　B. 远红外区　　　　　　C. 中红外区
    D. 近红外区　　　　　　E. 可见光区
9. 检查重金属时，生成的最终产物为（　　）。
    A. 铅　　　　　　　　　B. 氧化铅　　　　　　　C. 硝酸铅
    D. 硫酸铅　　　　　　　E. 硫化铅

10. 鲎试剂,用于检查( )。
    A. 热原   B. 细菌内毒素   C. 细菌
    D. 霉菌   E. 大肠杆菌

11. 药典规定维生素 C 含 $C_6H_8O_6$ 不得少于 99.0%,则其含量范围为( )。
    A. 99.0%~100%   B. 99.0%~100.0%   C. 99.0%~101%
    D. 99.0%~101.0%   E. 99.0%~100.1%

12. 需避光的滴定液应用( )盛装。
    A. 棕色瓶   B. 玻璃瓶   C. 棕色玻璃瓶
    D. 塑料瓶   E. 棕色塑料瓶

13. 属于毒药的基准物是( ),需严加保管。
    A. 无水碳酸钠   B. 氯化钠   C. 草酸钠
    D. 邻苯二甲酸氢钾   E. 三氧化二砷

14. 在标定滴定液时,滴定管溶液均应从刻度( )开始,以减少误差。
    A. 0   B. 0.0   C. 0.00
    D. 25.0   E. 25.00

15. 高效液相色谱仪对分离效果影响最大的部件是( )。
    A. 容积贮存器   B. 高压泵   C. 进样器
    D. 色谱柱   E. 检测器和色谱数据处理

16. 溶剂脱气方法有( )。
    A. 加热法   B. 抽真空法   C. 吹氮脱气法
    D. 超声波脱气法   E. A+B+C+D

17. 高效液相色谱法定量测定时,样品供试溶液应配制 2 份,而对照品溶液应配制( )。
    A. 1 份   B. 2 份   C. 3 份
    D. 4 份   E. 5 份

18. 制剂的杂质检查方法首选( )。
    A. 化学法   B. 物理法   C. 薄层色谱法
    D. 气相色谱法   E. 高效液相色谱法

19. 制备标准砷斑,所吸取标准砷溶液的体积( )。
    A. 1ml   B. 2ml   C. 3ml
    D. 5ml   E. 不确定

20. 释放度一般采用( )时间点取样。
    A. 一个   B. 两个   C. 三个
    D. 四个   E. 五个

21. 《中国药典》规定,凡作为注射用的药品,均需作可见异物检查,包括( )。
    A. 注射剂   B. 注射用粉剂   C. 注射用无菌原料药
    D. A+B   E. A+B+C

22. 氮测定法中蒸馏装置中加装氮气球的目的是( )。
    A. 防止暴沸
    B. 用氮气隔绝空气,避免发生氧化反应
    C. 分离气液两相,以防止将碱液带入硼酸中,影响测定结果
    D. 增加蒸馏气体的压力
    E. 使氮气吸收完全

23. 降压物质检查法的实验动物是( )。
    A. 小鼠   B. 猫   C. 鸡

D. 狗　　　　　　　　　　E. 青蛙

24. 异常毒性检查法在其他结果判断中，除另有规定外，全部小鼠在给药（　　）h内不得有死亡。
    A. 48　　　　　　　　　B. 36　　　　　　　　　C. 24
    D. 12　　　　　　　　　E. 6

25. 药品有效期的依据是（　　）。
    A. 稳定性试验　　　　　B. 鉴别试验　　　　　　C. 异常毒性试验
    D. 无菌试验　　　　　　E. 以上均是

26. 复标时两人平均结果的相对偏差不得超过（　　），否则要重标。
    A. 0.1%　　　　　　　　B. 0.15%　　　　　　　C. 0.2%
    D. 0.25%　　　　　　　E. 3%

27. 盐酸（0.1mol/L）滴定液的标定，所用的基准物质是（　　）。
    A. 无水碳酸钠　　　　　B. 氯化钠　　　　　　　C. 草酸钠
    D. 邻苯二甲酸氢钾　　　E. 三氯化二砷

28. 测定凝点可以用来（　　）。
    A. 考察光学活性　　　　B. 纯度检查　　　　　　C. 测定含量
    D. A+B　　　　　　　　E. A+B+C

29. 紫外-可见分光光度法分析时，吸光度值（　　）合适。
    A. 大于1　　　　　　　B. 小于1　　　　　　　C. 0~1
    D. 0.5附近　　　　　　E. 0.3~0.7

30. 红外光谱法鉴别，中国药典主要采用（　　）。
    A. 对照品对比法　　　　B. 标准图谱对比法　　　C. 吸收系数法
    D. 自身对照法　　　　　E. 目视比色法

二、B型题（配伍选择题），共40题，每题1分。备选答案在前，试题在后，每组5题。每组题均对应同一组备选答案，每题只有一个正确答案。每个备选答案可重复选用，也可不选用。

(31-35)
A. 比重瓶　　　　　　　　B. 升降式崩解仪　　　　C. 酸度计
D. 熔点测定仪　　　　　　E. 超净工作台

31. 细菌检查需（　　）。
32. 崩解时限检查需（　　）。
33. 熔点测定需（　　）。
34. 测定相对密度需（　　）。
35. 测定pH值需（　　）。

(36-40)
A. 硫酸盐　　　　　　　　B. 硫氰酸铵配位化合物　　C. 硫化铅
D. 氯化银　　　　　　　　E. 硫酸钡

36. 检查铁盐时，生成的最终产物为（　　）。
37. 检查重金属时，生成的最终产物为（　　）。
38. 检查氯化物时，生成的最终产物为（　　）。
39. 检查硫酸盐时，生成的最终产物为（　　）。
40. 检查炽灼残渣时，生成的最终产物为（　　）。

(41-45)
A. 配位滴定法　　　　　　B. 亚硝酸钠法　　　　　　C. 非水滴定法
D. 碘量法　　　　　　　　E. 紫外-可见分光光度法

41. 磺胺甲噁唑片含量测定的方法是（　　）。
42. 活性钙含量测定的方法是（　　）。

43. 维生素C含量测定的方法是（　　）。
44. 氢氧化铝片含量测定的方法是（　　）。
45. 枸橼酸喷托维林片含量测定的方法是（　　）。

(46-50)
A. 1　　　　　B. 1.5　　　　　C. 5　　　　　D. 6　　　　　E. 10

46. 片剂含量均匀度检查，初试应取的片数为（　　）。
47. 异常毒性检查，每批供试品初试的实验动物只数为（　　）。
48. 降压物质检查，每批供试品初试的实验动物只数为（　　）。
49. 在色谱定量分析中，分离度 K 应大于（　　）。
50. 胶囊溶出度测定，初试应取的个数为（　　）。

(51-55)
A. 二氧六环　　　　　B. 吡啶　　　　　C. 苯
D. 甲苯　　　　　　　E. 1,2-二氯甲烷

51. 有机溶剂残留量测定法测定吡啶时，可选择的内标物质是（　　）。
52. 有机溶剂残留量测定法测定二氧六环时，可选择的内标物质是（　　）。
53. 有机溶剂残留量测定法测定甲苯时，可选择的内标物质是（　　）。
54. 有机溶剂残留量测定法测定苯时，可选择的内标物质是（　　）。
55. 有机溶剂残留量测定法测定三氯甲烷时，可选择的内标物质是（　　）。

(56-60)
A. 硼酸　　　　　B. 硫酸　　　　　C. 硫酸滴定液
D. 氢氧化钠溶液　　E. 硫酸钾和硫酸铜

56. 氮测定法中，能让氨气逸出的物质是（　　）。
57. 氮测定法中，吸收逸出的氨气的物质是（　　）。
58. 氮测定法中，充当催化剂的物质是（　　）。
59. 氮测定法中，起消化作用的物质是（　　）。
60. 氮测定法中，滴定吸收液的物质是（　　）。

(61-65)
A. 精密度　　　　　B. 专属性　　　　　C. 线性
D. 定量限　　　　　E. 准确度

61. （　　）系指用该方法测定结果与真实值或公认的参考值接近的程度，一般用回收率（%）表示。
62. （　　）系指在规定的测定条件下，同一个均匀样品，经多次取样测定所得结果之间的接近程度。
63. （　　）系指在一些可能存在的组分（如杂质、降解物、辅料等）存在时，采用的方法对被测物的特性准确可靠测定的能力。
64. （　　）系指具有一定准确度和精密度下，能够定量测定样品中被测物的最低量。它是样品中含量低的被测物定量测定时的参数，特别适用于杂质或降解物的测定方法的研究。
65. （　　）系指在设计的范围内，测试结果与试样中被测物浓度呈正比关系的程度。

(66-70)
A. 碘量法　　　　　B. 酸碱中和法　　　　　C. 亚硝酸钠法
D. 沉淀滴定法　　　E. 高效液相色谱法

66. 维生素C注射液的含量测定方法是（　　）。
67. 对氨基水杨酸钠的含量测定方法是（　　）。
68. 盐酸普鲁卡因的含量测定方法是（　　）。
69. 阿司匹林的含量测定方法是（　　）。
70. 盐酸普鲁卡因注射液的含量测定方法是（　　）。

三、C 型题（比较选择题），共 40 题，每题 1 分。备选答案在前，试题在后。每组 5 题。每组题均对应同一组备选答案，每题只有一个正确答案。每个备选答案可重复选用，也可不选用。

(71-75)
   A. 现代药　　　　B. 传统药　　　　C. 两者皆是　　　　D. 两者均不是
71. （　　）一般是指通过化学合成、生物工程等现代科学技术手段获得的药品。
72. （　　）是指按照传统医学理论指导用于预防和治疗疾病的物质。
73. 磺胺药属于（　　）。
74. 植物药属于（　　）。
75. 青霉素属于（　　）。

(76-80)
   A. 配位滴定法　　B. 非水滴定法　　C. 两者皆是　　　　D. 两者均不是
76. 反应的摩尔比一般为 1∶1 的是（　　）。
77. 以配位反应为基础的是（　　）。
78. 滴定的结果一定要用空白试验校正的是（　　）。
79. 样品消耗滴定液的体积在 10ml 以内的是（　　）。
80. 以酚酞为指示剂的是（　　）。

(81-85)
   A. 最低检出值　　B. 最低检出浓度　　C. 两者皆是　　　D. 两者均不是
81. （　　）指在一定条件下，能够观测出试验结果的供试品的最小量。
82. （　　）指在一定条件下，能够观测出试验结果的供试品的最低浓度。
83. 鉴别试验反应的灵敏度包括（　　）。
84. 如果鉴别试验反应愈灵敏，则（　　）愈小。
85. 单位通常用 g（克）表示的是（　　）。

(86-90)
   A. 1∶1　　　　　B. 1∶2　　　　　C. 两者皆是　　　　D. 两者均不是
86. EDTA 与二价金属离子配位时摩尔比为（　　）。
87. EDTA 与四价金属离子配位时摩尔比为（　　）。
88. 亚硝酸钠与药物发生重氮化反应时摩尔比为（　　）。
89. 硫酸与氢氧化钠发生中和反应时摩尔比为（　　）。
90. 磷酸与氢氧化钠发生中和反应时摩尔比为（　　）。

(91-95)
   A. 古蔡氏法　　　B．Ag-DDC 法　　C. 两者皆是　　　　D. 两者均不是
91. 检查中需微孔滤膜的是（　　）。
92. 检查中需加入锌粒和盐酸的是（　　）。
93. 检查中需溴化汞试纸的是（　　）。
94. 检查中需 $Pb(Ac)_2$ 棉的是（　　）。
95. 检查中需加入硫代乙酰胺的是（　　）。

(96-100)
   A. 银量法　　　　B. 重量法　　　　C. 两者皆是　　　　D. 两者均不是
96. 阿司匹林的含量测定方法可选择（　　）。
97. 甲磺酸酚妥拉明的含量测定方法可选择（　　）。
98. 尿素的含量测定方法可选择（　　）。
99. 氯化铵片的含量测定方法可选择（　　）。
100. 测定时需要电子天平的是（　　）。

(101-105)

A. 铬酸钾指示剂法　　B. 吸附指示剂法　　　　C. 两者皆是　　　　　　D. 两者均不是
101. 测定 Cl^- 和 Br^- 的方法有（　　）。
102. 测定银的方法有（　　）。
103. 测定卤化物的方法有（　　）。
104. 以硝酸银为滴定液的是（　　）。
105. 以 KSCN 或 NH_4SCN 为滴定液的是（　　）。
(106-110)
A. 一般杂质　　　　B. 特殊杂质　　　　　　C. 两者皆是　　　　　　D. 两者均不是
106. 对氨基水杨酸钠中的砷盐属于（　　）。
107. 对氨基水杨酸钠中的间氨基酚属于（　　）。
108. 对氨基水杨酸钠中的对氨基水杨酸钠属于（　　）。
109. 对氨基水杨酸钠中的重金属属于（　　）。
110. 对氨基水杨酸钠中的氯化物属于（　　）。

四、D型题，共10题，每题1分。

说明：判断下列各题的正误，正确的请将答题卡上对应题号的［A］涂黑，错误的请将答题卡上对应题号的［B］涂黑。全选［A］或全选［B］均不得分。

111. 人身上的衣服着火时，切勿惊慌逃跑，可用厚的外衣包裹使熄灭，若火势较大，应躺在地上滚动，一方面压灭火焰，一方面避免火焰烧伤头。（　　）
112. 用浓硫酸配制各种不同浓度的硫酸滴定液时，应将浓硫酸慢慢倒入水中，边倒边搅拌。（　　）
113. 含杂质三价铁盐影响重金属检查时，可加抗坏血酸消除干扰。（　　）
114. 一般每个容量仪器应同时校正2~3次，取其平均值即可。（　　）
115. 抗生素微生物检定用标准菌种，由中国药品生物制品检定所提供，为冷冻干燥菌种，用前需经复苏。（　　）
116. 重量法测定药物含量，应尽量选择无机沉淀剂。（　　）
117. 氧瓶燃烧法，固体用无灰滤纸称取和包裹。（　　）
118. 黏度大小随温度而变化，温度高，黏度小。（　　）
119. 无菌室温度应为18~26℃，相对湿度为45%~65%。（　　）
120. 永停滴定法，滴定时要把滴定管管尖插入液面下三分之二处，在停止搅拌下一次滴入大部分亚硝酸钠滴定液。（　　）

仿真试卷（三）——药物检验工（高级）

一、A型题（最佳选择题），共30题，每题1分。每题的备选答案中只有一个最佳答案。

1. 下列（　　）不是医药职业道德的特点。
   A. 全人类性　　　　　B. 严肃性　　　　　　　C. 平等性
   D. 连续性　　　　　　E. 随意性
2. 药品的特殊性是（　　）。
   A. 专属性　　　　　　B. 两重性　　　　　　　C. 质量的重要性
   D. 时限性　　　　　　E. 以上都是
3. 可供临床治疗选择使用、疗效好、同类药品中比"甲类目录"药品价格略高的药品，由国家制定，各省、自治区、直辖市可根据当地经济水平、医疗需要和用药习惯适当进行调整的是（　　）。
   A. 处方药　　　　　　B. 非处方药　　　　　　C. "甲类目录"药品
   D. "乙类目录"药品　　E. 上市药品
4. 新中国成立后编撰的第一部药典是（　　）。
   A. 1949年版　　　　　B. 1950年版　　　　　　C. 1951年版
   D. 1952年版　　　　　E. 1953年版
5. 日本药局方简称（　　）。

A. JP　　　　　　　　　B. BP　　　　　　　　　C. USP
D. Ph. Int　　　　　　　E. Ch. P

6.《中国药典》2010年版规定测定旋光度，用（　　）。
　　A. 钠光谱的 D 线（589.3nm）　　　　　B. 钠光谱的 A 线（589.3nm）
　　C. 钾光谱的 D 线（589.3nm）　　　　　D. 钠光谱的 C 线（589.3nm）
　　E. 钾光谱的 A 线（589.3nm）

7.（　　）药物可以测定相对密度。
　　A. 固体　　　　　　　B. 液体　　　　　　　C. 气体
　　D. A+B　　　　　　　E. A+B+C

8. 溶解度是药物的一种（　　）。
　　A. 吸收性质　　　　　B. 光谱性质　　　　　C. 色谱性质
　　D. 化学性质　　　　　E. 物理性质

9. 具有重氮化偶合呈色反应，一般含有（　　）。
　　A. 酚羟基或水解后产生酚羟基吸收性质　　B. 芳酸及其酯类、酰胺类
　　C. 脂肪氨基　　　　　　　　　　　　　　D. 芳伯氨基或能产生芳伯氨基
　　E. 以上都是

10. 红外光谱鉴定药物，《中国药典》2010年版主要采用（　　）。
　　A. 对照品对照法　　　B. 标准图谱比较法　　C. 保留时间
　　D. 吸光度　　　　　　E. R_f

11. 1ml 是指在真空，1g 纯水（　　）所占的体积。
　　A. 0℃　　　　　　　　B. 4℃　　　　　　　　C. 20℃
　　D. 25℃　　　　　　　E. 37℃

12. 一般的玻璃仪器最后用纯净水冲洗（　　）。
　　A. 二次　　　　　　　B. 三次　　　　　　　C. 四次
　　D. 五次　　　　　　　E. 无明确规定，冲洗干净为止

13. 比旋度可以用来（　　）。
　　A. 考虑光学活性　　　B. 纯度检查　　　　　C. 测定含量
　　D. A+B　　　　　　　E. A+B+C

14. 紫外-可见分光光度法分析时，装盛液体以池体积的（　　）为宜。
　　A. 1/2　　　　　　　　B. 2/3　　　　　　　　C. 3/4
　　D. 4/5　　　　　　　　E. 无明确规定

15. 溶出度测定的温度是（　　）。
　　A. 20℃　　　　　　　B. 25℃　　　　　　　C. 37℃
　　D. 50℃　　　　　　　E. 100℃

16. 滴定液浓度应为名义值的（　　）。
　　A. 1　　　　　　　　　B. 1.000　　　　　　　C. 0.95~1.05
　　D. 0.950~1.050　　　　E. 接近1即可

17. 检查铁盐时，如供试品管与对照品管色调不一致时，可用（　　）进行提取纯化。
　　A. 氯仿　　　　　　　B. 醋酸乙酯　　　　　C. 正丁醇
　　D. 水　　　　　　　　E. 正丙醇

18. 重金属检查通常以（　　）作代表。
　　A. 铜　　　　　　　　B. 铅　　　　　　　　C. 汞
　　D. 金　　　　　　　　E. 银

19. 最低装量检查法用于检查（　　）制剂。

A. 固体 B. 半固体 C. 液体
D. A+B E. A+B+C

20. 测定黏度可以用来（　　）。
   A. 考察光学活性 B. 纯度检查 C. 测定含量
   D. A+B E. A+B+C

21. 高效液相色谱法最常用的检测器是（　　）。
   A. 紫外检测器 B. 二极管检测器 C. 荧光检测器
   D. 示差折光检测器 E. 氢焰离子化检测器

22. 高效液相色谱法在药物检验中，多数品种采用（　　）。
   A. 正相色谱 B. 反相色谱 C. 正反相色谱
   D. 双相色谱 E. 三相色谱

23. Ag-DDC法检查砷，反应最终产物是（　　）。
   A. Ag B. DDC C. As（HgBr）$_3$
   D. As（HgBr）$_2$ E. AsH$_3$

24. 标定所使用的滴定液体积不宜过少，一般不应少于（　　）ml。
   A. 20 B. 10 C. 15
   D. 25 E. 30

25. 氧瓶燃烧法中所用的滤纸是（　　）。
   A. 普通滤纸 B. 定性滤纸 C. 色谱滤纸
   D. 无灰滤纸 E. 以上均不对

26. 检定用菌种，由（　　）提供。
   A. 市场购买 B. 送检单位 C. 各级药检所
   D. 中国药品生物制品检定所 E. 无规定

27. 药品有效期的依据是（　　）。
   A. 稳定性试验 B. 鉴别试验 C. 异常毒性试验
   D. 无菌试验 E. 以上均是

28. ODS反相色谱常用的流动相是（　　）。
   A. 水 B. 甲醇 C. 乙醇
   D. 甲醇-水 E. 乙醇-水

29. 凡检查含量均匀度的制剂，不再检查（　　）。
   A. 重量差异 B. 崩解时限 C. 装量差异
   D. A+B E. A+C

30. 氮测定法中加入氢氧化钠的目的是（　　）。
   A. 防止暴沸 B. 吸收所产生的氨气 C. 使氨气逸出
   D. 中和硫酸 E. 无作用

二、B型题（配伍选择题），共40题，每题1分。备选答案在前，试题在后，每组5题。每组题均对应同一组备选答案，每题只有一个正确答案。每个备选答案可重复选用，也可不选用。

(31-35)
A. 按剂型 B. 按商业习惯 C. 按给药途径和方法
D. 按药物来源 E. 按药理作用

31. （　　）药物分为动物、植物、矿物、生物、合成或半合成药物等。
32. （　　）药物分为注射剂、口服剂、固体制剂、液体制剂等。
33. （　　）药物分为片、针、水、粉等。
34. （　　）药物分为抗感染药、消化系统药、抗病毒药、心血管系统药等。

35. （　　）药物分为经胃肠道给药的剂型、不经胃肠道给药的剂型、呼吸道给药、皮肤给药、经直肠给药的剂型等。

(36-40)
A. 4.4～6.2　　　　　　B. 6.8～8.0　　　　　　C. 8.3～10.0
D. 5.0～8.0　　　　　　E. 3.1～4.4

36. 甲基红变色的范围为pH（　　）。
37. 中性红变色范围为pH（　　）。
38. 酚酞变色范围为pH（　　）。
39. 石蕊变色范围为pH（　　）。
40. 甲基橙变色范围为pH（　　）。

(41-45)
A. 盐酸　　　　　　　　B. 硝酸　　　　　　　　C. 硫酸
D. 醋酸盐缓冲液　　　　E. 醋酸

41. 检查铁盐时，调节溶液酸碱性的物质是（　　）。
42. 检查重金属时，调节溶液酸碱性的物质是（　　）。
43. 检查氯化物时，调节溶液酸碱性的物质是（　　）。
44. 检查硫酸盐时，调节溶液酸碱性的物质是（　　）。
45. 易炭化物是指药物中夹杂的遇（　　）易炭化或易氧化而呈色的有机杂质。

(46-50)
A. EDTA滴定液　　　　B. 亚硝酸钠滴定液　　　C. 高氯酸滴定液
D. 甲醇钠滴定液　　　　E. 费休试液

46. 配位滴定法中滴定液有（　　）。
47. 重氮化法中滴定液有（　　）。
48. 碱量法（非水滴定液）中的滴定液包括（　　）。
49. 酸量法（非水滴定法）中的滴定液包括（　　）。
50. 水分测定法中滴定液有（　　）。

(51-55)
A. 气相色谱法　　　　　B. 高效液相色谱法　　　C. 薄层色谱法
D. 紫外-可见分光光度法　E. 红外光谱法

51. 以气体为流动相的是（　　）。
52. 以液体为流动相且流动相需要用0.45μm滤膜过滤的是（　　）。
53. 以液体为流动相且流动相无需过滤的是（　　）。
54. 测定过程中需要吸收池的是（　　）。
55. 广泛用于分析固体样品的是（　　）。

(56-60)
A. 胶态银　　　　　　　B. 砷斑　　　　　　　　C. 硫氰酸铁
D. 硫酸钡　　　　　　　E. 氯化银

56. Ag-DDC法检查砷盐时，生成的最终产物为（　　）。
57. 古蔡氏法检查砷盐时，生成的最终产物为（　　）。
58. 检查铁盐时，生成的最终产物为（　　）。
59. 检查硫酸盐时，生成的最终产物为（　　）。
60. 检查氯化物时，生成的最终产物为（　　）。

(61-65)
A. 间氨基酚　　　　　　B. 对氨基苯甲酸　　　　C. 对氨基酚

D. 水杨酸   E. 降压物质

61. 盐酸普鲁卡因注射液应检查（   ）。
62. 对氨基酸水杨酸钠应检查（   ）。
63. 硫酸链霉素应检查（   ）。
64. 对乙酰氨基酚应检查（   ）。
65. 阿司匹林应检查（   ）。

(66-70)
A. 韦氏比重秤   B. 气压计   C. 阿培折光计
D. 平氏黏度计   E. 酸度计

66. 黏度测定法需要的仪器是（   ）。
67. 折光率测定法需要的仪器是（   ）。
68. pH 值测定法需要的仪器是（   ）。
69. 相对密度测定法需要的仪器是（   ）。
70. 馏程测定法需要的仪器是（   ）。

三、C 型题（比较选择题），共 40 题，每题 1 分。备选答案在前，试题在后。每组 5 题。每组题均对应同一组备选答案，每题只有一个正确答案。每个备选答案可重复选用，也可不选用。

(71-75)
A. 基本医疗保险药品   B. 国家基本药物
C. 两者均是   D. 两者均不是

71. 用于预防、治疗、诊断人的疾病，有目的地调节人的生理机能并规定有适应证或功能主治、用法和用量的物质是（   ）。
72. 用于预防、治疗或诊断疾病所使用的物质是（   ）。
73. 为曾在中国境内上市销售的药品是（   ）。
74. 国家保证其生产和供应，在使用中首选（   ）。
75. 保障职工基本医疗用药，合理控制药品费用，规范基本医疗保险用药范围管理的是（   ）。

(76-80)
A. 15min 内   B. 30min 内   C. 两者均是   D. 两者均不是

76. 薄膜衣片应在（   ）全部崩解。
77. 糖衣片应在（   ）全部崩解。
78. 泡腾片应在（   ）全部崩解。
79. 片剂应在（   ）全部崩解。
80. 滴丸剂应在（   ）全部崩解。

(81-85)
A. 配位滴定法   B. 非水滴定法   C. 两者均是   D. 两者均不是

81. 活性钙片的含量测定可采用（   ）。
82. 氢氧化铝片的含量测定可采用（   ）。
83. 枸橼酸喷托维林片的含量测定可采用（   ）。
84. 维生素 C 原料药的含量测定可采用（   ）。
85. 葡萄糖酸锑钠注射液的含量测定可采用（   ）。

(86-90)
A. 一般杂质   B. 特殊杂质   C. 两者都是   D. 两者均不是

86. 维生素 C 中的铁盐属于（   ）。
87. 维生素 C 中的重金属属于（   ）。
88. 盐酸普鲁卡因中的对氨基苯甲酸属于（   ）。

89. 对乙酰氨基酚片中的淀粉属于（　　）。
90. 肾上腺素中的肾上腺酮属于（　　）。

(91-95)

A. 滴定　　　　　B. 标定　　　　　C. 两者都是　　　　　D. 两者均不是

91. 滴定管溶液应从刻度零点开始的是（　　）。
92. 需进行复标的是（　　）。
93. 将滴定液从滴定管中加到被测物质溶液中的过程称为（　　）。
94. 用基准物质准确地测定滴定液浓度的操作过程称为（　　）。
95. 需要对照物质的是（　　）。

(96-100)

A. 铬酸钾指示剂法　　　　　　　　B. 铁铵矾指示剂法
C. 两者都是　　　　　　　　　　　D. 两者均不是

96. 又称莫尔法的是（　　）。
97. 又称佛尔哈德法的是（　　）。
98. 以硝酸银为滴定液，在中性或弱酸性溶液中直接滴定 Cl^- 和 Br^- 的银量法是（　　）。
99. 在酸性溶液中用 KSCN 或 NH_4SCN 作标准溶液测定含量的方法是（　　）。
100. 属于沉淀滴定法的是（　　）。

(101-105)

A. 氮测定法　　　B. 氧瓶燃烧法　　　C. 两者都是　　　D. 两者均不是

101. 测定的对象是有机物的方法有（　　）。
102. 测定的对象是无机物的方法有（　　）。
103. 检验药物中是否含有卤素的方法有（　　）。
104. 检验药物中是否含有硫素的方法有（　　）。
105. 检验药物中是否含有硒素的方法有（　　）。

(106-110)

A. 重复性　　　　B. 中间精密度　　　C. 两者都是　　　D. 两者均不是

106. 精密度测定中，同一样品，相同条件下，同一人测定结果是（　　）。
107. 精密度测定中，同一样品，不同条件下，不同一人测定结果是（　　）。
108. 精密度测定中，不同样品，不同条件下，不同一人测定结果是（　　）。
109. 精密度测定中，药物含量测定方法的验证项目是（　　）。
110. 精密度测定中，用3个浓度9次测定结果来评价的是（　　）。

四、D型题，共10题，每题1分。

说明：判断下列各题的正误，正确的请将答题卡上对应题号的［A］涂黑，错误的请将答题卡上对应题号的［B］涂黑。全选［A］或全选［B］均不得分。

111. 一切实验菌种，均按菌种保存管理规则，可接种转接。（　　）。
112. 感量用来衡量一架天平的灵敏性。（　　）。
113. 单一剂量、一日剂量包装的散剂，才检查装量差异。（　　）。
114. 费休试液应贮于棕色瓶中，密闭保存。（　　）。
115. EDTA 与金属离子配位时摩尔比多为 1∶1。（　　）。
116. 朗伯-比尔定律是紫外和红外分光光度法的定量基础。（　　）。
117. 黏度大小随温度而变化，温度高，黏度小。（　　）。
118. 气相色谱法分离好坏主要决定于色谱柱。（　　）。
119. 《中国药典》中的异常毒性实验动物是小白鼠。（　　）。
120. 无菌室温度应为 18～26℃，相对湿度为 45%～65%。（　　）。

附录二 实操模拟测定题

仿真试卷（一）——药物检验工（高级）

考核内容：维生素 C 注射液——含量测定

药品质量标准：《中国药典》2010 年版二部 903 页

考核时间：90min

操作部分：

【含量测定】精密量取本品适量（约相当于维生素 C 0.2g），加水 15ml 与丙酮 2ml，摇匀，放置 5min，加稀醋酸 4ml 与淀粉指示液 1ml，用碘滴定液（0.05mol/L）滴定，至溶液显蓝色并持续 30s 不褪。每 1ml 碘滴定液（0.05mol/L）相当于 8.806mg 的 $C_6H_8O_6$。

考核标准：

一、供试品的取样量计算 (5分)

二、口答部分：考评老师随机提问 (5分)

三、实验操作 (60分)

1. 取样（10分）

包括润洗（3分），混匀（3分），按应取量取样（4分）。

2. 移液管的正确使用（15分）

包括洗涤（2分），润洗（2分），拿移液管姿势（3分），吸液（2分），擦拭（2分），调零（2分），放液操作（3分）。

3. 滴定管的用前准备（10分）

包括检漏（2分），洗涤、润洗（2分），装液操作（2分），排除气泡（2分），调零（2分）。

4. 滴定操作（25分）

仿真试卷（二）——药物检验工（高级）

考核内容：盐酸滴定液（0.1mol/L）标定

药品质量标准：《中国药典》2010 年版二部附录 XVF

考核时间：90min

操作部分：

【标定】盐酸滴定液（0.1mol/L），取在 270～300℃ 干燥至恒重的基准无水碳酸钠约 0.15g，精密称定，加水 50ml 使溶解，加甲基红-溴甲酚绿混合指示液 10 滴，用本液滴定至溶液由绿色转变为紫红色时，煮沸 2min，冷却至室温，继续滴定至溶液由绿色变为暗紫色。每 1ml 盐酸滴定液（0.1mol/L）相当于 5.30mg 的无水碳酸钠。根据本液的消耗量与无水碳酸钠的取用量，算出本液的浓度，即得。

仿真试卷（三）——药物检验工（高级）

考核内容：维生素 B_1 注射液——含量测定

药品质量标准：《中国药典》2010 年版二部 897 页

考核时间：90min

操作部分：

【标定】精密量取本品适量（约相当于维生素 B_1 50mg），置 200ml 容量瓶中，用水稀释至刻度，摇匀，精密量取 5ml，置 100ml 容量瓶中，加盐酸溶液（9→1000）稀释至刻度，照紫外-可见分光光度法（附录 IV A），在 246nm 波长处测定吸光度，按 $C_{12}H_{17}ClN_4OS \cdot HCl$ 的吸收系数为（$E_{1cm}^{1\%}$）421 计算，即得。

本品含维生素 B_1（$C_{12}H_{17}ClN_4OS \cdot HCl$）应为标示量的 93.0%～107.0%。

附录三 药品检验原始记录及检验报告示例

<u>×××制药厂成品检验原始记录</u>

编号：

品名：对乙酰氨基酚片	规格：0.5g	来源：片剂生产车间
批号：110107	效期：36个月	取样日期：2010年12月3日
批量：10万片	检验项目：溶出度	检验日期：2010年12月3日

检验依据：《中华人民共和国药典》2010年版二部

【检查】 溶出度 照溶出度测定法（《中国药典》2010年版二部附录ⅩC）第一法测定。
溶出仪：智能溶出仪 ZRC-8FT
转速：100r/min； 溶出介质及用量：稀盐酸24ml加水至1000ml
介质温度：37℃； 取样时间：30min
供试品溶液制备及溶出量测定：依法操作，经30min时，取溶出液5ml，滤过，精密量取续滤液1ml，加0.04%氢氧化钠溶液稀释至50ml，摇匀，照紫外-可见分光光度法（附录ⅣA），在257nm波长处测定吸光度，按$C_8H_9NO_2$的吸收系数（$E_{1cm}^{1\%}$）为715计算每片的溶出量。
紫外-可见分光光度计：TU-1810DP（北京普析通用）
实验数据：

吸光度 $A_{样}$：(1) 0.613 (2) 0.593 (3) 0.617 (4) 0.594
(5) 0.593 (6) 0.625

按公式计算溶出量：溶出量 $= \dfrac{A \times 1000 \times 50}{E_{1cm}^{1\%} \times 100 \times 1 \times 0.5} \times 100\%$

计算结果如下：(1) 85.7% (2) 82.9% (3) 86.3% (4) 83.1%
(5) 82.9% (6) 87.4%

平均溶出量：85%
结论：符合规定（规定：限度为标示量的80%）

检验者： 复核者：

×××制药厂成品检验报告书

编号：

品名：阿司匹林	规格：25kg/袋	来源：原料药车间
批号：101104	效期：24个月	取样日期：2010年12月1日
批量：40袋	检验项目：全检	报告日期：2010年12月10日

检验依据：《中华人民共和国药典》2010年版二部

检验项目	标准规定	检验结果
【性状】	应为白色结晶或结晶性粉末	白色结晶
【鉴别】		
(1)化学反应	应呈正反应	呈正反应
(2)化学反应	应呈正反应	呈正反应
(3)红外光谱	应与对照图谱(光谱集5图)一致	符合规定
【检查】		
溶液的澄清度	溶液应澄清	符合规定
游离水杨酸	不得过0.1%	0.01%
易炭化物	与对照液比较，不得更深	符合规定
有关物质	应符合规定	符合规定
干燥失重	不得过0.05%	0.03%
炽灼残渣	不得过0.1%	0.08%
重金属	不得过10×10^{-6}	符合规定
【含量测定】	按干燥品计，含$C_9H_8O_4$不得少于99.5%	99.8%

结论：本品按《中华人民共和国药典》2010年版第二部检验，结果符合规定。

负责人： 检验者： 复核者：

×××制药厂成品检验报告书

编号：

品名：对乙酰氨基酚片	规格：0.5g	来源：固体第一车间
批号：110107	效期：36个月	取样日期：2010年12月3日
批量：10万片	检验项目：溶出度	报告日期：2010年12月4日
检验依据：《中华人民共和国药典》2010年版二部		

检验项目	标准规定	检验结果
【检查】		
溶出度	限度为标示量的80%	符合规定

结论：本品按《中华人民共和国药典》2010年版第二部检验上述项目，结果符合规定。

负责人： 　　　检验者： 　　　复核者：

×××制药厂成品检验报告书

编号：

品名：维生素 B_1 注射液	规格：2ml：50mg	来源：注射剂生产车间
批号：110302	效期：18个月	取样日期：2010年12月3日
批量：10万支	检验项目：部分检验	报告日期：2010年12月9日
检验依据：《中华人民共和国药典》2010年版二部		

检验项目	标准规定	检验结果
【性状】	应为无色的澄明液体	符合规定
【检查】		
pH 值	应为 2.5～4.0	3.4
装量	应符合规定	符合规定
无菌	应符合规定	符合规定
【含量测定】		
	含维生素 B_1（$C_{12}H_{17}ClN_4OS \cdot HCl$）应为标示量的 93.0%～107.0%	96.8%

结论：本品按《中华人民共和国药典》2010年版第二部检验上述项目，结果符合规定。

负责人：　　　　　检验者：　　　　　复核者：

附录四　药物检验工考核大纲（初、中、高级）

一、报考条件

（一）具备下列条件之一的，可申请报考初级工：
1. 在同一职业（工种）连续工作两年以上或累计工作四年以上的；
2. 经过初级工培训结业。

（二）具备下列条件之一的，可申请报考中级工：
1. 取得所申报职业（工种）的初级工等级证书满三年；
2. 取得所申报职业（工种）的初级工等级证书并经过中级工培训结业；
3. 高等院校、中等专业学校毕业并从事与所学专业相应的职业（工种）工作。

（三）具备下列条件之一的，可申请报考高级工：
1. 取得所申报职业（工种）的中级工等级证书满四年；
2. 取得所申报职业（工种）的中级工等级证书并经过高级工培训结业；
3. 高等院校毕业并取得所申报职业（工种）的中级工等级证书。

二、考核大纲

（一）基本要求

1. 职业道德
(1) 职业道德基本知识
(2) 职业守则
遵纪守法，爱岗敬业；
质量为本，精益求精；
有法必依，坚持原则。

2. 基础知识
(1) 法律法规知识
① 法律法规基础知识；
② 药品管理法知识；
③ 药品生产质量管理规范；
④ 产品质量法知识。
(2) 药学信息服务与计算机应用基础
① 药学信息服务；
② 计算机系统的组成；
③ Windows 基本知识；
④ 办公自动化软件的应用；
⑤ 网络知识。
(3) 药物基础知识
① 药品及其特殊性；
② 药物的分类及剂型。
(4) 药物检验基础知识
① 药物检验工作概况；
② 药品质量标准；

③ 中国药典的内容简介;

④ 取样和样品;

⑤ 质量检验和质量监控;

⑥ 检验误差。

(5) 安全知识

① 防火防爆等消防知识;

② 安全用电知识;

③ 实验室安全知识。

(二) 工作要求

本标准对初级、中级、高级的技能要求依次递进,高级别包括低级别的要求。

1. 初级

职业功能	工作内容	技能要求	相关知识
一、天平与称量	(一)天平的分类与称量原理	1. 掌握天平的分类 2. 掌握天平的称量原理 3. 掌握分析天平有关术语及分析天平应具备的条件	1. 天平的分类及有关术语 2. 常用天平的类型、天平的称量原理
	(二)称量方法与分析天平的使用	1. 会用直接称量法、减重称量法称取物体质量 2. 掌握减免称量误差方法 3. 会保养天平,能简单检查天平的异常情况	1. 称量方法及减免误差的方法 2. 天平的检查及保养方法
二、药物物理常数的测定	(一)相对密度测定法	1. 掌握相对密度测定方法 2. 能熟练地进行相对密度测定操作	相对密度的概念、物理意义及测定方法
	(二)熔点测定法	1. 掌握熔点的测定方法 2. 能熟练地进行熔点测定操作	熔点的概念、物理意义及测定方法
	(三)pH 值测定法	1. 掌握 pH 值的测定方法 2. 能熟练地进行 pH 值测定操作	pH 计或酸度计应用知识
三、药物的鉴别方法	(一)鉴别试验项目与鉴别方法	1. 掌握药物检验中常用的鉴别试验方法 2. 能分清药品质量标准中哪些检验项目属于鉴别试验	1. 鉴别试验项目 2. 常用的鉴别试验方法
	(二)鉴别试验	1. 掌握影响药物鉴别试验的条件因素、试验灵敏度的概念及提高灵敏度的方法 2. 掌握八种一般鉴别试验的方法。	1. 鉴别反应的条件 2. 鉴别试验的灵敏度的基本知识
四、药物仪器分析方法	(一)仪器分析方法通则	掌握仪器分析的任务、分类及一般操作规则	仪器分析方法的基本知识
	(二)电位滴定法	1. 掌握电位滴定分析方法的原理及测定方法 2. 能熟练地进行电位滴定分析法的操作	电位滴定分析方法的测定原理及操作方法

续表

职业功能	工作内容	技能要求	相关知识
五、药物杂质检查法	(一)杂质检查规则	1. 掌握药物杂质概念、分类及来源 2. 能进行杂质限量计算	药物杂质概念、分类、来源及限量计算
	(二)氯化物检查法	1. 掌握氯化物的检查原理及方法 2. 能熟练地进行氯化物的检查操作	氯化物的检查原理、条件及方法
	(三)硫酸盐检查法	1. 掌握硫酸盐的检查原理及方法 2. 能熟练地进行硫酸盐的检查操作	硫酸盐的检查原理、条件及方法
	(四)干燥失重的检查法	1. 掌握干燥失重的检查原理及方法 2. 能熟练地进行干燥失重的测定操作	干燥失重测定对象及测定方法
	(五)溶液的澄清度检查法	1. 掌握溶液澄清度的检查原理及方法 2. 能熟练地进行溶液的澄清度的检查操作	溶液澄清度的检查原理及方法
	(六)溶液的颜色检查法	1. 掌握溶液颜色的检查原理及方法 2. 能熟练地进行溶液颜色的检查操作	溶液颜色的检查原理及方法
	(七)炽灼残渣检查法	1. 掌握炽灼残渣的检查原理及方法 2. 能熟练地进行炽灼残渣的检查操作	炽灼残渣的检查对象及方法
六、药物制剂的主要检查项目	(一)崩解时限检查法	1. 掌握崩解时限检查法的基本概念 2. 能熟练地进行崩解时限检查操作	崩解时限的有关规定及要求
	(二)重量差异与装量差异检查法	1. 掌握重量差异与装量差异检查法的基本概念 2. 能熟练地进行重量差异与装量差异检查操作	重量差异、装量差异的有关规定及要求
七、药物含量的化学测定法	(一)药物含量的化学测定法规则与药物含量计算	1. 掌握药物含量的化学测定法的规则 2. 掌握药物含量的计算方法	1. 含量测定规则 2. 含量计算方法
	(二)中和法(酸碱滴定法)	1. 掌握酸碱滴定法的方法及原理 2. 会选择指示剂 3. 能熟练地进行有关含量测定操作 4. 掌握含量计算方法	1. 酸碱滴定法的类型、测定原理及操作方法 2. 指示剂的选择
	(三)氧化还原法	1. 掌握氧化还原法的方法及原理 2. 能熟练地进行有关含量测定操作 3. 掌握含量计算方法	1. 氧化还原法的类型、测定原理及操作方法 2. 指示剂的选择
八、药品生物测定	(一)细菌数、霉菌数与酵母菌数检查法	1. 掌握细菌、霉菌、酵母菌的检查法的基本概念 2. 能熟练地进行细菌、霉菌、酵母菌的检查操作 3. 掌握常用剂型的微生物限度标准 4. 能正确报告检验结果	1. 微生物限度定义 2. 细菌、霉菌、酵母菌定义及检查法 3. 检验结果的报告
	(二)活螨与活螨卵的检查法	1. 掌握活螨与活螨卵检查法的基本概念 2. 能熟练地进行活螨与活螨卵的检查操作 3. 能正确报告检验结果	1. 活螨、活螨卵定义及检查法 2. 检验结果的报告

续表

职业功能	工作内容	技能要求	相关知识
九、药物质量检验实例	(一)纯化水的质量检验	能运用药物检验的方法与技术熟练地完成纯化水的检验操作	生产用水有关知识
	(二)精制盐酸的质量检验	能运用药物检验的方法与技术熟练地完成原料精制盐酸的检验操作	精制盐酸的有关知识
	(三)对乙酰氨基酚的质量检验	能运用药物检验的方法与技术熟练地完成对乙酰氨基酚的检验操作	对乙酰氨基酚有关知识
十、检验原始记录与检验报告书	(一)检验原始记录	能正确填写上述原料或药物的检验原始记录	检验原始记录基本要求
	(二)检验报告书	能正确书写上述原料或药物的检验报告书	检验报告书基本要求

2. 中级

职业功能	工作内容	技能要求	相关知识
一、玻璃容量仪器的校正与洗涤方法	(一)容量瓶、移液管及滴定管的校正	能进行容量瓶、移液管及滴定管校正操作	容量瓶、移液管及滴定管的校正方法
	(二)玻璃仪器的洗涤	1. 掌握洗涤剂的种类及适用范围 2. 掌握洗液的配制方法及玻璃仪器的洗涤方法	洗涤剂适用范围、玻璃仪器的洗涤
二、药物物理常数的测定	(一)馏程测定法	1. 掌握馏程的测定方法 2. 能熟练地进行馏程的测定操作	馏程的概念、物理意义及测定方法
	(二)旋光度测定法	1. 掌握旋光度的测定方法 2. 能熟练地进行旋光度的测定操作	旋光度的概念、物理意义及测定方法
	(三)折光率测定法	1. 掌握折光率的测定方法 2. 能熟练地进行折光率的测定操作	折光率的概念、物理意义及测定方法
三、药物仪器分析方法	(一)紫外分光光度法	1. 掌握紫外分光光度法的测定原理及方法 2. 能熟练地进行紫外分光光度法的操作	紫外分光光度法的测定原理及操作方法
	(二)红外分光光度法	1. 掌握红外分光光度法的测定原理及方法 2. 能熟练地进行红外分光光度法的操作	红外分光光度法的测定原理及操作方法
四、药物杂质检查法	(一)铁盐检查法	1. 掌握铁盐的检查原理及方法 2. 能熟练地进行铁盐的检查操作	铁盐的检查原理及方法
	(二)重金属检查法	1. 掌握重金属的检查原理及方法 2. 能熟练地进行重金属检查操作	重金属的检查原理及方法
	(三)水分测定法	1. 掌握水分的检查原理及方法 2. 能熟练地进行水分的测定操作	水分的检查原理及方法
	(四)易炭化物检查法	1. 掌握易炭化物的检查原理及方法 2. 能熟练地进行易炭化物的检查操作	易炭化物的检查原理及方法
	(五)特殊杂质检查法	1. 掌握薄层色谱法检查特殊杂质的原理及方法 2. 能熟练地用薄层色谱法进行特殊杂质检查操作	1. 特殊杂质检查的依据 2. 特殊杂质的检查方法

续表

职业功能	工作内容	技能要求	相关知识
五、药物制剂的主要检查项目	(一)最低装量检查法	1. 掌握最低装量检查法的基本概念 2. 能熟练地进行最低装量的检查操作	最低装量的有关规定
	(二)溶出度测定法	1. 掌握溶出度测定法的基本概念 2. 能熟练地进行溶出度的测定操作	溶出度的有关规定及测定方法
	(三)粒度检查法	1. 掌握粒度测定法的基本概念 2. 能熟练地进行粒度的检查操作	粒度的有关规定及测定方法
六、药物含量的化学测定法	(一)配位滴定法	1. 掌握配位滴定法的方法及原理 2. 能正确选择指示剂 3. 能熟练地进行有关含量的测定操作 4. 掌握含量计算的方法	配位滴定法的测定原理及操作方法
	(二)亚硝酸钠滴定法	1. 掌握亚硝酸钠滴定法的方法及原理 2. 能熟练地进行有关含量测定操作 3. 掌握含量计算的方法	亚硝酸钠滴定法的测定原理及操作方法
	(三)非水滴定法	1. 掌握非水酸碱滴定法的方法及原理 2. 能熟练地进行有关含量的测定操作 3. 掌握含量计算的方法	非水滴定法的测定原理及操作方法
七、药品生物测定	(一)控制菌检查法	1. 掌握大肠杆菌、沙门菌、金黄色葡萄球菌及铜绿假单胞菌四种控制菌的基本概念 2. 了解四种控制菌检查的操作方法	大肠杆菌、沙门菌、金黄色葡萄球菌及铜绿假单胞菌有关知识及检查方法
	(二)热原检查法	1. 掌握热原检查法的基本概念 2. 了解热原检查的操作方法	热原的有关知识及检查方法
	(三)细菌内毒素检查法	1. 掌握细菌内毒素检查法的基本概念 2. 了解细菌内毒素检查的操作方法	细菌内毒素的有关知识及检查方法
八、药物质量检验实例	(一)维生素C的质量检验	能运用药物检验的方法与技术熟练地完成维生素C的检验操作	维生素C的有关知识
	(二)对乙酰氨基酚片的质量检验	能运用药物检验的方法与技术熟练地完成对乙酰氨基酚片的检验操作	对乙酰氨基酚片的有关知识
九、检验原始记录与检验报告书	(一)检验原始记录	能正确填写上述检验项目的检验原始记录	检验原始记录的基本要求
	(二)检验报告书	能正确书写上述检验项目的检验报告书	检验报告书基本要求

3. 高级

职业功能	工作内容	技能要求	相关知识
一、滴定液的配制与标定	(一)滴定液的配制	掌握滴定液的配制方法	滴定液的配制方法
	(二)滴定液的标定	1. 掌握滴定液的标定操作,滴定液的标定结果应符合要求 2. 能正确计算滴定液浓度及相对偏差	1. 滴定液的标定方法及计算 2. 滴定液的浓度及相对偏差计算
二、药物物理常数的测定	(一)凝点测定法	1. 掌握凝点的测定方法 2. 能熟练地完成凝点的测定操作	凝点的概念、物理意义及测定方法
	(二)黏度测定法	1. 掌握黏度的测定方法 2. 能熟练地完成黏度的测定操作	黏度的概念、物理意义及测定方法
三、药物仪器分析方法	(一)高效液相色谱法	1. 掌握高效液相色谱法的概念及高效液相色谱仪器的组成 2. 掌握定量计算方法 3. 了解高效液相色谱法的操作方法	高效液相色谱法的测定原理及测定方法
	(二)气相色谱法	1. 掌握气相色谱法的概念及气相色谱仪器的组成 2. 了解气相色谱法的操作方法	气相色谱法的测定原理及测定方法
四、药物杂质检查法	(一)砷盐检查法	1. 掌握砷盐的检查原理及方法 2. 能熟练地进行砷盐的检查操作	砷盐的检查原理、条件及方法
	(二)有机溶剂残留量测定法	1. 掌握有机溶剂残留量测定的对象 2. 了解有机溶剂残留量的测定方法	有机溶剂残留量测定的对象及方法
五、药物制剂的主要检查项目	(一)含量均匀度检查	1. 掌握含量均匀度检查法的基本概念 2. 能熟练地进行含量均匀度的检查操作	含量均匀度的有关规定与要求
	(二)释放度测定法	1. 掌握释放度测定法的基本概念 2. 能熟练地进行释放度的测定操作	释放度的有关规定与要求
	(三)澄明度检查法	1. 掌握澄明度检查法的基本概念 2. 能熟练地进行澄明度的检查操作	澄明度的有关规定、检查条件及检查方法
六、药物含量的化学测定法	(一)沉淀滴定法	1. 掌握沉淀滴定法的方法及原理 2. 能熟练地进行有关含量测定操作 3. 掌握含量计算方法	1. 沉淀滴定法的测定原理及操作方法 2. 指示剂的选择
	(二)重量法	能熟练地进行重量法测定含量操作	重量法的有关规定与要求
	(三)氮测定法	1. 掌握氮测定法的方法及原理 2. 了解氮测定法测定含量的操作 3. 掌握含量计算方法	氮测定法的测定原理及操作方法
	(四)氧瓶燃烧法	1. 掌握氧瓶燃烧法的方法及原理 2. 了解有氧瓶燃烧法测定含量的操作 3. 掌握含量计算方法	氧瓶燃烧法的测定原理及操作方法
七、药品微生物限度检查	(一)异常毒性检查法	1. 掌握异常毒性检查法的基本概念 2. 了解异常毒性检查的操作方法	异常毒性有关知识及操作方法
	(二)降压物质检查法	1. 掌握降压物质检查法的基本概念 2. 了解降压物质检查的操作方法	降压物质有关知识及操作方法
	(三)无菌检查法	1. 掌握无菌检查法的基本概念 2. 了解无菌检查的操作方法	无菌有关知识及操作方法
	(四)抗生素微生物检定法	1. 掌握药品的效价检定法的基本概念 2. 能熟练地完成药品效价的检定操作	抗生素微生物检定法的有关知识及检定方法

续表

职业功能	工作内容	技能要求	相关知识
八、药物质量检验实例	(一)维生素C注射液的质量检验	能运用药物检验的方法与技术熟练地完成维生素C注射液的检验操作	维生素C注射液的有关知识
	(二)部分药品的质量标准及质量分析	1. 掌握阿司匹林、对氨基水杨酸钠、盐酸普鲁卡因及其注射液的质量标准及质量分析 2. 能运用药物检验的方法与技术熟练地完成阿司匹林、对氨基水杨酸钠、盐酸普鲁卡因及其注射液等药品的质量检验操作	阿司匹林、对氨基水杨酸钠、盐酸普鲁卡因及其注射液等药品的质量标准及质量分析
九、质量标准分析方法验证与稳定性试验	(一)质量标准分析方法验证	掌握质量标准分析方法验证的目的、项目、方法和内容	质量标准分析方法验证的有关内容与要求
	(二)稳定性试验	掌握稳定性试验的基本要求、稳定性试验的方法及有效期确定的统计分析方法与要求	稳定性试验的有关内容与要求
十、检验原始记录与检验报告书	(一)检验原始记录	能正确填写上述检验项目的检验原始记录	检验原始记录基本要求
	(二)检验报告书	能正确书写上述检验项目的检验报告书	检验报告书基本要求

三、比重表

(一)理论知识

	项 目		初级/%	中级/%	高级/%
基本要求		职业道德	5	5	5
		基础知识	15	15	15
相关知识	1. 天平与称量	天平与称量原理	3	—	—
		称量方法与分析天平的使用	2	—	—
	2. 玻璃容量仪器的校正与洗涤方法	容量瓶、移液管的校正	—	2	—
		滴定管的校正	—	2	—
		玻璃仪器的洗涤	—	2	—
	3. 滴定液的配制与标定	滴定液的配制	—	—	3
		滴定液的标定	—	—	3
	4. 药物物理常数的测定	相对密度测定法	3	—	—
		熔点测定法	3	—	—
		pH值测定法	3	—	—
		馏程测定法	—	3	—
		旋光度测定法	—	3	—
		折光率测定法	—	3	—
		凝点测定法	—	—	3
		黏度测定法	—	—	3
	5. 药物的鉴别方法	鉴别试验项目及鉴别方法	2	—	—
		鉴别试验	3	—	—

续表

项 目			初级/%	中级/%	高级/%
相关知识	6. 药物仪器分析方法	仪器分析方法通则	3	—	—
		电位滴定法	3	—	—
		紫外分光光度法	—	4	—
		红外分光光度法	—	2	—
		高效液相色谱法	—	—	3
		气相色谱法	—	—	3
	7. 药物杂质检查法	杂质检查规则	3	—	—
		氯化物检查法	3	—	—
		硫酸盐检查法	3	—	—
		干燥失重的检查法	3	—	—
		溶液的澄清度检查法	3	—	—
		溶液的颜色检查法	3	—	—
		炽灼残渣检查法	3	—	—
		铁盐检查法	—	3	—
		重金属检查法	—	3	—
		水分测定法	—	3	—
		易炭化物检查法	—	3	—
		特殊杂质检查法	—	3	—
		砷盐检查法	—	—	3
		有机溶剂残留量测定法	—	—	3
	8. 药物制剂的主要检查项目	崩解时限检查法	2	—	3
		重量差异与装量差异检查法	2	—	—
		最低装量检查法	—	2	—
		溶出度测定法	—	3	—
		粒度检查法	—	2	—
		含量均匀度检查	—	—	3
		释放度测定法	—	—	2
		澄明度检查法	—	—	2
	9. 药物含量的化学测定法	药物含量的化学测定法规则与计算	4	—	—
		中和(酸碱滴定)法	4	—	—
		氧化还原法	—	4	—
		配位滴定法	—	4	—
		亚硝酸钠滴定法	—	4	—
		非水滴定法	—	4	—
		沉淀滴定法	—	—	4
		重量法	—	—	4
		氮测定法	—	—	4
		氧瓶燃烧法	—	—	4

续表

项　目			初级/%	中级/%	高级/%
相关知识	10. 药品生物测定	细菌数、霉菌数及酵母菌数检查法	6	—	—
		活螨与活螨卵的检查法	3	—	—
		控制菌检查法	—	3	—
		热原检查法	—	3	—
		细菌内毒素检查法	—	3	—
		异常毒性检查法	—	—	4
		降压物质检查法	—	—	4
		无菌检查法	—	—	2
		抗生素微生物检定法	—	—	2
	11. 药物质量检验实例	纯化水的质量检验	2	—	—
		精制盐酸的质量检验	2	—	—
		对乙酰氨基酚的质量检验	5	—	—
		维生素C的质量检验	—	4	—
		对乙酰氨基酚片的质量检验	—	4	—
		维生素C注射液的质量检验	—	—	4
		部分药品的质量标准及质量分析	—	—	4
	12. 质量标准分析方法验证和稳定性试验	质量标准分析方法验证	—	—	3
		稳定性试验	—	—	3
	13. 检验原始记录与检验报告书	检验原始记录	2	2	2
		检验报告书	2	2	2
合　计			100	100	100

（二）技能操作

项　目			初级/%	中级/%	高级/%
相关知识	1. 天平与称量	天平与称量原理	3	—	—
		称量方法与分析天平的使用	3	—	—
	2. 玻璃容量仪器的校正与洗涤方法	容量瓶、移液管的校正	—	2	—
		滴定管的校正	—	2	—
		玻璃仪器的洗涤	—	2	—
	3. 滴定液的配制与标定	滴定液的配制	—	—	3
		滴定液的标定	—	—	3
	4. 药物物理常数的测定	相对密度测定法	5	—	—
		熔点测定法	5	—	—
		pH值测定法	5	—	—
		馏程测定法	—	3	—

续表

	项　目		初级/%	中级/%	高级/%
相关知识	4. 药物物理常数的测定	旋光度测定法	—	3	—
		折光率测定法	—	3	—
		凝点测定法	—	—	5
		黏度测定法	—	—	5
	5. 药物的鉴别方法	鉴别试验项目及鉴别方法	4	—	—
		鉴别试验	4	—	—
	6. 药物仪器分析方法	仪器分析方法通则	5	—	—
		电位滴定法	5	—	—
		紫外分光光度法	—	5	—
		红外分光光度法	—	5	—
		高效液相色谱法	—	—	5
		气相色谱法	—	—	5
	7. 药物杂质检查法	杂质检查规则	2	—	—
		氯化物检查法	3	—	—
		硫酸盐检查法	3	—	—
		干燥失重的检查法	3	—	—
		溶液的澄清度检查法	3	—	—
		溶液的颜色检查法	3	—	—
		炽灼残渣检查法	3	—	—
		铁盐检查法	—	3	—
		重金属检查法	—	3	—
		水分测定法	—	3	—
		易炭化物检查法	—	3	—
		特殊杂质检查法	—	5	—
		砷盐检查法	—	—	5
		有机溶剂残留量测定法	—	—	4
	8. 药物制剂的主要检查项目	崩解时限检查法	3	—	—
		重量差异与装量差异检查法	3	—	—
		最低装量检查法	—	2	—
		溶出度测定法	—	5	—
		粒度检查法	—	2	—
		含量均匀度检查	—	—	3
		释放度测定法	—	—	2
		澄明度检查法	—	—	2

续表

项 目			初级/%	中级/%	高级/%
相关知识	9. 药物含量的化学测定法	药物含量的化学测定法规则与计算	4	—	—
		中和(酸碱滴定)法	4	—	—
		氧化还原法	—	5	—
		配位滴定法	—	5	—
		亚硝酸钠滴定法	—	5	—
		非水滴定法	—	5	—
		沉淀滴定法	—	—	5
		重量法	—	—	5
		氮测定法	—	—	5
		氧瓶燃烧法	—	—	5
	10. 药品生物测定	细菌数、霉菌数及酵母菌数检查法	5	—	—
		活螨与活螨卵的检查法	5	—	—
		控制菌检查法	—	5	—
		热原检查法	—	5	—
		细菌内毒素检查法	—	5	—
		异常毒性检查法	—	—	5
		降压物质检查法	—	—	5
		无菌检查法	—	—	5
		抗生素微生物检定法	—	—	5
	11. 药物质量检验实例	纯化水的质量检验	3	—	—
		精制盐酸的质量检验	5	—	—
		对乙酰氨基酚的质量检验	5	—	—
		维生素 C 的质量检验	—	5	—
		对乙酰氨基酚片的质量检验	—	5	—
		维生素 C 注射液的质量检验	—	—	5
		部分药品的质量标准及质量分析	—	—	5
	12. 质量标准分析方法验证和稳定性试验	质量标准分析方法验证	—	—	2
		稳定性试验	—	—	2
	13. 检验原始记录与检验报告书	检验原始记录	2	2	2
		检验报告书	2	2	2
合 计			100	100	100

注：主要参考广东省医药行业职业技能鉴定指导中心制定的广东省药物检验工职业标准。

(刘娟 梁待亮)

各单元习题答案

单元一　药物检测基本知识

一、单项选择题

1-5：D D C D D　　6-10：A E C B B

二、多项选择题

1. ACDE　2. AB　3. ABCDE　4. ABCD　5. ABCD

三、判断题

1-5：× √ √ √ ×

四、计算题

20ml

单元二　药物检验仪器分析技术

一、单项选择题

1-5：B C D C C　　6-10：D B D A B

11-13：D C C

二、判断题

1-5：× × × √ ×　　6-7：× ×

三、简答题

略

四、计算题

$R_f = 0.59$；$R_s = 1.19$

单元三　药物鉴别技术

一、单项选择题

1-5：D C A A A　　6-10：B A C D D

二、多项选择题

1. ABCDE　2. ABCDE　3. BCE　4. ABCDE　5. AD

三、判断题

1-5：× √ √ √ ×

四、计算题

+16.25°

单元四 药物杂质检查技术

一、单项选择题

1-5：A C B B C   6-10：B B D C D
11-15：A C B B D

二、多项选择题

1. AD   2. ACDE   3. BC   4. CD   5. BDE
6. ABCD   7. AB   8. ABC   9. ABCDE   10. ABCDE

三、判断题

1-5 × × × × √

四、计算题

1. 0.1648g
2. 2.0ml
3. 0.5%

五、综合题

1. 杂质对照品法
2. 0.5%

单元五 药物的生物学检查技术

一、单项选择题

1-5：C A D C C   6-10：C A B A B
11-15：C B B A A

二、多项选择题

1. AC   2. BD   3. AB   4. AC   5. ABC
6. AB   7. ABCD   8. AC

三、简答题

略

单元六 药物制剂检查技术

一、单项选择题

1-5：C B E E B   6-10：B D D A E

二、填空题

1. 药物、适宜的辅料   2. 注射液、注射用无菌粉末、注射用浓溶液

3. 粒度、干燥失重、装量差异、装量、溶化性　　4. 速度、程度
5. (25±2)、(25±2)、(15±2)

三、判断题
1-5：√ × √ √ ×　　6-11：√ √ √ √ × √

四、配伍题
1-3：B E C　　4-6：B B A

五、计算题
略

六、问答题
略

单元七　药物含量测定技术

一、单项选择题
1-5：C C C D B　　6-10：A C A A C
11-13：D A E

二、多项选择题
1. AB　　2. AD　　3. CD　　4. ABD　　5. ABC
6. ABE　　7. ACDE　　8. ABC　　9. AB　　10. AB
11. ABC　　12. ABDE　　13. AB　　14. ABC　　15. AC

三、判断题
1-5：√ × √ √ √　　6-7：× ×

四、计算题

1. 解：含量 $= \dfrac{F \times T \times V \times 10^{-3}}{W} \times 100\%$

$= \dfrac{19.15 \times \dfrac{0.05035}{0.05} \times 15.42 \times 10^{-3}}{0.2973} \times 100\%$

$= 100.0\%$

2. 解：含量 $= \dfrac{(A/E_1) \times (1/100) \times D}{V_S} \times 100\%$

$= \dfrac{(0.593/207) \times (1/100) \times (25.00 \times 7.5)}{0.1 \times 1000} \times 100\% = 95.5\%$

单元八　药物检测方法验证与稳定性试验

一、单项选择题
1-3：B A C

二、多项选择题
1. ACD　　2. ABC

三、判断题

1-5：√ √ √ × ×

四、简答题

1. 常用的分析方法效能评价指标有：精密度、准确度、检测限、定量限、选择性、线性与范围、重现性、耐用性等。

2. 药物稳定性试验的目的是考察原料药或药物制剂在温度、湿度、光线的影响下随时间变化的规律，为药品的生产、包装、贮存、运输条件提供科学依据，同时通过试验建立药品的有效期。

单元九 典型药物综合质量分析

一、单项选择题

1-7：C A B C D B B

二、多项选择题

1. ABCD 2. AB 3. ABC 4. CE 5. ADE 6. ABDE

三、判断题

1-5：× × × √ ×

四、计算题

注射剂的含量 $=[(V \times T \times F \times 每支容量) \div (V_样 \times 标示量)] \times 100\%$

$=[(21.76 \times 8.806 \times 10^{-3} \times 0.1 \times 5)/(2 \times 0.5)] \times 100\%$

$=95.81\%$

本品符合中国药典的规定。

五、综合题

(1) 本品应符合片剂项下有关的各项规定，则还应检查<u>平均片重</u>、<u>微生物限度检查</u>。

(2) 过滤的目的是<u>消除不溶性辅料的干扰</u>。

(3) 取样量 $=(1 \pm 10\%) \times 主药规定量 \times 平均片重 \div 标示量$

$=(1 \pm 10\%) \times 0.04 \times 0.61519 \div 0.5 = 0.0443 \sim 0.0541$ (g)

(4) 片剂含量 $= \dfrac{\dfrac{A}{E_{1cm}^{1\%}} \times \dfrac{1}{100} \times D \times V \times 平均片重}{W \times 标示量} \times 100\%$

$= \dfrac{\dfrac{0.053}{715} \times \dfrac{1}{100} \times \dfrac{100}{5} \times 250 \times 0.61519}{0.0453 \times 0.5} \times 100\%$

$=101.6\%$

六、简答题

1. 答：(1) 阿司匹林中的特殊杂质为水杨酸。

(2) 检查的原理是利用阿司匹林结构中无酚羟基，不能与 Fe^{3+} 作用，而水杨酸则可与 Fe^{3+} 作用成紫堇色，与一定量水杨酸对照液生成的色泽比较，控制游离水杨酸的含量。

2. 答：维生素C结构中有二烯醇结构，具有强还原性，可被不同氧化剂定量氧化，碘可定量氧化维生素C，采用淀粉指示剂，用碘滴定液滴定。在酸性介质中，维生素C受空气中氧的氧化作用减慢。加新煮沸过的冷水也是为了减少水中溶解氧对测定的影响。消除维生素C注射液中含有的抗氧剂亚硫酸氢钠对测定的影响，可加2ml丙酮。

理论模拟测试题答案

仿真试卷（一）——药物检验工（初级）

一、A 型题

1-5：A D B C D 6-10：A C A B D 11-15：B D C E E
16-20：E B A A B 21-25：A E D A A 26-30：E B D E A

二、B 型题

31-35：D B E A C 36-40：D A E C B 41-45：A C B D E
46-50：D E A B C 51-55：C A D E B 56-60：C B E A D

三、C 型题

61-65：A B D C B 66-70：B A A B A 71-75：D C D B D
76-80：C D A B D 81-85：C D B D D 86-90：B B A B C

四、D 型题

91-95：B A B B B 96-100：A B B A A

仿真试卷（二）——药物检验工（高级）

一、A 型题

1-5：B E D C A 6-10：A C A E B 11-15：D C E C D
16-20：E B C B C 21-25：E C B A A 26-30：B A B E B

二、B 型题

31-35：E B D A C 36-40：B C D E A 41-45：B A D A C
46-50：E C A B D 51-55：A B C D E 56-60：D A E B C
61-65：E A B D C 66-70：A E C B E

三、C 型题

71-75：A B A C A 76-80：A A C B D 81-85：A B C C A
86-90：A A A B D 91-95：D C A C D 96-100：D B D A B
101-105：A D C C D 106-110：A B D A A

四、D 型题

111-115：A A A A A 116-120：B A A A B

仿真试卷（三）——药物检验工（高级）

一、A 型题

1-5：E E D E A 6-10：A B E D B 11-15：B B E D C
16-20：D C B E B 21-25：A B A A D 26-30：D A D A C

二、B 型题

31-35：D A B E C 36-40：A B C D E 41-45：A D B A C
46-50：A B C D E 51-55：A B C D E 56-60：A B C D E
61-65：B A E C D 66-70：D C E A B

三、C 型题

71-75：C C C B A　　76-80：B D D A B　　81-85：A A B D D
86-90：A A B D B　　91-95：C B A B D　　96-100：A B A B C
101-105：A D B B B　　106-110：A B D C A

四、D 型题

111-115：B A B A A　　116-120：A A A A A

参 考 文 献

[1] 国家药典委员会.中华人民共和国药典（2010年版）一部.北京：中国医药科技出版社，2010.
[2] 国家药典委员会.中华人民共和国药典（2010年版）二部.北京：中国医药科技出版社，2010.
[3] 中国药品生物制品检定所.中国药品检验标准操作规范（2010年版）.北京：中国医药科技出版社，2010.
[4] 广东省直属医药职业技能培训指导中心.药物检验工.广东.
[5] 王金香主编.药物检测技术.北京：人民卫生出版社，2009.
[6] 夏玉宇主编.化验员实用手册.北京：化学工业出版社，2004.
[7] 梁颖主编.药物检验技术.北京：化学工业出版社，2008.
[8] 杭太俊主编.药物分析.第7版.北京：化学工业出版社，2011.
[9] 黄一石主编.仪器分析.第2版.北京：化学工业出版社，2008.